实验人

现代医学检测与个性化健康管理

〔美〕戴维·尤因·邓肯（David Ewing Duncan）著

李爱荣（Airong Li）译

Experimental Man

What One Man's Body Reveals about His Future, Your Health, and Toxic World

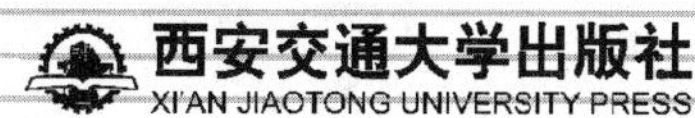

陕西省版权局著作权合同登记号:图字 25-2009-130 号

图书在版编目(CIP)数据

实验人/邓肯(Duncan, D. E.)著;李爱荣译.
—西安:西安交通大学出版社,2013.12
书名原文:Experimental man
ISBN 978-7-5605-5220-0

Ⅰ.①实… Ⅱ.①邓… ②李… Ⅲ.①人类基因-研究
Ⅳ.①R394

中国版本图书馆 CIP 数据核字(2013)第 092224 号

书　　名　实验人:现代医学检测与个性化健康管理
著　　者　[美]戴维·尤因·邓肯(David Ewing Duncan)
译　　者　李爱荣(Airong Li)
责任编辑　贺峰涛

出版发行　西安交通大学出版社
(西安市兴庆南路 10 号　邮政编码 710049)
网　　址　http://www.xjtupress.com
电　　话　(029)82668357　82667874(发行中心)
(029)82668315　82669096(总编办)
传　　真　(029)82669097
印　　刷　西安建科印务有限责任公司

开　　本　700mm×1000mm　1/16　**印张**　15.625　**字数**　289 千字
版次印次　2014 年 2 月第 1 版　2014 年 2 月第 1 次印刷
书　　号　ISBN 978-7-5605-5220-0/R·294
定　　价　45.00 元

读者购书、书店添货、如发现印装质量问题,请与本社发行中心联系、调换。
订购热线:(029)82665248　(029)82665249
投稿热线:(029)82665380
读者信箱:banquan1809@126.com

作者中文版序

“我爱傻瓜的实验，我一直在做。”

——查尔斯·达尔文

《实验人》于两年前在美国出版。其间，我持续在世界各地巡回演讲，我期望加快使我在书中所描述的生物测试和技术早一天用于每个人的步伐，反响已经非常显著。有一天，这门科学将让我们详细了解我们的身体怎样在遗传、环境测试、扫描技术、神经科学等领域的内部运作，这将帮助我们做出预测，并采取预防措施，让您和您的家人健康长寿。

自从这本书在美国发行后，一些领域都有了进展。也许最富戏剧性的是 DNA 测序的成本已大幅下降。3 年前，一个人全部基因组 DNA 测序的成本是 350000 美元。现在是 4000 美元，并且还会降到 1000 美元或更低。部分原因是 DNA 测序仪器的效率已经极大地改善，大大增加了测序量，其他改进包括应用和移动技术。

然而，推进和实施新的医疗技术和理念的挑战依然存在。其中一些涉及科学、工程以及我们对人类生物学复杂性的了解；其他涉及社会的其他方面，如资金、商业化、法律和政策。今年初我在加州大学伯克利分校发表了一份研究报告，详细说明我们所说的个性化健康的障碍，包括技术的使用、开发、以及尽可能保障市民长寿健康的想法。个性化健康与个性化医疗不同，后者是指用遗传学和生物学等方面来指导对一个病人的用药和治疗方法。如希望了解更多有关个性化健康现状，以及许多我在《实验人》一书中提及的测试，请登录个性化健康项目网站(www.phproj.com)。

我过去两年也一直忙于做新实验，包括我的全部基因组 DNA 测序，以及又测试了数以千计的遗传性状，添加到我的 DNA 文档中。对我来说，从糖尿病到眼睛的颜色等各种疾病和性状的信息的大部分，在科学性和实用性方面仍属初步。但是当这些遗传标记得到更好地理解时，我已经有了一个有关我身体内部的大型数据库。若查询我的 DNA，请登录本书网站(www.experimentalman.com)。

我寄送了一小瓶血给美国威斯康星州麦迪逊的科学家们，这涉及到另一个令人兴奋的实验。他们用生物工程把我的白血细胞逆转成非常类似新生儿细胞的干细胞，这些细胞可发育成体内任何细胞：大脑、心脏、肝脏或皮肤。我的新生成的细胞被称为诱导多能干细胞，也可以诱导发育成体内的任何细胞。下面是我写的有关该实验的文章摘录，发表于《麻省理工学院技术评论》杂志：

> 在美国威斯康星州的麦迪逊，我通过显微镜看着我的心脏细胞在培养皿中跳动。看起来像没有尾巴的发光的红虾，它们的跳动和移动都非常缓慢。有人告诉我，几个小时后，这些心肌细胞会融合并试图形成一个心脏。科学家们作这些实验，希望揭示我的心脏细胞是否健康、对药物有无异常敏感、以及当我爬楼梯时是否会负荷过重。

细胞动力学国际办公园区(CDI)的窗口外面下着雪，我在那里近距离观察有朝一日可能会把个人的基因组学和个性化医疗相结合的干细胞技术。我是进行这个实验的第一个记者，用来观察创建诱导的多能干细胞(iPS)能否在4年的时间中，产生健康人心脏细胞的功能和特征的新资料。类似的测试可以在实验室里培养的脑和肝细胞上做，或最终可在人类身上发现的任何200多个细胞类型之一上做。CDI首席商务官克里斯·帕克在我身边说："这是个性化医疗的下一步：能够在不同类型的细胞测试药物和其他因素，"。

CDI的科学家用我的血细胞重新编程，使它们恢复到多能状态，这意味着它们能够生长成体内任何类型的细胞，从而创造了我的心脏的一小部分。使之成为可能的科学来自CDI的创始人和干细胞的先驱美国威斯康星大学的詹姆斯·汤姆森实验室，他也是在2007年发现iPS细胞过程的两支团队的领导者之一。(另一只团队是由京都大学山中伸弥领导的。)结果类似于在受精后几天出现于胚胎的特殊细胞。

自2008年底以来，该公司已经制造心肌细胞，并用干冰邮寄冰冻细胞给学术界科学家用来研究这些细胞如何工作，还寄给医药行业的研究人员用于候选药物的早期试验。使用细胞的一个重要原因是它们可以揭示药物是否毒害心脏，其他类型的测试可能会错过这些信息。"几种上市的药物有心脏毒性，这是不可接受的，"帕克说，来自iPS细胞的心肌细胞比用来测试潜在的药物化合物的细胞尸体有巨大的进步。与细胞尸体不同，iPS生成的细胞可以真实地跳动，还可以大量供应需求。更重要的是，iPS细胞可以与它们来源于的病人有相同的遗传组成，这在测试个人的药品和治疗上占有巨大的优势。但是，这些订货制作的细胞价格不菲。细胞动力学的首席执行官罗伯特·帕雷说，他们的一个含150万个细胞的标准小瓶成本约为1500美元。

一个尤其宏伟的的前景是iPS细胞可以移植到病人，使他们能够再生患病的或受损的脊髓、大脑、心或其他组织，特别诱人的是这些细胞不会被接受移植的身体排斥。它们还可以化解围绕胚胎干细胞的政治争议，因为它们可能有一天，使人们有可能不需破坏人类胚胎就获得多能干细胞。

然而，对于大多数类型的组织，移植仍然是数年后的事情，哈佛大学干细胞研究人员亚历山大·迈斯纳说。“它对脑组织再生作用甚微，”他说。“这将花费比人们想象的更长的时间。”汤姆逊同意。“关于移植的讨论一直是一种非理性的繁荣，”他说。使用 iPS 细胞创造新组织的过程中仍然构成一定的危险：例如，一些细胞系可能存在导致癌症的基因突变，并在某些情况下，细胞保留其以前作为皮肤或血细胞的微弱的化学内存。

汤姆逊认为，这些都是暂时的挫折。“我们已经做骨髓移植有很长一段时间了，这实质上是干细胞，”他说。“现在正在做应用 iPS 细胞修复视网膜黄斑变性的工作，但修复损坏的脊髓神经困难得多。”其他人分享他的谨慎乐观态度。“几乎一切有关 iPS 细胞的说辞都是夸大其词，”美国国家卫生研究院化学基因组中心主任克里斯·奥斯汀说，“但对候选药物测试的目的，我认为可能性相当大，我们和其他许多人都正在做，尽管有很多问题：iPS 细胞真的正常吗？你如何获得足够纯的分化细胞？但是潜能肯定存在。”

若想阅读本文的其余部分，请登录网站 http://www.technologyreview.com/biomedicine/38348/? mod=ExpMan_feature。

我打算作为一个作家和记者继续试验和尝试，告诉高科技医药如何影响真实的人的故事。我邀请您登录实验人项目网站 www.experimentalman.com，来加入探索的行列。

戴维·尤因·邓肯
美国加利福尼亚州旧金山市
2011 年 12 月 15 日

译者序

生命活动充满生机，是自然界物质运动的最高形式。古往今来，人类一直在探索生命的本质、寻觅健康和长寿的秘诀，但一直没有满意的答案。最近半个多世纪以来，现代科技的飞速发展为人类探索生命提供了前所未有的强大手段，让人类对千百年来迷惑不解的生命本质的认识产生了质的飞跃，揭开了生命科学的新篇章。1952年，DNA双螺旋结构被阐明，随后，DNA分子上具有遗传信息控制生物性状的遗传基本单位基因以及基因表达的调控相继被认识。2003年，具有科学发展史上里程碑意义的人类基因组项目完成，测出了人类基因组DNA的30亿个碱基对的序列，为了解生命的起源和规律、认识种属之间和个体之间差异的起因、认识疾病产生的机制，以及长寿与衰老等生命现象，提供了科学依据，也为DNA水平上基因诊断和基因治疗的新型基因医学奠定了基础。

目前随着DNA检测技术的日趋成熟，全基因组DNA测序、外显子测序和检测单核苷酸多态性等基因检测的方法已大量用于多种疾病及遗传特征的检测。对于我们每一个普通人来说，它标志着基因时代以及个性化医疗时代的来临，将对我们的生活产生深远的影响。那么，当下我们应该怎样实际应用人类基因组的信息和基因测试，来最大限度地有效指导疾病的预测和诊断，并根据个体基因型，“量体裁衣”地选择特异性药物和和个体化剂量来产生最佳疗效，更好地防病治病促进健康呢？还有，生物与自然环境相互作用，具有和谐性，生物为了生存繁衍不断进化以适应环境，进而促进了生物的多样性。人类对环境的改变有何反应？环境中的毒素又对我们的健康产生了什么样的影响？此外，我们的大脑对喜怒哀乐等情绪、以及冒险甚至宗教信仰等行为有什么生理反应？感觉和行为的脑活动以及老年痴呆症和精神分裂症等神经或精神疾病的发病是不是由基因决定的？环境改变会影响某些行为和感觉甚至引发脑部疾病吗？更进一步地说，我们的身体作为一个整体，基因、个人行为和环境是怎样在身体内相互作用以调节健康呢？本书作者美国科学新闻记者戴维·邓肯以通俗易懂的文字，对这些问题在书中做了详尽客观地解释和回答。作为历史上首例做过最全面测试的健康人，戴维用最尖端的医疗技术和开拓性的实验检查了他的数百基因、生活环境、大脑和身体，通过检测他自己的身体来阐述基因和环境怎么影响我们的健康，相信在今后几十年里这些实验将得到普及，作为常规应用而造福千千万万的人。戴维用自已亲身的实验来告知并引导启发成千上万的读者，也像他一样探索真实的个性化医疗，用这种新的“自知之明”来获得最大程度的健康。

作为一个医务工作者和遗传学研究者，我很高兴把这本推广基因医学和个性化医疗的畅销书以中文译本的形式介绍给广大读者。新型的基因医学已促成新的医学模式，为人类健康提供新的希望。希望此书能帮助读者对健康和医学观念的更新，促进对基因和环境毒素检测帮助预防、诊断、治疗疾病、增进身心健康的认识和应用。

我非常感谢原书作者戴维·邓肯对我翻译中文译本的授权和支持；衷心感谢责任编辑贺峰涛的鼓励、支持和帮助，以及为出版本书所做的大量工作；非常感谢西安交通大学出版社对出版本书的大力支持；感谢理同帮助整理译稿，尤其是参考文献。

李爱荣

美国马萨诸塞州波士顿市

2011年12月16日

谨以此书献给我的家人

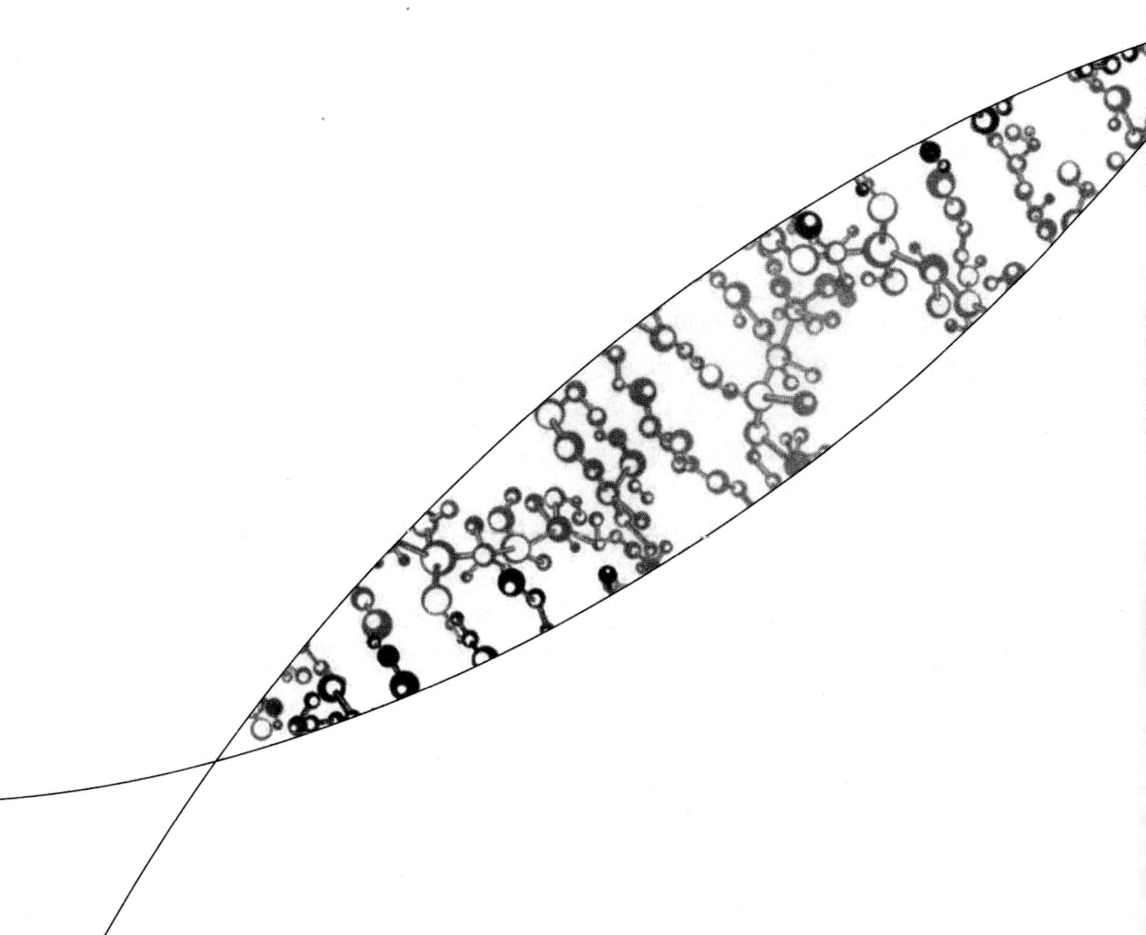

我爱傻瓜的实验，我一直在做。

——〔英〕查尔斯·达尔文 1887年通信

本书中涉及的有关参量

人体血液总量:5.6 升

作者为本书多次抽血总量:1.4 升

作者在核磁共振成像仪内时间:22 小时

作者资料总数:超过 100GB

作者测试的化学毒素总数:320 种

作者体内测出的化学毒素总数:165 种

作者体内测出超过美国平均值的化学毒素总数:155 种

作者测试的遗传标记总数：7000000～10000000

作者家族测试的遗传标记总数：5000000

作者表现与某种特性相关联的遗传标记总数：超过 7000

高风险(风险性比正常高 1.5 倍以上)基因标记总数：122

作者喜欢的基因标记：咖啡因快速代谢基因

作者心脏病发作基因标记:7

网上遗传公司宣称作者心脏病发作的风险:高,中,低(参阅本书“我命中注定……或并非如此?”一节)

作者吃两份大鱼后血汞增高:吃鱼前 4×10^{-12},吃鱼后 14×10^{-12}

作者血中测出的阻燃剂 PBDE - 47 水平比美国平均值高 1200 个百分数

作者大脑优势半球:右半球

作者大脑现状:在萎缩

每人每年从太阳和其他来源中接触放射性强度:3～4 mSv

作者一次全身 CT 扫描接触放射性强度:6～8 mSv

美国人 1900 年平均寿命:47.3 岁

美国人 2005 年平均寿命:77.8 岁

预计作者的寿命范围:59～122 岁

作者体内一种与长寿有关的生物标记超出平均值的百分数:1000

作者所有测试的花费,包括免费试验:150000～500000 美元

目录

导 言
Introduction

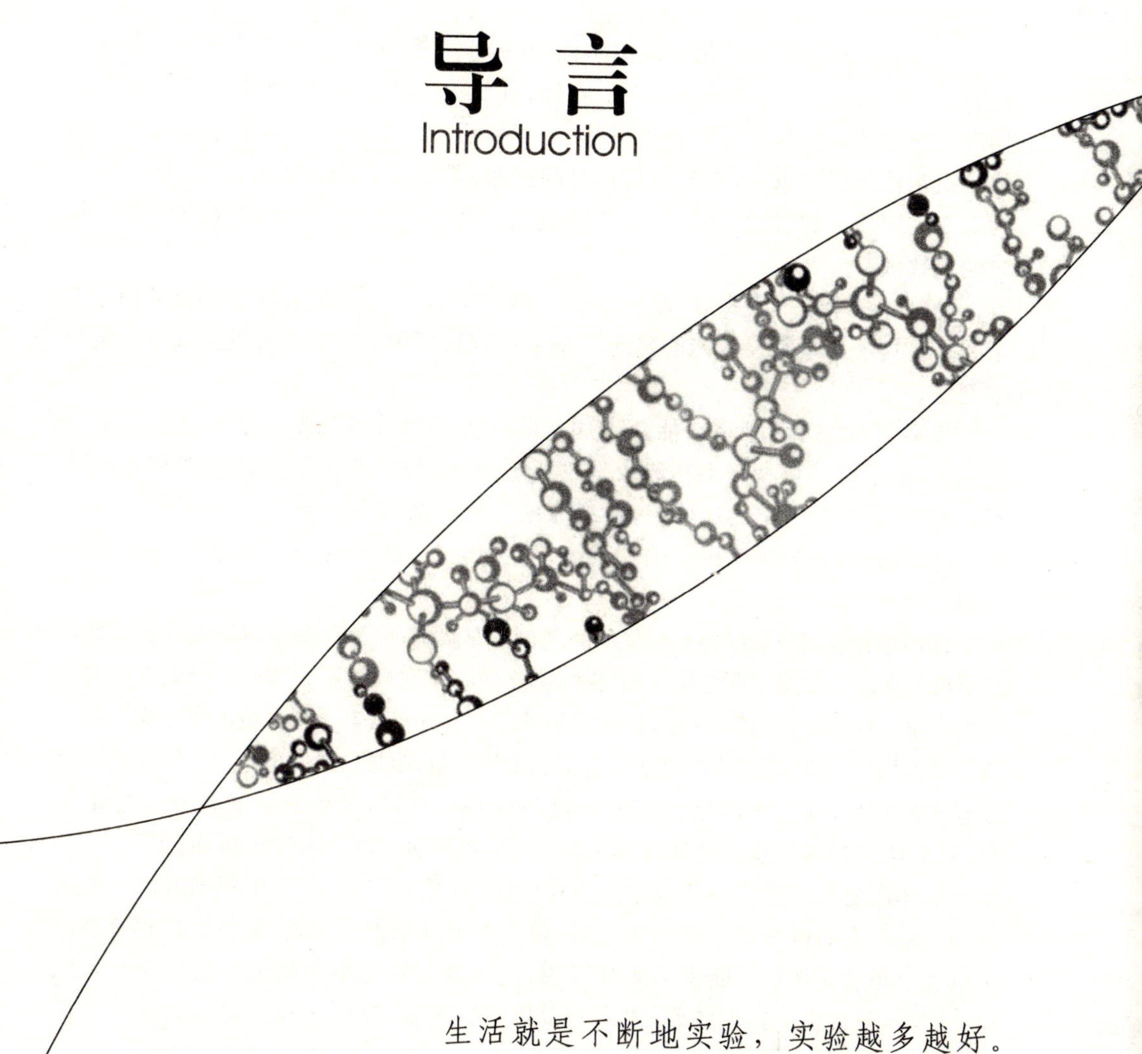

生活就是不断地实验，实验越多越好。

——〔美〕拉儿夫·爱默生

大比目鱼和汞的故事

当大比目鱼随着我的鱼钩跳出水面，在海水飞溅中挣扎，我想这条鱼的命运多过我自己。我钓了它，又要把它杀了吃掉，好像很残酷。不过，这个长相平平的鱼体内的脂肪和肌细胞内却堆满了甲基汞，食用后会让我中毒。甲基汞是人类和鱼体内最常检测到的汞类，正常剂量长时间接触，都可能会削弱人的记忆、认知和行为能力。即使小剂量的甲基汞，也可以通过子宫胎盘和母乳来影响胎儿和婴儿而致畸或致残。

的确有科学家向我保证，吃一条大比目鱼根本不会食入达到有害剂量的甲基汞。可是这些科学家没人能够确定甲基汞在容易沉积的脑子和肝脏造成毒性的有限剂量。

我乘一条“鹗鹰”号小船捕鱼。这是我几天前就开始的实验的一部分。几天前，我被抽了可以装满一小杯的大约 9 毫升血液，目的是测试我的基础甲基汞水平。我生活在 21 世纪的地球上，加利福尼亚州旧金山市。今天，我要把今天捕到的鱼作午餐，以及从商店买来的一条箭鱼作晚餐，再做测试，看看我的甲基汞水平是否上升？

我们现在距离波利纳斯几英里的加利福尼亚南部，漂浮在海岸附近大比目鱼常出没觅食的海域。海藻常常绊住鱼钩，我们需要切断鱼网来解脱。“鹗鹰”号船上的唯一成员乔希·丘吉曼，有五十多岁，留着短胡子，头发花白，戴着一个褪色的棒球帽。丘吉曼一个人用这只 24 英尺的小船独自打了三十年的鱼，船身只能容下一人。他让我和他一起出海打鱼，因为他常吃他捉住的鱼，担心汞，并且，他乐意让我做伴。他很健谈，我们从波利纳斯盐水湖开车出去两三个小时中间，他从未停止谈话。

鱼体内的甲基汞来自北太平洋沿岸美国、墨西哥、日本和中国等国家的一些火电厂。汞从高高的烟囱中排向大气层，随雨水下到东太平洋里，微生物把它转换成甲基汞。小鱼吃浮游生物以后汞被吸收，进入食物链。小鱼被更大的掠食性鱼吃掉，因为每条大鱼每顿饱餐后，体内就积累了更多汞，现在正在上钩的大比目鱼即是如此。

我先前的测试中基础甲基汞水平是每升 4 微克（$4\mu g/l$），低于美国环保局每升 5.8 微克（$5.8\mu g/l$）的标准（这就是说百万分之一，非常少量），属正常范围。几周后的今天，我的第一次测试甲基汞水平是每升 5 微克（$5\mu g/l$）。汞和所有毒素一样，一般滞留在人身体里面，直到被排出体外，这个排毒过程的长短取决于毒物种类和个体生理差异。例如，用于做塑料和锻品的邻苯二甲酸盐，在体内仅几小时就排干净了。可其他化学制品，例如氟化酸（PFOAs）、不粘锅的材料特氟隆（聚四氟乙烯)和旧时用的斯科奇加德防油防水剂,一旦进入人体内会停留多年。汞在多数人的身体里停留 30 到 40 天。但是,如果每天都接触汞,体内水平会逐渐升高。为保持体内汞水平的恒定,我这几个星期从未吃鱼。我体内汞水平稍有升高可能来自空气、水和吃其他食物。

我不仅计划做食鱼前后的汞水平测试,而且还要做更多试验。作为首例实验个体,我打算测试我的身体能否承受汞的毒性。各人对汞的反应各不相同。多数人用 30 到 40 天从体内排出这种有毒金属,但有些人却需要 190 天才能排出,这就大大增加他们因汞中毒而致永久性身体和精神损伤的机会。瑞典隆德大学的一位环境毒素学家凯伦·布隆伯格,因此认为人体对汞毒素反应的差异提示有很强的基因因素。由此,我想彻查是什么基因影响甲基汞代谢,以及我的身体是否对汞中毒比平均人群更敏感。我的甲基汞测试像一声礼炮,引发我做了一系列测试,从而撰写了这本书。本书共探索四个主要方面:基因、环境、脑子和身体。实质上,我希望回答两个问题:第一,我是否健康?新的广泛应用的高科技技术,对各种疾病和体征的测试,能否检测我目前的健康并预测未来的健康?第二,我想知道我们在什么时候也许会生病或者死亡,这个问题的中心也一直是人文研究的一部分。健康人或者患者都需要考虑。对第二个问题的回答一直到最近才成为可能,因为技术革命产生当代奇迹,从一个世纪前开始使用的 X 光机,到 2003 年完成的人类基因组测序,让我们对自己的身体获得精确的信息。

这些发现及其他科技发展使现代医学发生了革命,医生可以更加准确地诊断,研究工作者也有更好的工具来探索人体运作的奥秘。技术的长足发展也促使我们更加接近了我们长期追求的真正个人化的医学目标,也就是说,将根据自己个体的基因、环境影响和其他因素,来具体分析饮食、锻炼、药物和手术等诊断治疗的一切。这是对常规医疗模式的挑战,因为常规医疗对人群主要由年龄、性别以及是否抽烟和喝酒来分组,这些分组的确重要,但并不提供真实的个体化观察。

我们正在见证一个新的医学时代。此时,健康人将得到一张个人身体的快照,包括他们的身体——器官、细胞、脱氧核糖核酸、蛋白质和其他微结构的整体分子世界,并参照他周围的重金属和其他化学污染物、食物、重力和阳光中的紫外线照射等环境因素的影响。用药和治疗将根据饮食和生活方式,以及个体的分子档案来决定,而不是像现在常规的"一个型号,大小通用"的医疗模式。

新技术将帮助创造一个新世界,届时医生的检查将包括对我们身体的快速扫瞄,产生数百或数以万计比特的数据,由计算机集成健康计分卡。或者我们可能将有自己的手提设备,我们称它 iHealth(只是对苹果计算机公司一个建议),将记录我们的染色体加上我们脑子和身体的近期扫瞄,并输入我们散步、吃饭或者工作的现场环境数据,比如汞和苯的水平、紫外线强度。这些信息将与家中精密的生物监测仪同步相连,记录我们体内的数以万计的化学制品、蛋白质和其他物质的每日水平。我们的 iHealth 将下载数据，计算我们当前的健康，并且确定产生各种疾病的可能性，估计每天的风险，从我们走出家门到进入外部环境，从测出潜藏的化学品到吃一片清蒸的大比目鱼。当我们等待所有数据与家中的精密的生物监测仪同步相连时，我们可以玩游戏、查收我们的电子邮件或者观看录像片。

这样一种装置对人性和私密信息将产生无法估量的影响。好比在 20 世纪中叶 1940 年左右抗生素刚发现时，人们根本想不到后来有那么多品种的新一代抗生素。他们也想不到那时在西方恐怖得让人早逝的结核病和百日咳现在已经控制，如果在现在，曾经早逝的成千上万人将活得很好，充满活力，享受着社会保险地进入他们的 70 或 80 岁。我怀疑一些已经在为健康苦恼的人，害怕某些人知道这些信息。大家将担心健康黑客和新型窃客，会做比现今有过之而无不及的新形式的偷窃。

我的实验打算探索深藏在一个典型健康人——我——里面的线索，也许提示未来心脏病发作、糖尿病或者老年痴呆症。它探索我大脑行为的生理，例如冒险、贪婪、忧虑，甚而宗教信仰，并且探讨环境中的什么东西，可以触发某些行动和感觉，或者某一令人恐惧的神经系统疾病。我所接受的大部分测试都不够成熟和完善，并不能完整地对个体的健康做出评估。但潜力是存在的。公众尚且无法获得大多数测验。我必须说服许多实验室和公司允许我做这些试验。一些单位在我同意声明他们的研究仍然是初级阶段之后才同意；少数单位由于受到经费或日程安排的限制，或者因为他们的实验协议要求被测试者和试验结果都匿名而委婉地拒绝了我。一些很担心由于基于不成熟的测试的初步结果，也许会导致我过分忧虑甚至受到伤害，例如服有副作用的药物。

我可以用足够的测试结果来证实我不是疯子，也并非对测试有主观性，因为现代医学能检测确定。我的确想知道我是否拥有一个未被发现的潘朵拉基因，会让我贪心好奇或许会带来麻烦。我有一个脱氧核糖核酸（DNA）标志 DRD4，预测我喜欢冒险，不过这种基因和危险行为之间关系的研究仍属初步，并且需要进一步证实。研究者也许要寻找的另一个基因是自恋基因，假定某个 DNA 片段让人们爱恋自己的倒影，就像希腊神话中的那西塞斯水仙花神（爱上自己映在水中的美丽影子以致淹死，而变为水仙的美少年——译者注）。然而，我的调查并不是为了个人目的，我与那些沉溺于高科技来测试自己的身体的人完全不同。我计划去挖掘我影像下面的东西，我也许会发现关于我怎样病或死等令人不快的现实，和毫无疑问的一两个缺点。

我写这本书的另一个动机源于失望。一些新闻工作者努力向非科学工作者解释科学，但因为故事写得过度技术化或抽象，很容易让读者坠入云雾。在《实验人》中，我努力赋予科学人性化，写一个真正的人与家庭和孩子直接应用先进技术的经历，把经验作为更好了解科学的工具，并且评估大家在今后几年里进行测试的可行性。

我们将获得高深且崭新的关于我们自身的知识，可能比我们想要知道的更多。这些资料将影响并且改变生活；它将改变个人和家庭的观念；它将使我们面对道德困境，例如我们怎样保留个人信息，谁可使用也许可以延年益寿或治愈癌症的新医药。像潘朵拉，它也许能释放瘟疫和妖怪，虽然我不认为它必须那样做。

丘吉曼在慢慢收网。乔希·丘吉曼在他的网中拣出大比目鱼，把它放在甲板上。他用刀弄伤它，排出它的一些血液。回到波利纳斯盐水湖之前，在平和的冷风中，我们又钓了一个多小时的鱼。钓到了第二条大比目鱼和一条石鱼。在小船上下颠簸的浪涛声和引擎的轰鸣声中，我在想我的测试是否会显示我对汞的耐受性。我体内有没有一个超级基因让我避免重金属中毒？我知道我某天将会死，但我很少想它。我还想知道，我是否生来就有由于进化而产生的最佳基因和“生理装甲”？

几天后，我吃了捕到的大比目鱼，用热的黄油和蓬蒿来烹调；同日，我还吃了买来的箭鱼排，是烤了吃的并加了柠檬汁。次日早晨，我在加利福尼亚大学旧金山分校又抽了 9 毫升血液，留了个尿标本。我的内科医生乔希·阿德勒是该校的医师，监督本书的医学测试。我还把吃剩的两种鱼块放在冰上，用冷包装快递给得克萨斯 A&M 大学的环境生物学家罗伯特·泰勒，他将测量每条鱼体内含多少汞。

很快，乔希·阿德勒用电子邮件通知我测试结果。只吃了两顿饭，我体内的汞(其中多数大概是甲基汞)水平从每升 4 微克(4μg/l)急剧上升到 14 微克(14μg/l)，比环保局允许的每升 5.8 微克(5.8μg/l)标准高出两倍还要多。这些结果比我 2006 年在《国家地理》的报道中提到的测试还要让人震惊，那时我测试在太平洋捉住的和商店买来的鱼是否含有同样的环境毒素。在上次试验中，我吃鱼前体内汞水平是每升 5 微克(5μg/l)，吃鱼后达到 12 微克(12μg/l)。

纽约西奈山医疗中心的儿科医生和汞专家里欧·川萨德怒责我是在做“不要命吃鱼”的实验。“任何数量的汞都不安全”，川萨德说，虽然我的结果作为 50 岁白人男性，要比孩子或是育龄的妇女受到的影响要小得多。“孩子在 5.8 微克就可损害智商”。

在我的第一次“不要命”之后，川萨德劝告我避免重复实验。我没有告诉他，我还会再做。

后来，得克萨斯 A&M 大学的罗伯特·泰勒通知我鱼体内的汞水平。相比于 1997 年美国食物与药物管理局的调查记录，我吃的大比目鱼体内积存了超过平均水平 3 倍以上的汞，箭鱼则超过平均水平 2.5 倍。

基于我体内的甲基汞数据，我寻找我细胞内的基因，这也许会影响我将来是否将遵循里欧·川萨德的建议不再吃大鱼。这次查寻从对川萨德的电子邮件开始。他回复，作为临床工作者，他不知道影响汞或其他重金属在体内代谢的基因或基因倾向。因此我转向动物毒素学家，在啮齿目动物、鱼、狗、海豚、鸡和果蝇，辨认了几个相关的基因。佛蒙特大学的汞毒素学家马修·冉德在果蝇中发现汞可与神经元等细胞结合，干涉细胞受体信号传递，从而导致细胞发育、繁殖和凋亡紊乱。冉德认为川萨德说得对，的确缺乏汞基因与人相互作用的研究。不过，他后来纠正自己的说法，回忆起由凯伦·布隆伯格和她所在的瑞典实验室的研究。2004年她的研究室做了一项研究，365个人参加，观察与甲基汞结构相似的乙基汞能否导致基因变化，这些基因用于排出身体不需要的化学品。她的研究结论是两个基因的变异，影响了一个关键的可以排出汞、镉和砷等毒性金属细胞的体系。这两个基因是GCL和GSTP1，这些基因产生谷胱甘肽转换酶等酶类，来维护谷胱甘肽的水平，是帮助细胞排出金属的第一道防线。太少的谷胱甘肽导致金属在细胞内长期停留，增加毒性，特别对神经元的毒性。"这些研究结果提示，GCL基因多态性影响谷胱甘肽产生，也影响甲基汞排出"。她在电子邮件中告诉我，"GSTP1也许影响甲基汞与谷胱甘肽的结合"。布隆伯格的实验室发现，在GSTP1内DNA序列中一个基因位点的突变，导致甲基汞更加缓慢地排出。用基因的术语，这意味着基因代码G、A、T、C(描述基因的字母表)中的一个单碱基改变，减少谷胱甘肽产生，从而减慢汞排出。这少数人有"A"位点。而多数人有"G"位点，可以正常速度排出汞。我检查了我的基因结果，很幸运，是正常的"G"，也就是说，我的细胞很可能在30到40天范围内排出甲基汞，而不需要极端危险的190天，才能缓慢排出。

即使我的基因包含了"坏"变异的GSTP1，有一简单办法可以避免汞毒素——限制食用掠食性大鱼。根据专家解释，小鱼含有较少汞，食用较为安全。大龄鱼也含有更高的汞。不幸的是，不论我们想不想要，消灭或减少多数其他污染源的来源并不可能，包括我们通过呼吸、皮肤接触、吃、喝等途径吸收的污染物，例如新的邻苯二甲酸盐类的人造化学制品、我提过的特氟隆(聚四氟乙烯)和氟化酸(PFOAs)。这些和数以万计我们每天使用的其他化学产品并不是自然产生的，而是最近才进入了我们的环境。我们的基因、细胞、脑子和身体尚未产生应付它们的具体对策。我想我们中一些人可以适应这些化学品。同时，我们需要更好地了解基因、神经结构和每一个我们生来就有的器官，还应了解我们身体和头脑的优势和弱点，因为我们每天都需要面对金属、紧张压力等环境影响，以及使我们愉快、消沉、疯狂、恼怒和欲死欲仙的生活。

这就是我写本书的历程：利用详细检查自己的DNA、探查脑部扫描等方法，探索一个人的身体，身体与世界的相互作用，以及我为什么当初好像发疯一般地想要做这些测试。

本书的主角

向您介绍本书的主角：就是我。我不是想用个人的成就来向您炫耀。我不是国家元首，没有高级职务，也不是坐拥百亿资产公司的老板。这里的“我”是与您并无不同的一个活生生的人——“我”。也许能像机器一样拆卸下来看机器零件怎么编程和运作——我已经“转动”了 50 年。本书的主角——讲这个故事的用来做试验的“我”——是 3 个孩子的父亲，他们的年龄分别是 14、20 和 22 岁；我有一个弟弟，也是唯一的兄弟；我是父母亲的儿子，我的父亲和母亲都快 80 岁了，身体很健康。本书也是他们的故事，是我们家族世代相传的历史，并且通过我的女儿和两个儿子传递到未来。为了把这些与《实验人》相连接，我让我的父母、我的 49 岁的弟弟唐纳德（唐）和我 20 岁的女儿丹妮都做了基因检测。

但这个生理和遗传性的“我”——结缔组织、器官、传感器、细胞和基因，并不是我要讲的全部故事。这是功能部分，我的结构。这也是一个关于我的意识和情感的实验（不同于我也要被检测的的生理上的脑组织，以及如果有反应的话，我对我试验结果的反应。这是精神上的“我”，每天早晨起来都有本能的感觉我是谁，我怎么样，我在世界上的位置，那个充满希望、恐惧、幸福、爱、怨恨、需要和愿望的世界，也决定我与世界的互动。伏德·陀思妥耶夫斯基在《地铁》的笔记中写道：“一个人有……害怕面对甚至知晓他自己的事，每个正派人脑中都有几件这样的事。”

在与多变的环境和他人互动的过程中，我们每个人都是多元性和多层的，心灵深处有喜欢或者厌恶自己的地方、弱势、忧虑和潜能。我们健康或病弱，善冒险或保守，害羞或外向，慷慨或小气。我们自我意识的外层希望呈现给世界我们能干和充满信心的一面，而我们的内层是我们与家庭和朋友分享的“自己”。这些可能包括我们引以为自豪的行为在他人可能被认为是缺点，例如急躁的脾气或缺乏幽默，其他人对此或喜欢、或容忍、或厌恶。我们内心最深处是不和任何人分享的一个自我，自己的秘密、失败的反思、破灭的希望、失去的爱，以及自己都不愿承认的缺点和倾向。

我从幼年起就有隐密而强烈的偶尔出现的社交恐惧感。我担心做错事或说错话让我出丑，而会让关心我的人不安或失望。当我十几岁时，我上课不敢举手，有几次我在钢琴演奏排练和演出前都紧张得呕吐。当我是一个年轻人时，我在自己喜欢的女人和想要留下好印象的男人面前忐忑不安。当我需要思维敏捷和表达清晰时，比如说少年时在老师和父母的朋友面前，以及后来作为新闻工作者，面对编辑和采访对象时，我感觉血液冲击头顶。有些焦虑可能是正常的，但对于我，有时很糟糕。不过，我也有外向性倾向。我在生活中冒险，作为记者我在一个危险地区做报社驻外记者。我二十出头时，骑自行车周游世界，从开普敦骑向开罗。又害羞又冒险似乎有所矛盾，不过这些年来，我已逐步将害羞的一面转变为外向。目前，我经常演讲，我非常喜欢参观世界各地喧嚣的地方，到一座陡峭的山上滑雪。我学会克服我的焦虑，不过焦虑仍然存在，深藏在我心灵深处，有时一些小小的恐惧可以使我相当窘迫。知道真相的一个人是我的母亲，她也会有焦虑症，有时甚至需要药物治疗来控制发作。我写这些并不是要人们关心我的细节。我们大家都有不为人知的内心世界，害怕会被人发现。我现在提及这些，因为在臆想我的测试时，我心烦意乱。我感到曾有过的恐惧，担心测试会发现我的基因或思维异常，这会动摇我数年来精心营造的自信心，使焦虑症卷土重来。

促使我做这个项目的另一因素是我常提起的宿命观。我很少想我怎样或何时会生病或死亡。但是真的是这样吗？我是否真的一点也不在乎我将来的健康，一点也不想弄清楚我的生命时限？这不值得担心吗？或更大程度上是自欺？我出生在一个长寿且几乎没有显著遗传病史的家族。我的奶奶和姥姥都活了八十几岁。1972 年我的爷爷 67 岁死于被误诊为非何杰金氏淋巴瘤。死亡那天，他服用了不纯又高毒性的化疗药物，可能死于因药物导致的心脏病发作。我的姥爷 68 岁死于一个罕见的小肠癌症。我的几个祖父母的伯母和伯父都活到八十甚至九十多岁。我的爷爷和姥爷都有一个兄弟活了 93 岁。那时人们平均寿命可没有现在长。我的一位叫艾菲的太祖母活了 102 岁，我小时候去养老院看她，她给我做杯形蛋糕吃。我的一位太姑奶活了九十多岁，死于老年痴呆症，可能是阿尔茨海默氏病。我还有一位太祖母年轻时死于癌症，不过那是在很多年前。

我的弟弟是我家唯一近年来受越来越重的一种遗传病折磨的人，我在这本书里将详述。我的家族的其他人，特别是我的父母身体都很好，所以我很自信我会安康且能长寿。如果我出生在一个有亲人年纪轻轻就患重病早逝的家庭，我的感觉会很不同。我一个朋友告诉我，他每天早晨醒来，都想他也许哪天就会死，或发现患有某种致命疾病。他的父母很早就过世了，父亲死于心脏病发作，母亲死于乳腺癌。他说他会非常有选择性地做我为“实验人”项目所做的测试，“我可以检查能治疗的疾病”，他告诉我，“但测试无法治疗的疾病？别提了，我不想知道”。遗传学家乔纳森·卢森伯格，是基因测试和测序的先驱，并创建了几家生物科技公司，他有亨廷顿舞蹈病家族病史。他的测试结果是阴性，但他的表姐是阳性，她选择了自杀而不是面对疾病。因为实验表明，当她年老时百分之百会得亨廷顿舞蹈病。然而多数 DNA 测试没有这么准的预测能力；一个基因突变“阳性”在许多情况下意味着易感，不是人一定会得病。尽管我并不在乎，我喜欢有健康感，并且我也有点上瘾似地定期锻炼。这跟感觉死亡没多少关系，只是一两天不骑自行车或不上健身房就不舒服。当我上了年纪后，我需要在意我吃了什么，过去几年我吃低糖高蛋白的饮食，通过测试，我发现由于我的基因和生理构成，这种高蛋白质食物也许有一天会要了我的命。我从那以后就中断了这种饮食，我在书中将讲述这个故事。

苏珊·桑塔格在她的《疾病的隐喻》一书中写道，疾病和健康都是生活的一部分，“疾病是生活的黑夜，是苦恼的公民权”，她写道，“每个人都生来就是健康王国和病残王国的双重公民。虽然我们全都喜欢使用健康护照，早早晚晚我们中每个人至少一次，会成为另一个王国的公民”。

作为您到桑塔格健康白昼王国旅行的向导，我将探索秘密和线索，最后看看能否预测何时阴影将笼罩我有幸生活了五十年的健康王国。这样，桑塔格双重王国中的病残黑夜王国将出现并贯穿在整个故事中。如桑塔格所述，尚无人知晓如何躲开我们这种公民身份的黑夜部分，不过，在本书的结尾，我将谈论科学也许能长久地延长生命的白昼时间。

内科医生的检查(计划和三个规则)

在我开始测试之前，我去看了我的内科医生，并根据目前标准操作方法，做一个常规体检来建立我的健康基础档案。在一个阳光明媚的六月天，我见了乔希·阿德勒，他四十多岁，是加州大学旧金山分校的一位全职执业医生。他还担任急救中心的主任。急救中心里到处都是患者、穿白大褂的医生护士，和推着轮椅的护工。有些患者看起来病得很重，有些看起来很不安，有几个看起来好像没病，还有几个等得好像有点不耐烦。走廊里放着静脉输液设备、便携式 X 光机、去纤颤器和工作台上的计算机，一切都展示着这个在 21 世纪初的医疗中心拥有最尖端的国际水平的设备和技术。

走廊尽头门后是核磁共振室、导管介入室和高分辨率超声波仪。这些都是只给患者或目前有症状的人做检查的。对于健康人，做体检的方法和上几代人所用的方法没有大的区别：一小间诊断室，室内散发着消毒水的气味，医生给患者测量血压，然后用挂在脖子上的听诊器听诊。一个小区别是乔希用一个数字体温计量我的体温，97.8 华氏度(37℃)，在正常范围内。乔希的检查室在一个位于山坡上的诊所大楼的顶层，可以看到美丽的金门大桥公园和浩瀚的太平洋风景。在那个万里无云的晴天里，透过顶着天花板的大落地窗向外望去，感觉好像大楼漂浮在公园里高高的树梢上。往北部眺望，我能看到波利纳斯山浅灰色的峭壁，几个星期后，我就要与乔希·丘吉曼一起去钓鱼。

乔希·阿德勒和我打招呼，并带领我进入诊室。与往常不同的是这次他给我更多时间来聊我的检测项目。通常，在看这个年龄组的患者时，他会一丝不苟，但很快。今后一年里，我会再回来请他看我的“实验人”结果，向他询问内科医生对医学前沿的印象。他认为我的测试有用吗？他的学术水平能处理这些吗？测试过程和试验结果有潜在危险性吗？乔希精瘦，头发有点蓬乱，衣着随便，戴一副七十年代老“飞行员”框式眼镜。他看起来睿智且富有同情心，加上他并不刻意修饰外表，作为患者，我感觉我有一位医生关心我远远多过时尚，即使在夜里我需要他时，也能找到他。乔希常常微笑，耐心地等我把话讲完。不像有些医生看起来匆匆忙忙，待人不耐烦，他很镇静，且不慌不忙。乔希对我的项目很有看法。最主要的，他认为我探讨还在发展中的技术和试验，并且这些尚不能用来为健康人测试。像许多医生一样，他认为项目将有助于对技术方法的研究，但发现的价值不大。“我认为技术激动人心，我们目前有能力收集数据，却尚不知怎样应用这些信息。在现阶段，我们能收集关于人的数据，可并不知道怎样使用这些信息去帮助一个人或改变他们的生活。例如，我常想怎样引导我的患者做基因测试，测试的结果常常很难解释”。

“有人向您询问关于基因测试吗?”

“不多。的确有人向我询问有关阿尔茨海默氏病、乳腺癌和结肠癌的基因，我认为这些测试有科学性，媒体有很多关注，因此人们对这些疾病感兴趣。人们真正想知道的是他们会不会得这些疾病，但极少测试结果可以预测”。

比如说用 BRCA 基因测试乳腺癌，5%到 10%的乳腺癌患者携带 BRCA1 和 BRCA2 基因突变。家族中有乳腺癌患者的人常进行测试，但有基因突变并不意味着人将得乳腺癌。此外，90%到 95%的乳腺癌患者并不携带这些基因突变。乔希认为“BRCA 基因测试阳性增加人们患乳腺癌的风险”。“向这些人解释并帮助他们做出选择比较困难。在许多情况下，如果在疾病症状出现之前，测试是有用的，因为我们将密切观察这些人是否会得乳腺癌”。

他说许多其他测试则没什么用处。“大多数都是关联研究，显示人对某种疾病，比如糖尿病，有略微升高的风险因素。但我可以告诉您，不是一个基因测试就可以预测这些疾病。人的饮食、年龄和家族病史比一个基因测试更有帮助。人们想要一个是或不是的答案，这些测试给不了这种答案”。乔希边说边往我的胳膊上绑量血压的带子。他紧握几下血压计上的球，仔细观察血压计的量柱。“您的血压有点轻微升高”，他说。“但这很常见。另一方面，您这个年龄段，有 25%的人血压升高，我们将密切观察它的发展”。

“我做这些测试有危险性吗?”当他开始检查我的耳朵时，我问他。“基因测试不危险”，他说，“但是扫描可能有危险性。您做某些电子计算机 X 射线断层扫描(CT)时会有一些放射性风险。但真正的危险是在测试之后的下一步。我们不理解大部分试验结果的意义，有些可能很严重。您的肝脏 CT 扫描也许发现一个瘤子。它是癌症？不太可能，但我们不知道。下一个步骤肯定是活检切片检查，那就有危险啦，可能有传染、出血或者穿孔的事故，像肺穿孔。所以我还是劝您不要伤害自己。”

“保证您像海波克拉德说的医生从不害人?”

“正是。”

乔希告诉我，我的耳朵很好，并且检查我的眼睛和喉头。他要求我面朝上躺下。“把您的头往左转”，他说。“这是一个非常普通的测试，看您的颈静脉是否有压力，如果有，就表明您的心脏有问题”。他细听片刻。“把您所接受的测试和简单的医疗保健做一对比很重要”，当我坐直身体后他接着说。“您不需要一个基因测试告诉您要吃健康饮食，虽然某些人也许需要测试说服他们这么做。不要抽烟，保证锻炼，睡好觉，吃大量蔬菜。这些是可以真正产生变化的因素”。

“我们不需要那些花梢的测试来告诉我们这些”，我说。“但我怀疑，在所有这些测试以后，我还是只了解我已经知道的东西：我应该吃好，锻炼，并且睡好觉。”

“是这样，我也并不觉得奇怪”，他说。

我们两人都不再说话，他用冰凉的听诊器开始听我的内脏。“先深呼吸再闭住气”，他说了几次，这成了医生们从听诊器的发明以后就有的常规，患者都有点小怕。这时候，乔希被人叫出去，我一个人孤零零地留在那小小的诊室里，只穿了一条短裤。那时那刻，我突然感觉很脆弱。我穿着内衣在一间陌生的没有窗户的屋子里，与那位穿白大褂的博学的医生恳谈，他此时很有权威，他会告诉我，我是否有病。他是这间屋子里的占卜师，能用几个词说出意想不到的发现，那会改变我的生活和我对自己的认知。这使得我对自己的健康和对为本书所做测试的信心大减，并且我深感忧虑，一个如此微不足道的想法，会让我产生对个人认知的质疑。

乔希回来了，为临时出去而道歉。他告诉我一切都好。

“生化检查结果几天后就回来了，但我想不会有问题。”我长出了一口气，然后又按记者的方式，判断体检似乎没有多少科技水平。除听诊器和血压设备之外，许多检查在古希腊时代也能做。

“虽然我希望我们从那以后学会了一些东西，但体检与过去二三百年相似，我们从那以后新增了很多知识，但检查的重要部分仍然是病史——关于您感觉如何，您的家族病史，等等。这组成诊断部分的75%。验血和其他检查，只占诊断的一小部分”。

“您认为随着新技术的发展和知识更新，这种情况会改变吗?”

“它在某些方面已经改变了，比如验血诊断前列腺癌或无症状性糖尿病。虽然我们过去没法辨认谁是易感人群。”

乔希已经收集了我的大部分病史，认为我基本上健康。12年前我有过一个椎间盘突出，这是我得过的唯一大病。我告诉乔希，我没有做手术，但理疗了6个月才治好，直到现在背部有时还感觉不适。

“医生，我的预后怎么样?”当乔希完成检查后，我问他。

“从您的体检和家族病史看，没有看出您有什么大毛病”，他告诉我。“除了您的血压，您的检查一切正常，我们会随访，我认为并不严重。除此之外，您健康的长期预后相当好。”乔希开了典型的化验单：白细胞计数、血流比容计计数和血糖。他建议我作用电极放在胸口检查心脏跳动的心电图，只是想确定高血压并不比他想象的严重。

“在这种情况下，如果您认为必要，您可以开单子化验更多项目，对吗?”我问。

"抛开费用不说，为什么您不给我多开一些不危险的测试？""我说过了，体检中唯一重要的线索是家族病史，"他说，"您也没有功能下降的证据。除家族病史外，没有办法知道您的风险，只能考虑一种平均风险。我看您不需要做很多电测试。测试很昂贵，我们为真正需要测试的人留着。"

几天后，我的化验结果出来了，除胆固醇增高外一切都正常。我的胆固醇是209，比正常的200或低于200稍高一点。乔希说不用担心。"我们会随访，"他说，"少吃肉和高脂肪食物。"

"那么说我是健康的？"我问，心里感觉有点不踏实。

"您今天不会死"。

我基本上信任乔希·阿德勒，我身体很好，这个预后报告恰好符合我坚信不移的我健康的预测。但我要探寻比乔希能告诉我的更多自己的信息，这些信息可以给我帮助，警示我进入桑塔格的黑夜王国，但这些信息也许让我恐惧或困惑。对于某些人，知道如此浩翰数量的信息，许多并不完整尚在发展中，这些风险因素和可能的结果，会让他们在健康和病残的王国之间挣扎。

在我的调查计划里，本书分成四个部分：基因、环境、脑子和身体，还有一个短的结语称为"永恒"，写有关我长寿原因的惊人发现，并且评价有可能大大增加人类寿命的技术。每一个章节都有我个人的故事，这些也可能是您个人的故事，我个人的生活经历，隐藏在我体内的基因、细胞和器官里面的秘密，它们怎样影响了我自己和我家人的生活。为便于读者理解，我尽量少用科学词语，同时也尽可能介绍我试验结果的实用性、意义和这些科学对社会的意义。

第一部分，关于基因。我将描述寻找基因和DNA标记同疾病和其他特征关联的科学现状。这些基因变异导致为什么我们中有些人得某种疾病，而其他人不得。我测试了成千上万的DNA标记和数百个基因，我、我的父母、兄弟和我的女儿将一起探索我们有无基因突变。我也将探讨连接我与我的直系亲属、以及我远古时期祖先的基因，因为我的染色体分析可以用DNA纪录追溯历史。

第二部分，关于环境。我将测试我体内所含的数百种化学品水平。我从居住的地球上获取它们并积累在体内，包括杀虫剂、增塑剂、火焰阻化剂、重金属等等。我将估计紧张生活对居住在21世纪的我身体造成的冲击和磨损。如同我在鱼的故事中所述，我将探讨这些环境因素怎样与我的基因和我的身体相互作用，建造我的防御系统，抵御潜在毒性侵入。我将走访我出生成长的地方，在那里我也许曾接触过一些化学品，并且我将花一定时间尽可能收集遭遇环境毒素的数据。

第三部分，关于脑子。我将研究我的脑子内部。我和一起做这个项目的科学家画一张我脑子的结构图。我把头放入核磁共振扫描仪（MRI），在一种像棺材一样的长筒子扫描仪里采像二十多个小时。神经科学家们肆意地测试我的脑子，首先测试我是否患有阿尔茨海默氏病等脑疾病，然后测试我的脑子对情绪的反应，从恐惧和忧虑，到打击乐和贝多芬。除此之外，他们还测试了我的睡眠模式、认知水平，以及我的脑子怎么决策、冒险和甚至相信或者不相信一个至尊神。

第四部分，关于身体。这部分是上面三个部分的继续，呈现给读者我身体扫描和分析的结果。我做了全身 CT 和血液中蛋白质的详细化验。我请求几位研究员用先进的仪器测试我，预测我将来得心脏病的风险，比如说我何时会有心脏病发作。所有测试都试图测到我的全貌，但用零碎的配件拼成完整的我是一道难题。由于大多测试只是集中于某一个领域，例如遗传学或神经科学，我并不期望把它们全都组合起来。但它用一个初步的形式，包括鱼试验、综合基因和环境，并且可能也包括我的大脑，如果我想从汞入手，寻找神经系统损伤的原因。虽然我非常希望做所有可做的测试，但好像并不必要，因为我的污染程度并不算太糟糕，GCL 和 GSTP1 基因也令人欣慰地正常。

我听了乔希·阿德勒的忠告，做这个项目要遵循三个原则。首先，所有测试将在医生或医学知识的监督下进行。其次，如果我的测试显示任何健康状况需要采取医学措施，我应进行相关治疗。最后，我的被动测试不应导致我人身伤害。我不做那个澳大利亚科学家巴里·马歇尔喝下细菌汤以证明这些生物导致溃疡的试验，他用此来证明他的试验假说，给他赢得了诺贝尔奖，也让他患了溃疡，后来使用抗生素治愈了。我也不想和约翰·保罗·斯塔普齐名，他乘坐声速的火箭滑车，然后突然停下来，以测试巨大力量对人体的冲击。我接受的最危险的测试是 CT 扫描，全身扫描让我接触的放射性，比从太阳和其他自然来源一年里还要多两倍。尽管纽约西奈山医疗中心的里欧·川萨德不允许我这么做，我明知有害仍然用带汞的鱼做了测试。

乔希·阿德勒同意我做鱼方面的试验。当我告诉他我做了哪些试验时，他用关心爱护的眼光看着我，让我想起我童年时一位非常和善的医生马可·魏比。乔希说："我们能不能不再做啦？保证？"

第一章

基因
Genes

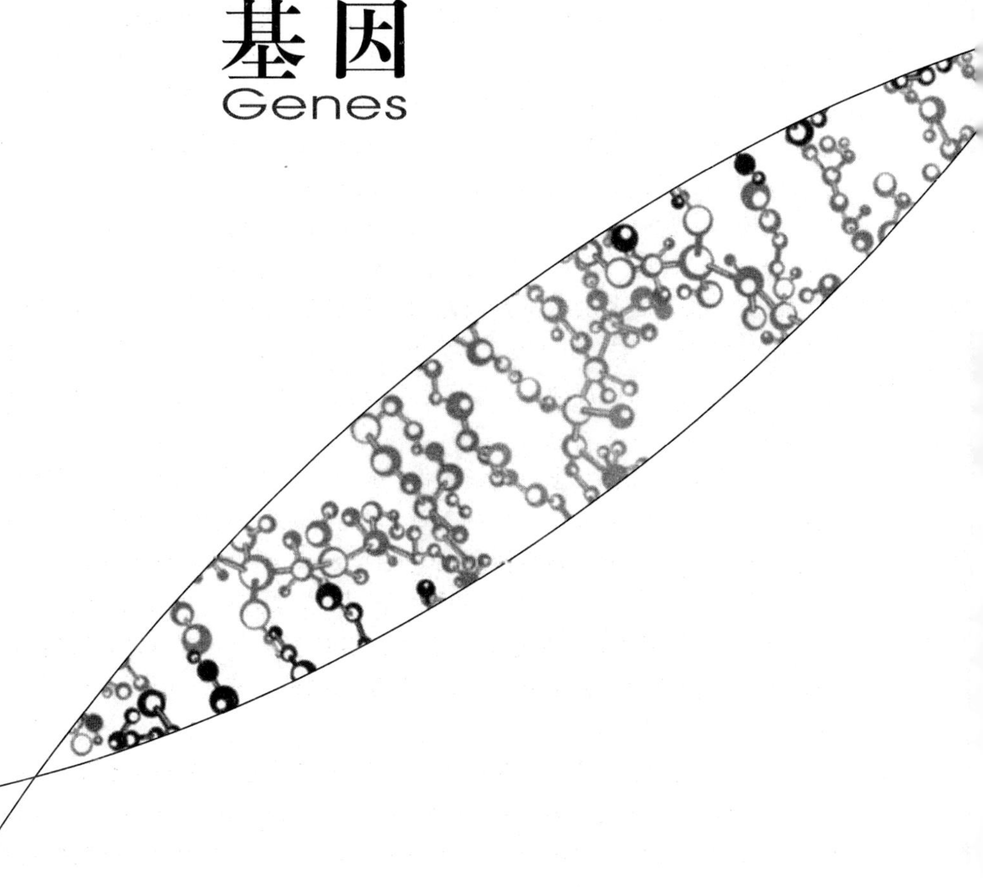

假如神不来查，那么您自己来弄明白……

——〔英〕亚历山大·蒲柏

不是一个基因处子

那是 2001 年一个寻常的风和日丽的下午，我在加州靠近圣地亚哥的拉久拉失去我对基因的处子。我办公室窗外的棕榈树都被晒得有点枯萎了。从那之后，我不再忽视我的基因，就是我细胞内遗传标志的特定组合，它们可以揭示我将来对某种疾病或某个行为缺点的易感性。直到那天，在我过去 43 年的生活里，这些信息对我和几乎每个历史上的人都是暗藏的秘密。

几周前，我抽了 5 管 9 毫升的血，不到两盎司，交给拉久拉的一个名为西昆纳(Sequenom)的新公司。公司总部银灰色的新大楼矗立在沙漠上。公司的科学家在实验室分析了我的数百个基因标志，或我的 A、T、G 和 C。2001 年对今天来说，就好比侏罗纪时代拿到了基因组的火炬。就在那一年之前，即 2000 年，比尔·克林顿总统在白宫的一个庆祝会上，宣布人类基因组草序测序完成。完整的测序到两年后，也就是 2003 年才完成。

我正在为《连线》杂志写一篇稿件，介绍这个刚刚兴起的基因组领域。我有了测试我自己并把结果公布于世的想法，之前从没有人做过此事。(克雷奇·文特尔还没有说过他前公司赛雷拉基因公司(Celera Genomics)测序的“匿名”DNA 事实上是他自己的)。这个想法起初好像很荒谬，像骗人。我的职业是报道科学家做了什么，而不是把我自己扯进去。但我仍然希望一个真人测试，可以使读者更好理解这种高度抽象的新科学，包括公众前所未闻的新概念，例如核苷酸、遗传密码、基因和氨基酸。

那天，西昆纳公司医学部的主任安迪·布劳恩坐在桌对面。布劳恩时年 46 岁，高大健壮，长脖子，戴副眼镜，短短的白发，带点德国口音，很愉快地叫我到他的电脑上来看我的试验结果。我强装镇静，保持记者的风度，可我的心跳加速，因为测试涉及一系列可怕的疾病，我不知道自己对它们有没有遗传易感性。

布劳恩把显示屏转向我，让我看结果，我在屏幕上读着基因的名字：联接蛋白 26，与听力丧失有关；凝血因子 V，与血栓形成有关；抗胰蛋白酶，与肺和肝病有关。除了每个基因，还有科学家已经发现的引起这些疾病易感性的 DNA 标记位点：13q11 - q12，1q23，14q32.1。布劳恩解释这些位点就是人类基因组上“生命信息的邮箱”。例如，1q23 是一个位于第一号染色体上遗传标记的位点，突变时引起血管收缩，影响血液流动(人类共有 23 对染色体)。我的测试结果令人宽慰，对这种糟糕的疾病测试阴性。

“这么看，戴维，您不会得静脉曲张症，很好，是吧?”布劳恩说。

接着是血色沉着病基因。这种病引起血液潴留太多铁，从而损害肝脏。布劳恩说过去有一个部落居住的地方食物中缺少铁，所以他们中产生了一个基因突变帮助身体储存铁，这样他们可以不至于因缺铁而贫血、不育或死亡。现在大部分人都不会缺铁了，可血色沉着病还存在。治疗方法是定期放血。

“您的这个基因突变检查结果是阴性，”布劳恩说，“您不需要定期放血。”

我也没有引起囊胞性纤维症的突变和一个与肺癌有关的遗传标记。

下面就是坏消息了。布劳恩的显示屏上有一行红字，标着一个叫血管紧张素酶Ⅰ(ACE)的基因“突变型”。有很多朋友怀疑我有一个突变，但这次是我的身体产生一种与高血压有关的酶。用俗话说，就是如果相信这个遗传标记，我有心脏病发作的风险。然后，布劳恩的显示屏上又出现一个红色的“突变型”，又一个与高血压有关的突变。我其他的心脏指标都还好，这是好消息，因为我如果没有好基因就奇怪了。我听说每个人都有坏基因，因为我们都会死于什么，但我从未想到我能有什么毛病。那年我43岁，感觉很好，我现在50岁，仍然感觉很好，我还有一个健康的家族，很少想到不适、疾病或死亡。

在布劳恩的办公室里，我打开我《连线》的帐户。我写道，我对坏消息的反应，是想尽量多地了解有关心脏病和这些血管紧张素酶Ⅰ标记。可是我没有这么做，部分原因是我脑子里只信我不会生病或死亡，那天，在圣地亚哥，站在布劳恩旁边西昆纳公司的医生马修·麦克吉尼斯，告诉我的话更坚定了我的这种态度。

“这些突变对您来说可能无关紧要，”马修·麦克吉尼斯说。

布劳恩附和说，“从您的家族病史看，您可能有一个好基因保护您不受这些坏基因的影响——我们还没找到这种DNA。”

那天我又得到了更多的坏消息，我缺少一个叫CCR5的标记，如果我有不洁性生活，我不能幸免艾滋病；我也没有可保护抽烟者不得肺癌的标记。

“我喜欢这个保护抽烟者不得肺癌的标记”，布劳恩说，他自己抽烟，“我想知道菲利普·莫里斯为这个标记会付出什么！”

那时，西昆纳公司正在探索一种为人们做一系列遗传试验的新业务，几个网上遗传公司，例如23andMe公司和deCODEme公司五年后开始提供这些业务。他们甚至根据我的基因突变情况，为我算出了一个生命分数，粗略估算这些突变怎样影响我的寿命。我的分数比正常值高14%，表明我可以活91岁，不过这些计算是基于有关遗传标志和疾病的初步研究资料。布劳恩和麦克吉尼斯还指出，这些分数也许不能指望，有数千种其他基因和易感因素可能会让我死于91岁之前或之后。另外，我也许会遇到意外事故，比如，钢琴也许会砸到我的头上。

在2004年，我又在位于冰岛雷克雅未克的deCODEme公司测试了不同的遗传标志。deCODEme公司创见于1996年，在寻找疾病基因上，从糖尿病、心脏病，到不安腿综合症，都领先世界，deCODEme公司的发现常出现于世界各地的报纸头条。它先用自愿参加研究的30万个冰岛人，占全部人口的40%(成年人口的

60%），来发现遗传关联，然后再在北美洲等更大的人群样本里重复。2007年，该公司推出了deCODEme网上遗传测试，任何人交985美元就可以测试29个与肥胖症和癌症等疾病相关联的遗传标记（deCODEme公司网站还在不断增加疾病和标记）。deCODEme公司还开发治疗中风、心脏病和阿尔茨海默氏病的药物。不过，我写本书时，该公司正面临经费紧张，前途未卜。

该公司由卡里·斯蒂芬森创建，他是个高个子、留白胡子、很有魅力的冰岛人。他回家乡创建公司前是哈佛大学一个有名望的神经科医生。斯蒂芬森很聪明，富有感染力，他有时也会粗鲁、喧闹或多事，他的这种多面性毫无疑问来自他的北欧海盗祖先，他们在9世纪乘大船航行到冰岛并在那里定居下来。

我寄了几管血液标本到冰岛，在那里斯蒂芬森公司的遗传学家把我的细胞裂解提取DNA，测试该公司刚发现的一个好像能引起对中风易感的新遗传标记。在一个灰蒙蒙的雨天里，我到了位于这个火山岛上火山岩区边上的deCODEme公司总部，来看我的结果。我一到达，斯蒂芬森就邀请我和他到雷克雅未克健身房一对一地打篮球。

“这是我每天健身的时间。您需要锻炼，听我的，我是医生，我知道您需要锻炼，”他说。

“哦，好吧，”我结结巴巴地说，没想到会是这样。我立即注意到这个人很高，他有六英尺五英寸，而我只有六英尺多一点，不擅长打篮球，和他赛篮球只会让我出洋相。作为记者，我有时会遇到采访对象挑战我的勇气，好像要我向他们证明我的阳刚之气。现在可能就是这种情形，或者说斯蒂芬森就是想要一个人陪他投投篮。

我们在一个球场的半边跑来跑去，球赛的确如预期的一边倒，最后我终于抢到了球，正准备投篮时，斯蒂芬森决定给我的遗传倾向一个整体印象。他在我身后推着，我正要把球投进时，他喊道：“我有您DNA检查的结果。”

“是吗？”我说，在空中稍微停顿了一下，感觉有电流说这个球能中。

“您基因有缺陷”。

我犹豫了一秒钟，他跳得很高，抢过球去，向球场内跑去，给我一个海盗式的笑。

回到斯蒂芬森的办公室，他告诉我在球场是和我开玩笑的。他看到我的测试结果时，非常局促不安地告诉我，我确实有一个与中风高发率相关联的突变。他然后向我解释其中原因，并向我介绍从我2001年在西昆纳公司的测试之后，遗传学测试、风险因素和检测疾病基因关联性等研究的快速发展情况。

“我们已经建立了一系列遗传学标记，发现您中风的可能比没有这些标记高2到7倍。您有整个‘亚型’，就是一些连代遗传几乎不变异或很小变异的DNA，所以您的风险至少高3倍，如果在美国人口中情况相同的话，从遗传学角度看，您容易中风”。

我很吃惊，因为除了我八十多岁的姥姥，我家族中从来没人中风。

“您现在只是遗传了易感性，”他说，“这最终意味着什么？它意味着如果您生活在特定环境中，或您生就于特定环境中，您会中风。但您不会中风，对不对？您现在知道您比常人有高3倍的风险得中风，您会很愿意采取相关措施来预防中风。首先确保没有高血压，其二不能抽烟，其三您饮酒只可小量，因为大量饮酒会大大增加中风的可能性。”

“但这些中风发病的指标只适用于冰岛人，您还没检测过美国人群，对吗?”我马上问。

“是的，在为个人定性之前，首先要做人群的临床试验，比如在美国人群中，”他说，“对于有些特征，种族性很重要。有些人种对某些疾病有高风险性”。斯蒂芬森回答。

“听您这么一说，我倒想出去喝一杯。”

“您可不敢再喝酒啦。”

那天夜里，我和斯蒂芬森到一家意大利餐馆喝酒，那里有意大利通心粉、小牛肉和马肉，典型的冰岛特色。我喝了大量红酒，足以让我得中风。斯蒂芬森和我道晚安，告诉我喝下去的红酒一定会要我的命，我早晨就会中风。他又在开玩笑。我在淡淡的夜幕和冰岛的“午夜阳光”中走回我住的酒店时，空气中弥漫着潮湿，街道路面很滑，遥远的火山在黑夜中燃烧。我想，要把他的话当真吗?

我长出了一口气，定定神，我感觉很好。我宽慰自己我又不是冰岛人，这些研究资料可能不适用于我。尽管后来其他遗传学测试显示我的线粒体DNA有一个突变，的确把我和斯蒂芬森的海盗说法联系起来。线粒体是人体细胞的结构，很稳定，几千年都不会变，所以可以用来寻宗问祖。我以后还要详述这些特别的DNA分子，通常的DNA传递一个父亲和一个母亲的分子，可线粒体DNA不同，是我们的母亲通过母系单性传递。这对我来说讲得通，我母亲的家族通过她的母亲追溯到苏格兰，斯蒂芬森的海盗祖先们常到那里抢许多妇女，把他们带回冰岛，也许其中就有我的一个祖先。

预测未来

3年后，也就是基因组研究取得了几个重大进展的新里程碑后，我又回到冰岛，为我的“实验人”项目再做更多的试验。下飞机后没几个小时，我又见到了卡里·斯蒂芬森。这次他没拿篮球，而是拿了一根针和一个注射器。

外边，黑火山石区向四周延伸，天空还是和我上次看到的一样满是灰色的云彩。我没想到,卡里·斯蒂芬森用一个橡皮带把我的上臂扎紧,他需要一个明显的血管来扎针,抽取足够的血液分离白细胞,再做一次我基因组的完整测序。

抽取我的血液标本是deCODEme公司科学家分析我DNA的第一步,此后,他们还要用更精密的仪器来检测一百多万个遗传标记,或我的总核苷酸量的0.001%。这些标志通常不是有成百上千个核苷酸组成的完整基因,它们只是基因上或基因之间的单个核苷酸,呈现为单个"碱基对"。DNA是由长长的螺旋形碱基对组成,例如,一个碱基对写下来就是AG或TC,这些碱基对连接起来,形成DNA的双螺旋形超级结构,像脚蹬横木一样形成一条长长的梯子(核苷酸在基因组里有4种单个核苷酸:A腺嘌呤、T胸腺嘧啶、C胞嘧啶、G鸟嘌呤。

人类DNA的30亿个碱基对中,绝大部分,约99%,人人都完全相同,只有几百万个碱基对各人不相同。这就是说,一个人在某个特定碱基对的核苷酸是G,另一个人却是A。这些变化,称为单核苷酸多态性,或SNP,它可以增加一个人是金发还是红头发的概率,或决定一个人是否会得癌症。这是一种形式的突变,定义为基因上核苷酸序列的任何变化或变异。deCODEme公司计划扫描我的基因组来测试大约一百万个SNP,这是检查大量遗传上的差异,而又不需要扫描全部30亿个碱基对的方法之一。后来,我又在其他实验室和公司扫描了几百万个SNPs。

就像许多医生自认为无所不能,卡里·斯蒂芬森也认为他抽血比受过训练的护士还利索。那天早上,卡里·斯蒂芬森开玩笑地问我敢不敢让他来为我抽血,尽管他自己都已经忘记上次抽血的时间。现在后悔当时的允诺,因为这位身上流着海盗血液的遗传学家,在我青筋暴露的血管上找来找去,真够吓人的。正好这时候,他的秘书叫他,"医生不害人"的场面出现了,他把针管交给了旁边的一位抽血护士。护士看看她老板,又看看我,拿起针扎进血管,动作非常熟练,抽了3管血我都几乎没察觉。

我的基因测试是用一个扁平的叫做"数组"的芯片来做的,芯片有一副厚扑克牌大小,当时采用的人330亚型芯片,由位于圣地亚哥的伊勒米纳公司(Illumina)生产。这是市场上可以买到,用来测试个体DNA上的单核苷酸多态性,并检查在基因组中的位置的几种芯片之一。伊勒米纳公司的技术用一种叫"多核苷酸器"的机器,来合成成千上万短的单链DNA片段,称为多核苷酸。每个多核苷酸与一个玻璃珠子相连,用来组合成样本中的DNA序列。个体的多核苷酸用激光来确定,与DNA序列相对应。

随后,卡里·斯蒂芬森带我参观设备齐全的位于deCODEme公司大楼底层的伊勒米纳实验室,我的DNA将在这里分析。在用玻璃隔开的实验室里,大部分操作由机器人完成,比如把样本由一个工作台传送到另一个工作台,由机器来把我的DNA加入化合物,通过芯片的流程,整个程序由计算机控制,荧屏上显示着复杂的彩色数字和其他资料。几周后,我会再来位于圣地亚哥的伊勒米纳公司,做一个更复杂的100万个单核苷酸多态性的芯片分析。我的DNA也会用由同类竞争者生产的芯片来分析比较,比如阿费基因芯片公司单核苷酸多态性芯片6.0,可以检测160万个单核苷酸多态性。

在给我抽血时,我就意识到不会查出什么大毛病,因为我都快五十岁了,身体一直很健康。也许能查出我的细胞里有轻微的一个或多个基因突变,导致我将来得什么疾病,甚至死亡。问题是哪些基因有突变,更重要的是,这些结果能够预测我未来的健康吗?

另一个问题是健康人是否需要做基因测试。自从查理·达尔文和其他人发现由一代传给下一代遗传信息,预测未来就是遗传学的中心目标。遗传信息是人体内的一种物质,可以用来探测谁会秃顶,谁个高或苗条,谁还会得可怕的疾病。降低人群或个体未来得疾病的风险性,是美国人类基因组工程的一个主要目标,也是美国国会为这个项目拨27亿美元巨款一个关键原因。我自己的试验只是我个人的快照,我的DNA说明我的过去和现在,也许还有我的未来。请记住,我也在调查我的DNA怎样与环境相互作用,以及现在和将来,我的基因对我脑子和其他身体系统产生什么影响。

探索未来一直是人类的自然本性,可以追溯到至少3万年前。科学家发现在石器时代的最早日历刻在石头和骨上面,记载月圆或未来的某些事件。这是用不成熟的技术预测未来的最早方法之一。后来,古代文明产生了占卜未来的完整方式:用挖出的动物内脏来追踪求证宇宙和星系的运行,从而预测统治者以及家人、宗族和王国的未来。

现代的保险精算师用套利基金经理的统计数字预算出顾客死亡的的几率,或预测股市的走向(在2008年秋天,这些预测大都不准确)。作为一个社会,我们用许多预测方法计算我们的日、周、月和年,从明天的天气预报,到计算我们开车出门需要多少汽油。

健康状况在20世纪也已经可能得到预测,死亡率、发病率、疾病和治疗的实际结果的统计学,对医生诊治患者有指导作用。乔希·阿德勒给我做体检时,通过触摸我的肝脏或者一些简单的化验,比如检测血胆固醇水平,可以预测很多情况。他分析我的检查结果时,也参阅其他成千上万患者的试验结果。乔希测我的血压时发现有点偏高,他告诉我,精确预测增高的程度可以提示何时需要真正采取治疗措施,因为个体对高血压耐受程度不同,有人耐受性好,有人耐受性差。我问他这是否常见。

"有时见到,"他说,"但不常见。"

另一个卫生部门常用到的预测是癌症和重患者的生存率。"您这种癌症有25%,或者5%,70%的机会可能会缓解",一个医生说。这些数字常常不精确,只是给出人群生存率而不是个体独特的遗传组成或背景。当然,这些数字提供该病死亡率高，或多数为良性的广义信息，所以我们这一代人比上几代人得到更多关于未来健康的信息。

不过，即使有了这些数字和统计，大部分外表健康的人很少得到他们未来身体状况的提示。我某一天也许在身体某处发现一个肿块，证实是癌症，会致我死亡。下周我还可能发现我的血糖水平不正常，我出汗、头晕，被诊断为Ⅱ型糖尿病。那么，基因测试、化验我体内环境毒素的水平和扫描我的大脑，能不能让我预测我的未来？

从广义上来讲，对大部分人预测不包括抽血和测试DNA单核苷酸多态性。一个人可以用自己的家族病史毫不费力地在很大程度上预测他的基因，甚至行为。最精确的疾病前瞻性之一是您的父母亲或祖父母是否有糖尿病、结肠癌或精神分裂症。“许多疾病的家族病史至今是预测这些疾病的风险性的最好的指标，”人类基因组工程的带头人和美国卫生部人类基因组研究所所长弗朗西斯·柯林斯说。柯林斯建议想要做基因测试的人们首先向遗传顾问咨询自己的家族病史。

几年前，我采纳了柯林斯的建议为《连线》杂志写我的报道。我拜访了遗传顾问和加州大学欧文分校遗传咨询研究生项目主任安·沃克。她的职责是给有遗传疾病的患者、担心孕育畸胎的准爸爸妈妈和考虑做基因检查的人们，解释基因诊断的含义和意义。她对我的到来感到意外，因为我是一个想做DNA检查的健康人。一般情况下，沃克的患者都是有因可寻可能患了某种遗传病，想检查是否携带了可能致病的基因。

她先问了我的祖父母以及他们兄弟姐妹的情况，他们得过什么病，死于什么原因和活了多大岁数。我德州的姥姥81岁死于多次中风。我密苏里州的奶奶50多岁时得过乳腺癌，数年后又得了卵巢癌，活到86岁。不过，尽管男人都死的早些，像我说过的，我有一个祖姑爷和一个祖舅爷都活到了90多岁。然后，沃克又问了我的父母亲和他们的兄弟姐妹，他们当时都70多岁了，非常健康，在五年后的今天依然健康。沃克又问了我这一代。我见沃克时还不知道我弟弟唐患有一种罕见的遗传病，我在下面的章节中会详述。最后又问了我的子女的情况。她抬头微笑着对我说：“您这家人很健康”。

沃克说，一般情况下，她会给我写个不需要做基因检查的诊断报告。但是，我来找她并不是我父母亲有什么坏基因，而是一个健康人想预测未来健康，这方面的探索工作刚刚开始。她还告诉我当时遗传咨询的两个基本原则：除非有有效治疗手段或容易得到遗传咨询，禁止做基因检测；其二，基因测试的结果不应使被测试者不知所措或引起精神创伤。

即使我家族中没有明显的疾病史（除了我的弟弟），我的基因可以预测很多情况。例如，我的6个染色体中一系列单核苷酸多态性可以预测我很可能有蓝色眼睛，确切地说，是94.17%的可能性；最有预见性的标记之一位于第15号染色体，在 OCA2 基因附近。像人们之间有许多不同之处，这个标记是 OCA2 基因里的一个单碱基改变。像许多单核苷酸多态性标记，与蓝色眼睛相关的标记由两个基本碱基——这里是 G 和 A 组成的 3 种碱基组合：G 位点与蓝色眼睛相关（A 位点与棕色眼睛相关）。可能出现的变化包括：GG（很可能是蓝色眼睛）；GA（有可能是棕色眼睛）和 AA（有可能是棕色眼睛）。大约三分之一的北美高加索蓝色眼睛人可能携带 GG 基因型。在冰岛，这个数字上升到 80%。

即便您从没见过我或看过我的照片，只是看我单核苷酸多态性检查的结果——我是 GG——加上其他与眼睛颜色有关的单核苷酸多态性，几乎可以肯定我们相遇时，您会看到我湖蓝色的眼睛。但这并不是 100%的把握。我只有很少的可能会是棕色眼睛——2.3%，或绿色眼睛——3.52%。在遗传学上，超过 94%是很准的预测。

不过眼睛颜色是个良性的特征，DNA 标记很容易就由一个人的瞳仁来得到证实。对于大多数疾病来讲，尽管有些遗传标记阳性可以很强地预测疾病，但是证据没有这么确凿。例如脊柱裂，是个很悲惨的引起胎儿脊髓暴露和畸形的病，这种遗传异常可以通过产前检查得到精确的诊断。其他一些遗传信息在成人后期也会非常明确地显现，包括亨廷顿氏病，这种病的基因携带者有些人发病早至 30 岁，有些人发病迟些，引起进行性和致死性的运动神经元退行性变。这种病不是源于单个碱基突变，而是由位于第 4 号染色体上的重复多次的 3 个连续性的碱基 CAG 变化引起。正常人这个 CAG 序列可以重复至 36 次，而在亨廷顿氏患者 CAG 序列重复 39 次或更多，引起蛋白质异常积聚在神经元里，导致功能障碍。这种病以进行性痴呆和舞蹈为特征，年轻时就会死亡。如果基因检查亨廷顿氏病阳性，几乎 100%会发病，这就是说几乎所有带有异常 CAG 重复序列的人都会得亨廷顿氏病。

“这是死亡判决书，”乔纳森·罗思伯格说，这位遗传学家目睹了自己家族里这种毁灭性的疾病。他自己也做了检查，幸运的是他的结果是阴性。

如果每个遗传特征都这样明了，遗传学就成了非常精确的可用来预测身体未来的水晶球（古代西方人常以水晶球来占卜，预测未来——译者注）。但是像亨廷顿氏病那样明显的外显率并不常见。对几乎所有的常见病来讲，单核苷酸多态性或 DNA 标记只提供未来的可能几率，对某个个体预测某种疾病的准确率常常并不高。成千上万的人带有与某种疾病相关的 DNA 标记，却从不得那种病，而有些人并不带 DNA 标记却得了那种病。

再说眼睛，我曾测试过几个与年龄相关的黄斑退行性病变有关联的单核苷酸多态性，这种病多见于 50 岁以上的老年人。它引起我们眼睛里视觉最敏锐的细胞退化（干性黄斑退行性病变），或引起眼睛后部里黄斑下面长新血管（湿性黄斑退行性病变）。两者都致盲，湿性发展更快些。黄斑退行性病变在美国是引起 50 岁以上人群失明的最常见原因。大约三分之一 75 岁以上的美国人会得此病。目前对干性黄斑退行性病变尚无有效疗法，对湿性黄斑退行性病变最近几年才有了有效的治疗措施。

我的 12 个黄斑退行性病变单核苷酸多态性的试验结果都是低风险或中等风险，这是个好消息。比如说，我的一个与黄斑退行性病变相关联的 CFH 基因上的单核苷酸多态性是 AA，提示我只有低风险或中等风险。这些有 GG 的人是高风险，而有 AG 的人是中等到低的风险。

不过，这种预测给我的预后提供很少的信息，也表现出用单核苷酸多态性预测未来的几个弱点。首先是单核苷酸多态性与某种疾病相关的发现方式。除了极少数单核苷酸多态性外，大多数没有直接的功能联系，没有发病机制或原因，尽管有时有一些假说。其次，研究者比较黄斑退行性病变的患者与没有病的正常人来做"关联性研究"。基因研究者用伊勒米纳或阿费生物芯片公司生产的基因芯片来扫描每个人的基因组。或者更精确地说，芯片上大约 100 万个单核苷酸多态性提供一个人基因组的概貌。通过测定黄斑退行性病变患者的单核苷酸多态性，找到相关的突变——与之相关的碱基(这里是 G)——大部分患者都带有这个碱基。然后再收集资料，找出有多少正常人带有这种与黄斑退行性病变相关基因的三种可能的基因型:GG、GA 或 AA。

但是，一个人携带高风险标记并不意味着一定会得病。得病的人也不是每个人都因为基因突变。"我们发现了基因，并不等于我们了解这些基因的功能或作用，或者说，有了基因并不一定能预测疾病，"弗朗西斯·柯林斯说。但是，他认为现今单核苷酸多态性的科技发展很迅速。2008 年我和他交谈时，标记数目增加到 50 个，也许到 2009 年就有了 500 个，而且还一直在上涨。每隔几天，就报道与中风或肺癌等疾病关联的新的单核苷酸多态性。

"生物信息学的摩尔定律正在进行，"基因组健康公司(Genomic Health) 的首席执行官兰迪·斯科特说。摩尔定律是说计算机能力每两年翻一倍。"就像电脑中的主机，其发展势不可挡。"

即使单核苷酸多态性在很多人口或不同的人群中检测出来，仍有局限性，因为只有少数经过临床试验，即在医院或诊所里看是否能真的预测疾病。"中间的联系是中断的"，宾州大学的生物伦理学家阿瑟·卡普兰说，"现代科技让科学家做很有趣的研究，但还没有通过临床验证。真正的结果需要通过临床来验证，预测性也有待证实"。

兰迪·斯科特又补充说，"把基因风险与生活方式的选择联系起来很有用，可要把兴趣放在预测上，就会事半功倍"。

单核苷酸多态性芯片也仅仅覆盖人基因组的 30 多亿个碱基，只是大约 1000 万个引起人群间大部分差异的单核苷酸多态性或突变的一小部分。还没有 1000

万个单核苷酸多态性的芯片上市，部分原因是造价，不过，我知道有一个公司正在研制这种芯片，也对我做了测试，我还没有得到结果。同时，研究者已经绘制出基因组图谱，可以鉴别多数已知单核苷酸多态性的位点或临近的位点，疾病基因有时会聚集在单核苷酸多态性周围的区域。这些区域被单核苷酸多态性的绘图者都做了标记，这些区域一定有什么特征，但芯片不能提供究竟是什么或在哪里的信息。此外，基因芯片也不能探测并不是由单核苷酸多态性引起的大约25%的特征，它们可能由于基因缺失或增加，或基因码的重复(基因量改变)，具体机制尚不详。

要想真正弄清楚一个人的基因组，或者把内在的东西都挖掘出来，我们需要对所有60多亿基因组全部测序。至今，只有几个人才做过这个试验，包括1953年发现DNA双链结构的科学家之一詹姆斯·沃森和人类基因组工程带头人和遗传学家克雷奇·文特尔。"基因芯片无法与全部基因测序相提并论，"文特尔说，"我们需要更多的基因测序，成千上万的序列来阐明人体的遗传学。"并不是人们不同意这个观点，可在我写此文之时基因全部测序的花费是大约10万至35万美元。相比2003年人类基因组工程的27亿美元的投资，这个价钱已经很合算了。但是，即使技术进展让价格进一步下降，大规模人群检查是禁止的。有几个项目现在正在进行中，期望最终能用几千美元做几千甚至几万个基因测序。"只有当测序像买一辆雪弗来汽车一样便宜时，我们才能真正推广这项科学。"沃森说。

2007年，文特尔把他自己基因测序的结果发表在*PLoS*(《公共科学图书馆》)杂志和他的书《我的生活解码：我的基因组，我的生活》上。他还把资料放在网站上，任何人都可以浏览。文特尔揭示了基因芯片无法检测的基因缺失或增加，或基因量改变，还有一些标记提示他有比正常人容易醉酒，且有得老年痴呆症的高风险。不过他告诉我这些标记预测性都不强。他的确对几个与心脏病相关的单核苷酸多态性特别留意。

"我父亲59岁时死于心脏病发作。"文特尔告诉我。我们谈话时，他刚刚60岁，他已经开始服用他汀类(Statin)药物，一种降低引起心脏病的胆固醇的药物。他还吃得更健康，也试着少喝酒，不过他苦笑着说，他的标记表明他对酒吸收很好。

安·沃克提出了有关遗传测试最显著的的未知数。她问道："人们对测试的反应如何?"在一定程度上，这是本书探讨的问题，不过，最近我看到约翰·霍普金斯大学的遗传政策专家凯西·赫德森的建议，即使疾病无法治愈，80%参加调查的人愿意检查疾病的遗传因素。2007年，美国国立卫生研究院在底特律的亨利·福特卫生系统开始多元的创始性项目，给自愿者提供15个与Ⅱ型糖尿病、高血压、冠心病、高胆固醇血症、骨质疏松症、肺癌、结肠癌和恶性黑色素瘤有关的遗传标记的检查。西雅图的群体卫生合作组也提供这项服务，调查自愿参加者对测试的反应，以及试验结果是否让他们改变任何生活习惯或预约看医生。

尽管有不足之处，试验及其预测性仍然让人眼花撩乱，不过许多人对黄金时代的到来尚未做好充分的思想准备。“坐下来看基因的确很惊人，”乔纳森·罗思伯格说。他的前公司，454生命科学，为詹姆斯·沃森测了基因组序列。他的新公司雨中舞科技（RainDance Technologies），是3个许诺不久之后测大部分或全部基因组序列的公司之一，不过花费仍然是个问题。

自从我在本书开头离开冰岛，我测试了几百万个遗传标记，也做了几个基因测序。就目前来看，好像足够了，毕竟弄懂我现有的资料还有难度（我的详细试验结果请参见 www.experimentalman.com）。我无法想象弄清楚几十亿碱基的难度会有多大，但我愿意尝试。

我命中注定……或并非如此？

卡里·斯蒂芬森不得不把我上次留在 deCODEme 总公司的血液标本检查的结果用电话通知我，他听起来有点不安。我在旧金山，他在雷克雅未克，他还同时用电子邮件把我的结果传给了我。

“您的结果很糟糕。”他向我宣布。起初，我以为他又像在篮球场上一样和我开玩笑，可他这次是认真的。“有一个单核苷酸多态性与心肌梗塞、心脏病发作有关，这个单核苷酸多态性很严重，已被多个研究证实，您是这个位于第9号染色体上单核苷酸多态性的纯合子。”这就是说我的所有两个位点都带有与基因突变相关的高风险碱基。“因此，您需要立即服用他汀类药物治疗！”他很严肃地说。

有关我试验结果的电子邮件表明，我这个有害的单核苷酸多态性是rs10757278（rs是单核苷酸多态性参考编目。每个新发现的单核苷酸多态性都有美国国立生物信息中心（NCBI）赋予一个“rs”数字）。我把名为“心肌梗塞”的附件打开，看到一个简单的表格上有高风险结果“G”。这对我不是个好消息，因为我有两个“G”，带给我的风险值是1.64，也就是说我比不带G的人，得心脏病的可能性会高64%。如果我只带有一个G，或G杂合子，我就比不带G高24%的风险。把这些和其他心脏病发作的风险因素联系起来，高胆固醇比正常胆固醇人群有高出一倍的风险。

deCODEme 公司和其他地方的科学家还发现这个单核苷酸多态性对早发性心脏病风险更大，是平常人的两倍，和高胆固醇症的风险性一样。我问斯蒂芬森何时为早发性，他说“50岁之前”。

“所以我还有一个月要担心。”我说。这个消息是我50岁生日前4周得到的。

“别嘻嘻哈哈的，这是很严肃的事情！”斯蒂芬森大声喊起来：“听我的！我要您给我打电话告诉我，开始服用他汀类药物了。”

我对此并不怎么吃惊，因为斯蒂芬森常常唐突地告诉我结果。而且，我还有几年前为《连线》杂志撰稿时做过的与心脏病发作相关的遗传学检查，这个结果是我的一张王牌，同时我的家族鲜有心脏病史。斯蒂芬森承认家族病史的确起很大作用，没有计算在这个单核苷酸多态性的1.64的风险值里面。同时，也可能有其他标记能中和这个标记，到目前为止，还没人能确定rs10757278的预测性。

“您问体内可能有什么标记可以中和这个？当然可能，”斯蒂芬森说。“50％的带有该标记的人群从不得心脏病”。

“那为什么用他汀类药物？”我问。

“因为小剂量服用他汀很少有副作用。还有，如果您不服药，又确实属于另外50％的群体得了心脏病，那就要命了。”

斯蒂芬森又解释说这个单核苷酸多态性位于一个与心脏病关联的标记群中。这组标记位于一段190个碱基的“连索不均衡”的DNA片段上，这就是说，心脏病通过一代传给下一代时这段DNA相对完整，不像通常的个体核苷从父母亲传给后代时随机重组。

令人好奇的是rs10757278和其他心脏病标记位于一个有功能的基因之外，或处在非编码性或“废物”DNA中。但是，附近有CDKN2A和CDKN2B两个基因，单核苷酸多态性上的变化可能会影响这些基因。这些基因主要与调节细胞的增长和衰老有关，心血管细胞内的高胆固醇可能会破坏这些过程，引起动脉硬化或动脉的炎症导致心脏病发作。不过，这两个基因与rs10757278的联系尚不清楚，有些科学家认为这些标记有可能与其他基因或未知的序列有关，或者说它们的存在仅仅是其他一些未知功能的指示符。

随着统计学数字的增加，rs10757278和其他位于第9号染色体上的心脏病标记得到了更好的理解，也比其他与常见病相关的单核苷酸多态性得到更好的证实。第9号染色体的心脏病标记与心脏病发作的关系已经在美国和欧洲数万例患者中得到证实。这也是斯蒂芬森让我多关照自己的原因之一。不过，我仍然怀疑这个单核苷酸多态性与我未来健康的关系。我还要多测些遗传标记才会真把这个当回事，更不要说每天开始吃他汀类药物了。

我没等多久下面的结果就出来了。这些结果也是deCODEme公司做的，不过不是卡里·斯蒂芬森通知我的，我是从该公司的这个网站“deCODEMe”新遗传测试网站上看到的，这个网站建立于2007底2008年初，那时公司峰起，DNA测试开始走出实验室，可以直接应用于任何健康人，如果他愿意送来一点DNA样本，或者说就是用棉花棒在口腔上颊擦一下，寄给公司，这里是deCODEMe，付985美元就行了。不过，deCODEeMe对我很慷慨，给我做的测试都是免费，开始做了20多种疾病的遗传因子，后来又做了更多。

我点击了“心肌梗塞——心脏病发作”一项了解我的测试结果，起初，我想不会有什么好消息。

结果让我大吃一惊。

我的“分数”只是0.81倍正常人的风险，也就是说我比大部分人得心脏病的风险都小。这个分数和卡里·斯蒂芬森几周前在电话里和我谈的大相径庭。随着我逐项阅读方便用户理解的有关风险因素网页，我认识到用来计算风险的这些单核苷酸多态性中，不包括斯蒂芬森告诉我的那个突出的标记 rs10757278。不过它的确包括另外一个也位于第9号染色体上标记群中的单核苷酸多态性 rs10116277。在 deCODEme 公司的研究中，这是与心脏病相关又有预测性的标记之一。对大部分人来说，不管他们有哪一个标记，他们还有相同的另一个。所以我有一个单核苷酸多态性的高风险的 GG，另一个标记也应该是 GG。但是我没有，我是个例外。我的 rs10116277 的位点是 GT。这样把我归于低风险之列，甚至更让我欣慰的是我还有另一个心脏病风险很低的标记：得病几率只有0.87。

怎么回事？我看着我的电脑显示器喃喃自语，我不明白完全取决于不同的单核苷酸多态性，我怎么一会儿是心脏病的高风险，一会儿又是低风险，或中等度的风险。

我看到结果时是旧金山的清晨，从家里看出去，隔着海湾我能看到对面蓝灰色的晨雾，淡淡地笼罩着奥克兰的山丘。这就是网上遗传学的现实：在一个孤独的清晨，意外的消息送到了你自己的电脑显示器上。在得知测序和其他结果时，我已经有了几次不小的震惊，但这次我并不是震惊，而是对我自相矛盾的结果而感到糊涂。怎么会是这样？

我的第一反应是与卡里·斯蒂芬森联系问问为什么。他的研究同事很快回复，把我带进一个更深奥的核苷酸、关联研究和统计学的世界。如马克·吐温所说：统计学真讨厌，希望它不全是谎言。

我的第一个问题是如果卡里·斯蒂芬森起初的单核苷酸多态性 rs10757278 很重要的话，为什么它不被包括在 deCODEme 公司的网站上。他的研究同事解释说是因为很简单的逻辑学。他们网站的用户用的是市场供应的陆米纳公司标准生物芯片，它只检测人类基因组突变标记的大约10%。单核苷酸多态性 rs10757278 并不包括在内，而陆米纳公司的生物芯片上包含网站上的单核苷酸多态性 rs10116277。

斯蒂芬森解释说这对大部分人来说无关紧要，因为他们这两个单核苷酸多态性结果相同。“但是您的结果却反常”，他说，“您属于这两个单核苷酸多态性测试结果不相同的一小部分人”。

“但是您让我相信哪一个结果？我到底是高风险还是低风险？”

他说起初的单核苷酸多态性 rs10757278 与心脏病有更强的相关性，所以我应该更相信那一个。“但是我们还不清楚怎么处理像您这样的人群”，就是怎么决定第 9 号染色体上标记群有反常基因型的人群的风险性。

“这一个能抵消那一个，或者，这一个比那一个强?”我问。

“问得好，但是我们目前还没有答案。”

让我感到更糊涂的是，我从其他遗传测试网站得到的有关心脏病风险的试验结果。我从 deCODEme 公司网站知道我的结果不久，我进入另一个用户直接测试的遗传测试公司纳维基因公司（Navigenics）网站，该公司位于加州旧金山南部的红木海岸。它的网站有两个单核苷酸多态性预测我高风险，与斯蒂芬森当初告诉我的差不多。其中之一是位于第 9 号染色体上标记群中的第 3 个标记。我这个标记是高风险，网站上测试的另一个基因的标记也是高风险。如果纳维基因公司准确的话，这两个标记的结果显示我比平常人得心脏病发作的风险高 62%，说不定哪天我会成为 865000 名美国心脏病患者之一，其中，大约 15800 人会死于心脏病，纳维基因公司网站是这样告诉人们的。这个数字可不乐观。

现在我有三个消息来源——deCODEme 遗传公司、deCODEme 公司网站、纳维基因公司网站，它们告诉我何时或是否突然死于心脏病发作的不同的可能性。之后不久，我又加了一家公司，23andMe 公司，一个网上遗传测试公司，部分由谷歌公司投资，由资深的技术总裁和顾问琳达·埃维和前投资银行家以及谷歌联合创始人瑟吉·布林的夫人安妮·沃西基共同创建。23andMe 公司（名字涵义为一个人体的 23 对染色体）提供我另一个有关心脏病的单核苷酸多态性的测试结果，也位于第 9 号染色体上。我的 23andMe 公司的试验结果预测我有中度风险，是平常人的 1.22 倍。

这些实实在在的来自 deCODEme 遗传公司和 3 个网上公司测试的结果表明我要么命中注定，要么不是，或介于两者之间。以上情况说明，这些网站必须很好地贯彻一些操作指南，这样遗传关联研究才能对某个个体产生真正的意义。下面的表格列出了来自卡里·斯蒂芬森起初的电话，和 3 个网上公司关于我心脏病发作的分数：

三个网上公司测试作者心脏病发作的风险性结果

基因	标记（单核苷酸多态性）	公司	作者的结果	风险性（高风险>1.5 倍为黑体）
CDKN2A/CDKN2B *	rs10757278	deCODEme 遗传公司	GG	**1.64**
CDKN2A/CDKN2B *	rs10116277	deCODEme 网站	GT	1
CELSR2/PSEC1	rs599839	deCODEme 网站	AG	0.86

续表

基因	标记（单核苷酸多态性）	公司	作者的结果	风险性（高风险＞1.5 倍为黑体）
CDKN2A/CDKN2B *	rs2383207	23andMe 公司	GG	1.22
MTHFD1L	rs6922269	23andMe 公司	AA	～1.2
CDKN2A/CDKN2B *	rs1333049	纳维基因公司	CC	**1.72**
MTHFD1L	rs6922269	纳维基因公司	AA	**1.53**

* 遗传标记和该基因的联系尚不确实

如果这些自相矛盾的结果还不够令人困惑的话，不久，deCODEme 公司的人告诉我的话，让我对弄清楚我发生大面积心肌梗塞高或低风险的探寻更皱眉头。原来遗传风险因素可以通过不止一种统计学方法来计算，三个网站用了不同的方法，所以结果大相径庭。

研究者们最常用的方法是"概率"，在遗传学上把带同样位点，比如说 GG 的正常人与有病的人相比较。这好像并不复杂，我现在常常听说"相对风险"，把带有高风险突变的人群（有过或没有心脏病发作的）除以测试总人数。

斯蒂芬森的同事们对这些统计学上的差别做了补充，修正了那个斯蒂芬森上次在电话里风风火火电告我的单核苷酸多态性的风险性报告。起初，报告我的变异有 1.64 的概率，不过，重新计算相对风险后，成了 1.26。但是，斯蒂芬森并不放弃他要我认真对待的坚定态度。不同方法算出的风险性使我对三个网站的结果感到糊涂，因为 deCODEme 公司网站使用"相对风险性"；23andMe 公司用一种名为"矫正概率"的方法，而纳维基因公司用一种概率计算方法，要用几页公式才能解释清楚。

"遗传学非常需要大家都公认的标准。"戴维・阿古斯说，他是纳维基因公司的联合创始人，也是洛杉矶市雪松西奈医学中心的肿瘤学家。当我这本书即将完稿时，这些公司开始会谈，协商能否达成一些大纲。美国卫生部、人力部、国会以及一些州卫生厅，也在探索怎样把报告结果标准化，以及保证准确性和精确性。

我又给斯蒂芬森打电话，问他用来给我计算 rs10757278 的两种统计（可恶的统计）方法，哪种更可信？我应该相信 1.64 的概率还是 1.26 的相对风险性？斯蒂芬森说他的科学家和统计学家认为对一个个体，与每一个试验的人群都相比较所产生的结果，即相对风险性，更有意义。我问纳维基因公司的一个遗传顾问卡里・卡普兰，她也同意这个观点，不过她说既然大部分单核苷酸多态性研究使用概率，她的公司也打算采用。"我们想和原始资料保持一致，"她表示。

此后不久，我又听说还有两种风险计算方法。第一个是“绝对风险性”，这个数字表示我们一生得某种病的概率，基于人群中每个人的平均风险，以及加上或减去个体的风险因素。例如，根据纳维基因公司资料，仅仅凭我是白人、男性、生活在北美或欧洲，就有49%的可能性得心脏病。这是我的基础风险。加上个体风险因素，比如我的单核苷酸多态性测试结果，我的风险性增加、减少或不变。第二个是“一生风险性”，把我平均风险的许多因素归为一个数字：多项单核苷酸多态性结果、饮食习惯、年龄、抽烟与否、体重，等等。种族也非常重要，因为许多疾病或特征在不同的人群发生率高低不同（冰岛人的蓝眼睛，非洲人的镰刀状细胞性贫血，高加索人的囊肿性纤维化症）。

23andMe公司、deCODEme公司和纳维基因公司网站都给客户提供一生风险性测试。不过，他们不是仅按标准做判断，也侧重于测试的单核苷酸多态性结果。所有这些网站计算时都考虑性别，有些还包括其他因素，比如年龄和种族。迄今为止，尚没有公司询问医学病史，比如体重或抽烟史，来作为计算因素，不过公司正在考虑加入这些内容。

下面是我从这三个公司测试所得到的心脏病发作的一生风险性，用我一生中因心脏病而死去的百分比来表示，这些结果当然反映了我单核苷酸多态性的高、中和低风险的结果。

心脏病发作的一生风险性

deCODEme公司	42%概率
纳维基因公司	60%概率
23andMe公司	29.9%概率

如果这些令您迷惑不解，其他人也与您有同样的感受。“公众不大理解这种概率，”美国国家卫生研究院的家庭医生格雷格·费罗说：“而且大部分医生也不明白，他们不理解概率、相对风险和绝对风险的不同，我也不好说我自己就完全懂。”

好吧，既然这样，我想既然弄不懂我的分数，不管我是否明白或认真对待，我把结果拿给专家看。

我先找了哈佛大学的戴维·阿特休尔，他是一位遗传学专家，对用遗传关联研究的方法来决定一个人的医学未来提出质疑。他把这比作占卜用的纸牌或算命术，说两者用处和本质是相同的。“您的心脏病发作的预测就是这些信息不可信的一个好例子，”他说。

不过，当我提及第9号染色体上的rs10757278，他有不同的建议。“这个已经被多个研究证实。尽管我们不明白它的功能，甚至不知道它与什么基因相关联，您有这个标记的确表明您有心脏病发作的风险，许多人因心脏病发作而死亡，所以要认真对待。同时，您也可以通过有效地调整而预防心脏病发作。所以这个有些用途，也有真实性”。

在一封电子邮件里，我的内科医生乔希·阿德勒对我的矛盾结果感到吃惊。他并没说“我告诉您会这样”，但他表示我遗传学测试的结果，一点也不会改变他在我开始“实验人”项目时对我体检后所做的预后判断。他认为我不应该吃他汀类药物，而建议我想办法降低胆固醇，少吃腊肉，在办公室停喝半脂牛奶，改喝脱脂牛奶。

卡里·斯蒂芬森和其他公司测试我的DNA的结果并不仅仅限于心肌梗塞。也许最令人关注的结果和我在为《连线》杂志撰稿时所做的测试结果一致：我并没有什么可怕的遗传标记，而只是有一些尚无定论的心脏病标记。对于像活到我这个岁数的健康人，情形往往类似：不再担心什么遗传，或者说提到遗传，并不在乎，只是耸耸肩而已。下面的表格列举了一些遗传风险因素，这些是通过测试成千上万的病例后多方研究而总结出来的，并不仅限于23andMe公司、deCODEme公司和纳维基因公司。

作者的遗传测试结果

疾病	基因	标记（单核苷酸多态性）	作者的结果	风险（高风险为黑体）
哮喘	ORMDL3	rs7216389	CC	0.69
	PLEKHA1/ARMS2/Htral	rs932275	GG	0.68
	TNRC9/TOX3	rs3803662	TT	1.42
	CDKAL1	rs7756992	AG	1.21
银屑癣	HLA - Cw6	rs10484554	CC	0.85
	IL12b	rs3212227	AA	1.13
	IL23r	rs11209026	GG	1.05
风湿性关节炎		rs6679677	CC	1
		rs6457617	CT	**2.36**
		rs11203367	TT	**2.1**
	HLA - DRB1	rs660895	AA	0.42
	PTPN22	rs2476601	GG	0.89
	STAT4	rs7574865	GG	0.87
	TRAF1 - C5	rs3761847	AA	0.78
	RA	rs2327832	AA	1.04

我的单核苷酸多态性分数提示我对这些疾病处于一个正常或偏低的风险，不

过我有两个单核苷酸多态性使我分别对哮喘和风湿性关节炎有中度增高的风险。我奶奶得过很严重的关节炎，不过她是一个有苏格兰和英格兰血统的坚忍克己的中西部人，她从不叫苦。我还没有得关节炎，要得了我会告诉您，我只是希望到时候能像我奶奶一样坚强。

潜在致病风险因素的研究比影响行为和情感的基因的研究更为透彻。例如，我有一个位于 DRD4 基因上的单核苷酸多态性，显示我比正常人更可能寻求新奇的事物。任何了解我的人或读这本书的人，都不会对这个结论感到吃惊。不过这个资料来自小样本研究，有待更进一步证实。我没有对酒精上瘾的单核苷酸多态性，但是我带有一个单核苷酸多态性让我容易注意力不集中或活动过度。这些资料也来自小样本研究，有待更进一步证实，可能对我并没有什么实际意义。

我有一些单核苷酸多态性，显示我得Ⅱ型糖尿病、前列腺癌或结肠癌的风险比正常人稍高。我还有一个位于 CILP 基因上的单核苷酸多态性，它与腰上的胶原形成有关。和许多北美人一样，我有一个多态性让我易得腰痛病，这也许能解释我 1995 年得过的椎间盘突出症。我常常推测由于我常年骑自行车、做运动、又对坐站姿不留意，或拿重物不小心，所以伤了第五腰椎。此外，我还有冠状倾向行为（A 型行为），已知能引起腰部受损。

想想椎间盘突出症是源于基因，而不是我自己不注意保护腰部而引起，至少，也是基因和腰部受损两方面的原因，我心里感到些安慰。我还想，如果我知道自己容易得腰病，我可能会更小心。但事实上，知道了这些我仍然旧习不改。即使我有几次因为突发性腰痛而不得不卧床一两天，我还是不改。直到有两次我的椎间盘肿胀压迫了我左腿的坐骨神经，让我走路都跛了，我才最终意识到我不是铁打的，需要认真关注我的健康。我定期理疗几个月，恢复得很好，不过我还要常做伸展运动，小心对待我的背部，要不然椎间盘就让我疼得厉害，让我不得不停下正干的事！

两兄弟的故事

在我 6 岁，我弟弟 5 岁时，我妈妈和我们一起拍下这张照片。她喜欢给两个儿子穿戴相同，一直到我们长到 9 岁或 10 岁，我们都感觉不好意思了。这张照片里，我们穿着带帽的绿外套、咖啡色的牛仔裤和牛仔靴，站在密苏里州的堪萨斯城外，我父亲的家族已经在那里居住了五代。唐和我都是淡黄色头发，留短平头，瘦瘦的，胳膊细，身材纤弱。那是一个秋天，寒冷的秋风扫着落叶。我妈妈今年已经 75 岁了，那时刚三十出头，金发，高挑，她曾是一个模特，长得很像玛丽莲·梦露。即使人们不知道有关这张照片的详情，也能看出我们有相同的基因：母亲和两个儿子。

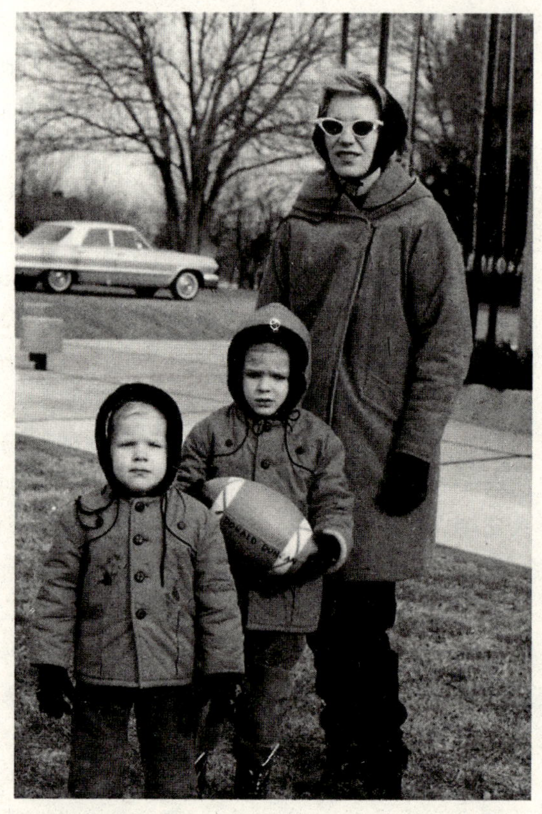

左起：唐纳德、作者和母亲帕特里夏·邓肯，1964年摄于堪萨斯市。

但是，在我们体内，几乎每个细胞，我弟弟唐和我至少有一个父亲和母亲传下来的细微的差别，让两个穿戴一样的兄弟事实上很不相同。我们中的一个享受健康和完整的生活，另一个却有残疾，这种差别几乎肯定来自我们的基因变异，让他是唐，而我是戴维，这大约60亿个A、T、G和C们组成DNA，造就我们是人类、兄弟和我母亲的儿子。如您所知，基因上一个字母的差别，我弟弟是A，我是T，意味着得病或健康，或眼睛是蓝色的还是棕色的。其他类型的基因缺陷包括多余的假基因DNA、插入、重复或者必需基因的缺失。

大部分疾病或特征，除个别少见病外，都有共同的可预测的遗传性，有家族性。例如，我父亲的家族有红头发。他奶奶有亮亮的红头发，他姐姐(我姑妈)和姑妈的女儿(我表姐)也有。我父亲已经77岁，头发现在大部分都白了，过去是棕红色，这种混合从遗传测试得到证实，表明他有63.87%的可能性是红头发，22.85%是棕色头发，13.28%是金发。因为我父亲的红头发基因位于他单个的X染色体上，父亲只传给儿子Y染色体，他不会把红头发传给我或弟弟。这就是为什么我和唐的遗传测试结果每个人只有1%的可能性是红头发，大约25%～75%机会是棕色或金色头发。很准，我没有一丝红头发，唐的头发有一点赤褐色，这种颜色的头发可能来自他体内其他遗传因素。

我父母亲当然还是无意地传给了唐遗传信息，让唐得了一种罕见的病，我们怀疑是成骨发育不全症(osteogenesis imperfecta)，又称脆骨症。这种病让他的骨头在中年时就像老态龙钟的人一样脆弱。症状很罕见，直到最近，家里人都没想到他的病是基因引起的。我家两边的女性，包括我母亲，都有严重的骨质疏松症，但家里的男性，即使上了年纪，也都没有脆骨症。

这样，在一个很健康的家族中，唐究竟怎么得了这种病成了一个谜。我们寻找答案时，感觉遗传学有时很明确地解释我们内在的东西，以及我们为什么是我们，但它也让我们迷惑不解，好像找到出口了，却发现又是死胡同。

我们那时还没有意识到，其实早在1964年那个寒冷的秋天就已经有线索了。那时我像所有哥哥一样，欺负小弟弟。我和唐在我家附近玩翘翘板时，我突然下了翘翘板，唐一下子被抛到空中。没有我在另一边平衡，他摔到了地上，摔断了脚踝。他疼得大叫，我母亲气坏了。那天晚上，我被父亲很很地训了一通，后来，家里的家长我奶奶也教训了我。

我们都认为这只是小孩子常见的磕磕碰碰。但是唐经常骨折。虽不是每时每刻，但我家人也很挂心。像世界上许多人一样，我家人几乎对遗传学没有任何概念，认为我弟弟是“容易出事儿”。他童年时手腕和脚踝骨折；青年时，他有更严重的骨折。最严重的一次是他大学最后一年的夏天里，一场暴雨过后，华盛顿特区的街道很滑。他骑自行车做急转弯时失了控，重重地摔在水泥马路沿上，摔断了连接骨盆的股骨头。他21岁时就不得不用一个4英寸长的钢钉来固定他的腿。

唐是一个有天赋的摄影家，伤病恢复后，受聘于缅因州的鲍登学院。我大学刚毕业，他和我一道骑自行车周游世界(这次旅行是我另一本书《骑向地球的终端》的主题)，他在这次旅行中两次骨折。此后，他自己开了照相馆，也和他大学时期的恋人结了婚。在他婚礼上，唐因骨折而一瘸一拐地拄着拐杖走向礼堂。这并没有让唐停止他的一项爱好：深入缅因州的乡村拍摄大画面的瀑布、小溪、树木和山川，用许多安塞尔·亚当斯和其保护人保罗·卡波尼格罗的摄影技术拍出美轮美奂的黑白照片。卡波尼格罗是著名的缅因摄影学院教师，唐在大学毕业后在那里修课。我记得唐坐在一辆旧沃尔沃车里，车厢改成了一个野外暗房，车顶上装满了他野营的东西，有照相机、镜头、三角架和其他设备。每年，唐的作品在新英格兰和其他地区的许多博物馆和画廊中展出。添了两个女儿也没耽误他，他拍照片时就把她们带上，他喜欢给女儿们拍照片。

唐30多岁时，发现他的脚走远路或站久了会酸痛。他那时总是因为股部的伤而感到疼痛。从那时起，唐的幽默感不如从前，他变得沉默寡言，有时甚至忧郁。

“从1998年5月开始”，唐回忆道，“那时我因疼痛而影响走路。”1999年，他39岁，换了髋骨，可仍然常常疼痛，部分是由于人工髋骨的金属接头引起接口处的骨头裂开，因为时间久了骨头变脆。担任鲍登学院管理员和摄影家的我弟弟唐变得越来越脆弱。他不再拍照片，有一段时间，他不吃止痛片时情绪会不稳定。最终，他再也不能走路了。我退休的父母住在缅因州，离唐和他妻子以及两个女儿不远，不知道该怎么办。他们不明白我弟弟的情况可能是他不能左右的，我们都很奇怪为什么这么年轻有才华的一个人怎么会自闭。

在这段时间里，我继续过着完整的家庭和工作生活。我先住在马里兰州，后来搬到旧金山。我抚养我的子女，出差到世界各地，有空就骑骑自行车锻炼。我四十多岁时，发生了我一生唯一一次骨折：跑步时摔倒，手腕骨折了。

唐继续骨折。2002年，他在冰上滑倒，又把髋骨摔坏了。因骨茬还在里面，所以更痛。他去看了一位专家，检查了他髋骨的密度。这种试验用一种专门的X光拍下患者的髋骨和脊椎下部，然后用计算机算出骨密度。他的医生认为唐不需要作这个检查，他说从统计学上讲，他这个年龄的男性都没有明显的骨质疏松。但结果出人意料：唐的骨头既薄弱又易碎。那时，我已经感兴趣写有关遗传方面的文章，马上想到一个或多个基因可能是罪魁祸首。

唐经历了一段对自己疾病愤怒的时期，这很正常。现在，他不再唠叨他遗传上的坏运气。“我怀念摄影，”他叹息着说：“我怀念能正常做事的日子，比如和我孩子们玩而不会担心自己受伤”。

当我着手“实验人”项目时，我很大程度上是作为一个记者来记述科学。但是我也想做些研究，来查找我弟弟的病有没有遗传因素。我找到了骨遗传学专家和骨科医生彼得·拜尔斯。他在西雅图华盛顿大学的实验室工作，研究两个用来制造胶原的基因——COL1A1和COL1A2。这两种蛋白质让皮肤结实有弹性，也让骨头强健和有弹性。拜尔斯说骨里的胶原就像墙和柱子里加固水泥的钢筋。“骨头像水泥一样易脆”，拜尔斯说：“它需要胶原把它连在一起来打弯。”COL1A1和COL1A2基因突变引起胶原异常，是脆骨症的罪魁祸首。

大约1/12000的人会得这种病，是由于基因突变影响机体不能正常生产一型胶原而造成。最严重的病例在胎儿时期就因多发性骨折而在宫内夭折。有些人症状轻微，不影响正常生活。大部分患者眼白上都有一个蓝点。您仔细看名人的照片就能看出哪个名人也患脆骨症，比如已故的爵士钢琴家迈克尔·彼得鲁奇亚尼，和英国BBC电视台《办公室》节目中饰演布伦达的朱莉·费尔南德斯。

一般来说，这种病有家族性。这也是为什么唐的病是个谜的部分原因。我家两边的女性，包括我母亲，在老年时都有严重的骨质疏松症，但没有脆骨症，尽管两种病的症状可能相似。两者都引起骨密度降低，骨脆性增加，非常容易骨折。

也许我母亲有轻度脆骨症？或者说这种病只单发于我弟弟，由一种叫做“新发性基因突变”引起？彼得·拜尔斯告诉我这已经见于一些脆骨症患者,原因尚不清。

去年夏天,拜尔斯同意给我和唐测序 COL1A1 和 COL1A2 基因。不久，唐在缅因州，我在旧金山，分别都抽了血液样本，送到华盛顿大学做检查。

那是西雅图的一个早晨,晚秋的空气很潮湿，我拜访拜尔斯来取我们的检查结果。我们计划与在缅因州的唐举行电话会议。我们见面前通了电话，拜尔斯显得很匆忙,“我看患者也看碱基,”他说:他是努力又做医生又搞研究的双料科学家之一。

不过我们见面后，他的匆忙不见了，而代之以由于唐的病例所带来挑战的兴奋。64 岁的拜尔斯长着稀疏的白发,戴一副无边眼镜，周围是一摞摞的论文和奖品，有的做了压书条。“我认为我们发现了一些东西,”他说，“但我让您看会有些紧张，因为结果还没有被查证，有可能有错。”

他首先解释他们在找什么。像许多抽我血做的遗传学测试一样，他的实验室把白血细胞分离出来，提取 DNA，然后做一种叫做“聚合酶链反应(PCR)”的程序,这种技术可以把 DNA 和其他分子指数性地扩增几百万倍,使研究者获得足够的 DNA 来检测。在 1983 年 PCR 发明之前,遗传学家由于自然存在的遗传材料不足很受限制。COL1A1 是位于第 17 号染色体上的一个很长的基因，拜尔斯说，超过 18000 个碱基长(基因长度由几十个到数万个碱基不等)。拜尔斯的实验室首先对我们的样本测了两个基因上的 17 个标记,来检测突变可能引起脆骨症的概貌。

“我们没有对整个基因测序,”拜尔斯解释说:“大部分是非编码性的基因沙漠区。”然后他们“放大”特定的区域,对数十个碱基对测序来绘制更详细的图谱。就好像在谷歌地图上的清晰度，拉近了详细看街道、小河和公园一样。

“我们在您和您弟弟的 DNA 的一条或两条链上找 COL1A1 基因的突变。”他在纸上画了一个熟悉的双链 DNA,旁边画了一段骨,解释说骨细胞是三链型:三条胶原相互交汇使骨头又强壮又有弹性。他转到他的电脑显示屏,结果开始出现在屏幕上，显示一个突变调查 3.0 的软件。他给我看一系列的核苷字母整齐地排着队,光标线在每一个碱基上蜿蜒地上下运行,软件在寻找突变，像测谎器上的细纹，只是这些图片代表着基因编码的氨基酸。

“这些是唐的结果,”拜尔斯说：“您的结果正常。”他再往下翻页,“这里,”他说,指着一个红色标记的序列,“就是这里序列错了。”

“是什么呢?”我问。

“一个位点有缺失,”在我们每个人都携带的两个 DNA 链中之一。两个 DNA 链,一个来自我们的父亲,另一个来自母亲。他又拿出铅笔和纸来，“这是尖端科技”,他笑着说。拜尔斯在纸上画了 29 个点，说这是正常 COL1A1 基因的序列。

他然后又画了一些点，画到一半，停住了。“在一条链中有一段缺失了，另一条链还正常。所以这两条链不重和，一个比另一个短。”

“就好像让两排 29 个人排队，从一队中去掉第 3 个人”，我接着说，“重新组成的第二条队只有 28 个人，而不是 29 个。”

他说他们还没有见过这种缺失，不过他们发现的脆骨症患者有各种各样的基因缺失。在拜尔斯测试的 1000 例患者中，他的实验室发现 335 种不同的突变，有许多变异。“我们认为许多种类型的突变可导致脆骨症，”他说。这与许多其他遗传因素占主导作用的疾病不大相同，这些疾病在人基因组中同一个位点总有一个共同的单核苷酸多态性。他说：“比如说镰刀形红细胞贫血症，您可以在整个人群中测试一个单核苷酸多态性，然后判断他们是否携带致病基因。对胶原来讲，您不得不测序，没有单个标记可以肯定或排除。如果这就是我们的发现，唐可能是唯一携带这种突变的患者。”

拜尔斯给在缅因州的唐拨了电话，通话中他简短地问了病史。

“您曾经骨折过几次？”

“总共 15 到 20 次，”唐说。不过我有点不相信。我知道的至少有 12 次，他还有其他骨折，不过我没有打断他。

拜尔斯还问了唐的骨密度，唐告诉他 X 光测定他髋骨和脊椎中钙和其他矿物质的分数。唐告诉他自己试过常规治疗，也用过正在试验中的药物，但都无效。

拜尔斯向他解释他的试验室对唐的 DNA 所做的检测：“我们从您和戴维的血液样本中提取 DNA，测试与胶原有关的基因。我们测试戴维没发现任何异常。您的 DNA 有问题。我们正在重复这个试验，如果结果正确，您的基因有一段缺失，可能会引起您的胶原不能正常合成。这个结果需要一周来证实。如果无误，就解释了您为什么会有骨质疏松。这有遗传性，是一种脆骨症。”

“我已经知道我有脆骨症，不是家族性的，”唐说：“我以前没有做过 DNA 检查，因为它不能帮助我的治疗。从我的角度出发，我更感兴趣的是能做什么而不是‘为什么’。”

“这也是我们研究它的原因，看能不能研发新疗法，”拜尔斯说：“我们要更好地了解该病，这样我们才能开发新药和疗法。”

“我问一个小问题，”唐说，“咖啡会影响骨质疏松吗？”

“我们不清楚。我们唯一肯定的环境因素是重力。宇航员只有活动时才会失去骨密度，卧床不起的人也是同样。我们是生就的负重生物，骨就是用来承重的”。

和拜尔斯道了别，我在去机场的路上，给唐打电话。他说结果是有趣，但实际上帮不上什么忙。“我在找能治疗我的办法。”他听起来很疲倦。

我理解我的小弟弟。这就像又看了一个专家，还没有告诉他，他真正想要可已经不敢再想的东西。他想把疼止住，和他女儿们在家里玩，带上相机到陡峭的山脉上近距离拍摄秋天红叶的叶脉，或去溜冰，摔一下也就是紫一块而已。

几天后，很遗憾，这个好像是我家谜团的答案被来自彼得·拜尔斯的一封电子邮件推翻了。他告诉我们起初发现的异常在随后的试验中未得到重复验证。唐和我有不同的单核苷酸多态性，但这些不足以解释我们之间骨上的差别。他在邮件中这样解释说：

亲爱的戴维：

您还记得我们关注唐纳德的一段序列。在我们的讨论中，我说过让您看这些资料我感到不安，因为还没有完成。现在结果出来了，以我们的经验看，那段异常序列是假象(假阳性)。我们重复放大他的DNA，还做了一系列试验来检测原始样本，结果我们发现这段序列有罕见的假象。我想这是个教训，这次我们没证实。以后我们讨论时一定要证实每个突变。

因此，现在你们两个一型胶原基因最后的检测结果都正常。从单核苷酸多态性上来看，我们得出结论你们遗传了父母亲不同的基因。我用红色标出了你们的不同的序列位置，这些不能简单地用重组来解释。

祝好！

彼得

“我有点尴尬，”彼得·拜尔斯在电话中说，“有时会这样，但很少。”他说很可能做PCR时有小失误。众所周知，PCR在克隆像COL1A1这样的大基因片段时不够细致。

我问他还能有什么原因引起唐的疾病。他说还有其他基因引起骨质疏松，但都不能提供一个答案。“我认为与许多基因相关，”他告诉我，“像糖尿病一样，也许有几十个或几百个。”也有一种可能性，唐是唯一得他这种病的人，他这种脆骨症的患者只有他自己。

拜尔斯问唐，他女儿们有没有骨折史，唐说没有。我们希望一直这样，尽管我们都担心病也许已经传给了孩子们。这种可能性足以让我们继续寻找一个解释。

唐体内的遗传密码哪里出了毛病仍然是个谜。不过，这些经历让我认识到从前不曾明白的东西。如马克·吐温的名言：“我们不太关注有关我们自己的事实。”唐的病有些动摇了我们家族笃信我们有健康长寿生活的信念。50年的生活中，那种我家人人都是健康典范的观念，已在我心里根深蒂固，我也许不会不死，但死亡不是我考虑的内容。现在我不得不重新考虑这些，不仅为我弟弟，还为我自己和我的孩子。

我有时沉思默想很久，以前照片中的两个小男孩为什么以后这么不同。为什么我健康，可我弟弟不是？我还想知道如果他出生时已可以做遗传测试，我弟弟和家人会有什么样的反应。毫无疑问，如果怀疑他有病，我父母亲会待他很不相同。事实上，因为我们的疏忽，唐有了头35年的正常生活，在国外骑自行车、探索缅因州的森林，等等。

还有唐的女儿们，她们应该做测试吗？我们想不想知道一种不可能治愈且有可能影响我们将来生活观念的疾病？随着科学揭示深藏于我们的基因、脑子和身体内的秘密，我们都面对着这些问题。

我的基因族谱(母亲、父亲、弟弟和女儿)

1993年，我86岁的祖母从一个意外的手术中醒来，这次手术使她一年一度和她89岁的丈夫比尔到墨西哥马撒特林的旅行泡了汤。她70岁时在教堂嫁给这个高个子、喜欢社交和年轻(在他的年龄)有朝气的男人。他的前妻和我祖父一样，几年前死了。这个曾经非常健康的女士生于20世纪初，她还记得电灯、汽车和收音机初次出现在家乡堪萨斯的情形。几天前，她病了。她的医生给她检查，发现她患了进行性卵巢癌。数年前，外科医生已把她的卵巢切除了，但是很显然，少量卵巢组织仍存在，几个恶性细胞开始无限度地扩增。

即使80多岁了，奶奶仍然是我们家庭的中心。她是一个年轻的八旬老人，总是参加玫瑰协会和其他市里、教会或妇女组织的会议。她是个明事理的女性，有时会严厉，但很爱笑。我喜欢找她，甚至和她商量我不愿告诉父母的事情：女朋友、学校，以及工作上的恐惧和焦虑。

这是她第二次得癌症。30年前，我还是个小男孩时，她被诊断为乳腺癌。她的乳房切除了，不过我并不记得她曾生过病。上世纪60年代人们不怎么谈论这些事情。我唯一记得的是她胳膊有时会水肿。他们也一定切除了她腋下的淋巴结。她战胜了癌症，常到幸存者的会议上发言，这些都是我以后才知道的。

奶奶卵巢手术后的那天晚上，我接到了她的电话。那时，我生活在巴尔的摩，计划次日早晨就飞回堪萨斯市的家中去看她。她声音很微弱但清晰，她说很累，麻醉后有点头晕，但她说想和我说些重要的事情，因为我是长孙。“我一直都记得你出生的那一天，是一件多么美好的事情。”她在《堪萨斯市之星》报上登过一个首页故事，记叙了我的出生，和她初次当奶奶的感受(那天可能没什么重要新闻)。首页标题是“盼望着第一个孙子的话”。那张报纸登了她51岁的照片，她看起来就像35岁，黑头发，眼睛里充满自信，美丽又健康。

“你要光宗耀祖，”她虚弱地说。我的苏格兰-美国祖父用过“宗族”这个苏格兰术语描述我的家族。我不能全部听清她的话，但我向她保证我一定做到。我告诉她，我明天就到医院去看她。我万万没想到这是她最后一次和家人说话。比尔那时在医院陪伴她，后来他告诉我，打完电话，她就睡了。她再也没醒过来，昏迷了几天后去世了。

我奶奶的癌症很可能有明显的遗传因素，因为患乳腺癌又患卵巢癌的妇女常常有 BRCA1 和 BRCA2 基因的突变。BRCA 基因是“抑制肿瘤”的，正常情况下调节细胞增长，确保细胞正常分裂，不要增长太快，不然就会失控生癌。BRCA2 还帮助修复由于紫外线、放射线和其他环境因素引起的 DNA 损伤。这两个基因的突变引起大约 5%～10%的新发现乳腺癌病例，或大约 20 万例中的 1 万病例，以及 15%的卵巢癌病例。测试阳性不意味着一定得乳腺癌，但是，取决于不同的突变类型，女性携带者有 33%～50%的可能性在 50 岁之前会得乳腺癌，相比之下，不带基因只有 2%的可能性。概率随年龄增加，携带者有 56%～87%的可能会得乳腺癌，而相比之下，不带基因只有 7%的可能性。

当我计划写这本书时，发现我家有乳腺癌家族史，我仔细考虑测试我家人十几种疾病，包括乳腺癌。我和父母亲、弟弟商量测试事宜，尽管男性们像我父亲、弟弟和我的风险会很低，我们谈论了乳腺癌在我家的家族史。我母亲的家族没有病史，但是我女儿丹妮呢？她是否应该做测试？她 20 岁，是苏格兰圣安得鲁大学的新生，也是一位皮划艇运动爱好者。她像她母亲一样金发，苗条，热爱动物和自然。她打算做海洋生物学家。丹妮很热心参与“实验人”项目。

“爸爸，我决定了，”她人在苏格兰，和我在视频(用网络在计算机上的互动录像)对话中对我说。她看起来青春洋溢，她的金发衬托出瘦削的邓肯式的脸庞，和塌鼻梁粗眉。“是我的基因，不管是什么，我想知道。”

“嗯，可以，但是……”我吱吱唔唔地说，不愿说出我的真实想法：她还是我的小女儿，我要保护她。当然遗传学上是不可能的。如果她携带某种疾病，比如说乳腺癌的高风险，在遗传上，我要负责任，可我什么也做不了。在显示屏上看着她，我想起幼小的她，也有和此时同样执拗的表情。

“但是，没什么，”她说：“没理由不让我测试。我要从事生物工作，我正学遗传学。”

“要是发现什么毛病怎么办?”我说，想着奶奶的病。“它也许改变你。特别是我做的大部分测试都用处不太。你可能有很小的风险因素，没道理让你害怕。”

“对您也是这样呀。”

“我年纪大了。”我坦承。

“告诉我该做什么。”

我又推逶了一会儿。但她下回探家时，乔希·阿德勒准许她抽了血，寄到冰岛的 deCODEme 遗传公司。在那里，卡里·斯蒂芬森的实验室用伊勒米纳公司的人基因型 330 芯片测试她的 DNA，后来又做了伊勒米纳公司的一百万单核苷酸多态性芯片测试。

在丹妮的血液样本寄到雷克雅未克时，我已经知道我与乳腺癌有关决定风险性的部分单核苷酸多态性的结果。我首先在deCODEme公司和23andMe公司网站“我”网页上检查我的结果，找到他们为我测试的遗传标记显示低风险，我长出了一口气。但是，这些网站只做部分已知的乳腺癌标记测试。

为了寻找更详尽的遗传标记，我查阅了SNPedia，这是一个百科全书性质的网站，上面有方便用户使用的数万个单核苷酸多态性的信息，其中有几十个与乳腺癌相关。任何人都可以为网站提供资料，但网站管理人员要求所提供的信息需要用标准的模版，尽管可以是小样本研究或尚未被重复或证实的，有关单核苷酸多态性和疾病与其他特征的资料是在同行评审的杂志上发表的。

我在那个网站上查到的第一个有关乳腺癌的单核苷酸多态性是一个罕见的位于17号染色体上的标记，见于测试的1/20的英国妇女(没测试过男性)。受试的3000位妇女的风险性是GG正常，而AG有1.72倍的风险。我是AG，所以我是高风险。但这还不是最糟糕的消息。同样由伦敦癌症研究所所做的研究，还分析了25个单核苷酸多态性，包括BRCA基因。多基因分析表明如果我是妇女的话，我的乳腺癌风险是正常人的8倍。

我一下子屏住呼吸，极度担心我是不是已经把这些传给女儿了。

几周后，我得到了伊勒米纳芯片单核苷酸多态性测试全家的结果。不出所料，我女儿和我都有那个伦敦癌症研究所发现的标记。我父亲也有，可能是我奶奶传给他的。我弟弟是阴性，不过我母亲有另一个不同的位于BRCA2上的标记，提示她有比正常人高的风险，她的家族并无乳腺癌家族史。我没办法让我女儿做25个单核苷酸多态性的测试，因为其中多数单核苷酸多态性不包括在她测试所用的伊勒米纳常规芯片里，不过她这个有关乳腺癌的和另外一个位于BRCA2上的单核苷酸多态性阳性，促使我做进一步的调查。

我发现自己和无数人一样，有携带一种可怕疾病基因的可能，或像我一样，家人有高风险而可能受疾病折磨的可能。尽管只有一两个单核苷酸多态性有确定性，但这些足以让我考虑位于犹他州的麦利亚德遗传公司所做的一项有专利又昂贵的测试，该公司给BRCA1和BRCA2基因测序，此项测试被认为是最有效的基因组测试之一。

麦利亚德公司的乳腺癌测试是开始最早对常见病的遗传测试的严肃商业化活动。追溯到1990年初，加州伯克利大学的科学家给BRCA1在人类基因组上定了位，犹他大学的研究者成功地克隆(复制)了这个基因。1994年，麦利亚德公司、犹他大学和美国卫生部共同申请了该测试的专利。1996年，麦利亚德公司开始提供该项测试。自那时起，一百多万人，大部分是妇女，已经陆续做了更详细的BRCA1以及另一个1995年研制成功的BRCA2测试。

因为决定做麦利亚德公司的乳腺癌测试，我有机会和由瑞安·费伦创建的一个公司合作。她是一位早期网上保健创始人,后来也创建了网上遗传测试公司DNA 面对面公司(DNA Direct),它与 23andMe 公司不同,提供严肃的医学诊断测试,包括麦利亚德公司的乳腺癌评估。费伦和她丈夫斯图尔特·布兰德住在旧金山湾区一个装修过的拖船(大约制造于 1912 年)上,斯图尔特创建了久现基金会,一个未来主义者协会,1970 年出版了富有传奇色彩的《地球目录》。DNA 面对面公司的办公室也在湾区,旧金山市区内,离渡轮大楼不远。一天早晨,我去拜访费伦和公司临床部的副总裁特里·布朗,询问做 BRCA1 和 BRCA2 测试的事宜,以及是否能够免去 3456 美元的费用来把两个基因全部测序。(2008 年"DNA 面对面"公司提供一个便宜但不那么精确的麦利亚德公司的乳腺癌测试,费用为 620 美元)。

他们同意了,但特里·布朗要我给出充分的理由来做这项测试。DNA 面对面公司不拒绝任何人,但不鼓励人们做测试,如果没有家族史或其他明显的医疗需要。我在去 DNA 面对面公司之前,在网上查询了我是否有乳腺癌测试的指征。根据网站上的信息,有下述病史或家族史的人应做测试:

50 岁之前患乳腺癌
任何年龄患卵巢癌
两个乳房都患乳腺癌
同一人既患乳腺癌又患卵巢癌
男性患乳腺癌
德系犹太人血统

我奶奶既患乳腺癌又患卵巢癌让我和女儿符合至少两条标准,布朗认为。不过我女儿已经隔了两代。我问布朗她是否认为我们应该测试,布朗建议我先做测试。如果我是阳性,那么丹妮也应该测试。"大部分做测试的人都是阴性",布朗说。她在试验过程中给我提供私人咨询。费伦还补充说这个基因测试阴性并不等于该人不得乳腺癌。

我们在湾区会面后不久,一个有蓝色字母的白盒子寄到我家:麦利亚德公司BRCA 测试。我带着盒子到一个抽血中心抽了血,他们把一小管血液样本快寄到犹他州的麦利亚德公司,然后就是等待。

几周后,布郎打电话说麦利亚德公司的测试已经有结果了。她的声音低沉,又停顿了一下,我有点担心:难道是阳性? 不是,她说,"是阴性"。几分钟后,她传真给我麦利亚德公司的报告,上面有大大的字:"**没发现突变**"。

在一个电子邮件链接的 DNA 面对面公司网页上,我得到一份公司的正式报告,有几页信息,如果我想通知他我测试结果的话,还有一封给我医生准备的信。从几页报告中,摘录如下:

戴维的 BRCA 测序报告

您的测试结果

您已经被测试了一种称为家族性乳腺癌和卵巢癌(HBOC)的遗传病。您所做的测试被称为 BRCA1 和 BRCA2 测序,是检查与家族性乳腺癌和卵巢癌相关的 BRCA1 和 BRCA2 基因。建议您做这项检查是因为您奶奶有乳腺癌和卵巢癌,您还在基因组芯片分析上显示几个 BRCA 单核苷酸多态性测试阳性。本报告没有涉及有关基因组芯片分析和单核苷酸多态性的详细资料,但是如果您需要,DNA 面对面公司会很高兴提供。

您的测试是阴性。您没有已知的 BRCA1 和 BRCA2 基因上的致病突变。

您确实有几个多态性,是应专门请求才发的报告。实验室认为这些多态性是 BRCA1 和 BRCA2 基因上的良性(非致病性)改变。它们不增加家族性乳腺癌和卵巢癌的风险,所以它们不包括在常规实验报告中。这些多态性包括:

BRCA1 Q356R
BRCA2 N372H (rs144848)
BRCA2 K1132K (rs1801406)
BRCA2 S241S
BRCA2 IVS16－14C＞T

作者与乳腺癌相关的 BRCA1 和 BRCA2 基因测试结果摘录,DNA 面对面公司提供。

当我用视频告诉我女儿结果阴性时,像通常一样,她很平静。她的头像在模糊的视频接收屏上晃动。她戴一顶线织的帽子,金发从下面散出来。她刚刚和朋友划船回来,她的神情既像个在大学宿舍中的大人,又像过去那个常常在车里睡在我身边的小女孩。

“您看,不需要担心吧?”她说。

可是她根本就不明白结果阳性意味着什么。她从未见过家里人生病或死亡。我奶奶死时她只有 5 岁,这个加州-苏格兰女儿不怎么到缅因州去看她叔叔唐。我根据其他单核苷酸多态性测试的结果,感觉她得乳腺癌的风险很低,我有点无事生非。

除了我奶奶的病史提供的可能外,我家族没有任何严重常见病的遗传性。我想自己又一次在小题大作,因为很难找到一个家族 DNA 一点毛病都没有。这在那天 deCODEme 公司把我父母、弟弟和女儿的测试结果放在网上时得到证明。我给在缅因州的父亲打电话和他讨论他的结果。

我还没有看过一遍，但是他看了。我问他是否看到什么明显的异常。

“没有，的确没有什么，”他说。

“我们看看吧，”我说，点击了我父亲在 deCODEme 公司网站上列出的第一个疾病：年龄相关的黄斑退行性病。和我一样，我父亲由两个单核苷酸多态性测试而判定他比正常人有更低的风险，因为遗传因素此生得此病的几率仅为 1.1%（以 100%计）。

“知道等我老了时不会失明，我很高兴”，他轻轻地笑着说。

“还要等些时候再说，”我和十分健康的父亲开玩笑。他 77 岁了，只在开车或看电视时才戴眼镜。

下一个按字母顺序排出的是对一个很可怕的早发性阿尔茨海默氏病（老年痴呆症）的遗传测试，这种病让脑子逐渐退化，慢慢夺去成千上万患者的记忆并最终夺去其生命。这个标记位于 APOE 基因，这是先驱遗传学家詹姆斯·沃森唯一一个不想知道的标记。沃森是 2007 年最早把所有基因组测序的人之一。

“我家族中有阿尔茨海默氏病史，我只是不想知道它而平添烦恼，”80 岁的沃森告诉我，因为尚无有效疗法。这类遗传学测试的管理让一些遗传学家和生物学家左右为难，他们认为如果对某种病的测试结果是阳性而又没办法治疗，则不应做关于此病的遗传测试。

“应该只做可以采取医疗措施的测试。”哈佛大学的戴维·阿特舒勒说。

另一些人认为对有阿尔茨海默氏病家族史的人，测试结果为阴性的人会如释重负，测试结果为阳性的人则可以为生病做些准备。

我测试了阿尔茨海默氏病，结果是阴性，因为我家族也没有老年痴呆病史，所以我想家里每个人都会相同。不过，当我检查我父亲的结果时，我吃惊地发现他有得阿尔茨海默氏病的中等度的风险，他是 AG，一个中等风险因素，提示其患病风险是正常人的 1.74 倍。如果有两个这种麻烦的基因型，GG，很少见，但是会是平均风险的 10 倍。很幸运，我父亲不是 GG。

“爸爸，我不愿意告诉您，”我犹豫地说，“但是您有一个阿尔茨海默氏病标记。”

“我看到了，”他说，“我都 77 岁了，谁在乎啊？”

我家的典型代表，我想，不在乎医学，不过他也不无道理。他这个年龄，这个标记提示的风险没多大意义。但是，其他家人呢？

我母亲和女儿对阿尔茨海默氏病测试的结果和我相同：平常风险。不过，我弟弟有和我父亲一样的中等风险的标记。我们两人都有 1/4 的机会得到父亲的 1 个“G”和 3/4 的机会得到 2 个“A”，因为我父母总共有 1 个“G”和 3 个‘A”。

我想弟弟不需要知道他还有更多的遗传上的坏运气。我考虑效仿沃森，不告诉他结果，不过，我弟弟的确可以登录 deCODEme 公司的网站去查看他的结果，他可能还没看或没太看懂。

我把我的顾虑讲给纳维基因公司的遗传顾问卡里·卡普兰听。她告诉我，我弟弟带的那个 APOE 基因上的标记风险并不太大。“它并不强，”她说，“GG 纯合子才令人担心”。所以我打电话告诉缅因州的弟弟这个消息，我知道作为哥哥通知他有点多此一举。电话中，我听到他无所谓的语气。

“我不在乎，”他说。我相信他。

我家人的测试结果我写不完，但是我还想再写一个：那个卡里·斯蒂芬森警告我，而且哈佛大学的戴维·阿特舒勒也要我认真对待有关心脏病发作的单核苷酸多态性。如我前面所述，我对这个特征有高风险。但是我家人呢？结论是：家里人都没有这个高风险的单核苷酸多态性。如下图所示：

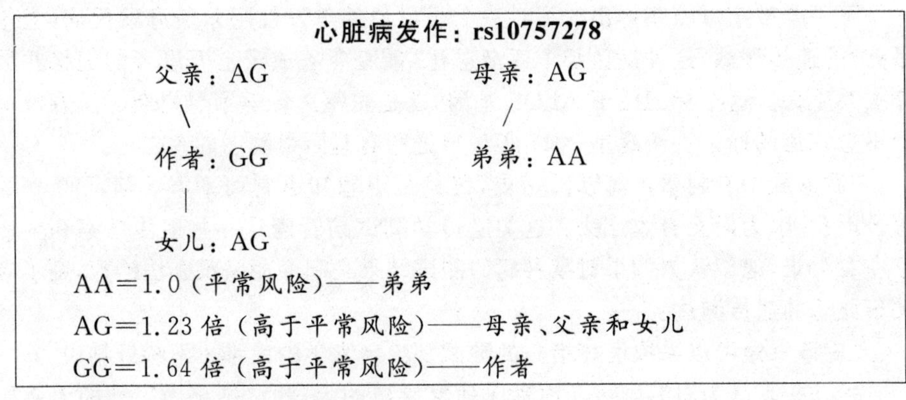

图示遗传变化怎么从父母传给子女。

但是我父母亲的确有原始信息让子女（我）继承了这个糟糕的变化。这给我和唐每人 25％的可能得到最高的或最低的风险，或 50％机会的得到中等风险。这次，我弟弟可以放松了，他有平常风险的 AA。我女儿遗传中度风险，从我得到高风险的 G，从她妈妈得到低风险的 A。

当我告诉父亲，他和母亲给了我 GG，他回答：“抱歉，”听起来很有趣，好像在说，“这样啊，让我说什么？不是我的错！”

我家三代大量核苷酸分析的其他遗传标记的研究都登在“实验人”网站，我们 5 个共测试了 500 多万个 DNA 标记。这些只是我们整个基因组的很小一部分，基因组包含浩繁的信息，目前尚无法弄明白一个人或一个家族基因的意义。大部分信息仍然有矛盾，比如我的心脏病发作资料，提示目前用单个单核苷酸多态性来预测人类疾病还不成熟。其他许多因素需要考虑在内：年龄、饮食、家族史、精神紧张和接触毒素等环境因素。这个遗传混乱时代会随着软件工程师设计出更好的程序来分析资料、临床医生在患者身上的验证逐渐过去。

我记得遗传学家乔纳森·罗思伯格说过，当第一次浏览詹姆斯·沃森的全部序列时多么激动人心。不过我试着想象他怎么弄懂所有 30 亿个碱基对，甚至 400

万个碱基对组成编码的基因。我的几千个遗传标记的结果单打印出来，贴在墙上就有 50 页长。（下面是一个展示部分结果样本的表格。）

三代人研究：作者的家族（结果选示）

疾病/基因	标记	作者	风险性	父亲	风险性	母亲	风险性	弟弟	风险性	女儿	风险性
关节炎											
APOE	rs4420638	AA	0.51	AG	1.74	AA	0.51	AG	1.74	AA	0.51
PTPN22	rs2476601	GG	0.89	GG	0.89	GG	0.89	GG	0.89	GG	0.89
STAT4	rs7574865	GG	0.87	GG	0.87	GG	0.87	GG	0.87	GG	0.87
TRAF1－C5	rs3761847	AA	0.78	AG	1.03	AA	0.78	AG	1.03	AG	1.03
RA	rs2327832	AA	1.04	AA	1.04	AA	1.04	AA	1.04	AA	1.04
结肠癌											
SMAD7	rs6983267	GT	0.99	TT	0.82	GT	0.99	GT	0.99	GG	1.2
脂泻病											
HLA－DQA1	rs2187668	GG	0.3	GG	0.3	GG	0.3	GG	0.3	GG	0.3
IL21	rs6822844	TT	0.46	GT	0.73	GT	0.73	GT	0.73	GT	0.73
标新立异											
DRD3	rs6280	CT	中	TT	高	CT	中	CT	中	CT	中
银屑病											
HLA－Cw6	rs10484554	CC	0.58	CT	2.67	CC	0.58	CT	2.67	CC	0.58
IL12b	rs3212227	AA	1.13	AA	1.13	AA	1.13	AA	1.13	AA	1.13
IL23r	rs11209026	GG	1.06	GG	1.06	GG	1.06	GG	1.06	GG	1.06
RA	rs13192841	GG	1	GG	1	GG	1	GG	1	GG	1

通过这些测试，我们家人知晓一些我们已经知道的东西：我们应该有正常寿命，或更长寿。这源于我奶奶，她要我光宗耀祖，也是她带来的，一如我两边的家族都对我们的 DNA 组成做了贡献。

维京人罗洛与我

许多年前，我母亲在法国遇到一个矮小的男人，圆脸，眼角周围有皱纹，他叫迈克尔·杜博斯克。母亲婚前名字杜博斯的法文写法。迈克尔是一个退休的诺曼底亚麻布厂主，有七十多岁，他对宗谱学很感兴趣，可以把他的家谱追溯到 18 世纪早期，也许可以间接地追溯到追随罗洛的维京人。罗洛是北欧的征服者，他的疆土在 19 世纪延伸到法国西北部。那是一个维京人的波澜壮阔的征服时期，维京人的攻击船载着他们远足至西部的冰岛、希腊、文兰(加拿大),东部的伏尔加河和莫斯科,南部的意大利、西西里和君士坦丁堡,以及东边的地中海。

当我母亲遇见迈克尔时,她刚产生对杜博斯宗谱的兴趣。杜博斯追溯到17世纪逃离诺曼底的胡格诺教徒,成为地主和贵族并定居在南卡州的查理城。她后来发现,她的家族在法国还有支脉,可以追溯到一位陪伴黑斯廷斯战役的征服者维廉的爵士;一位参加了第一次十字军东征收复耶路撒冷的贵族;还有一位是法国14世纪查理国王六世的大臣。那个大臣叫尼古拉·杜博斯;他还是巴约的主教和外交官,主持了1681年和英国的一次重要和平谈判。悬挂在巴约大教堂的大臣主教油画像出奇地像我母亲的弟弟罗伯特·杜博斯,我是这样听父母亲谈起的。我只见过模糊的油画照片。

“会是吗?”我母亲问道,“他能是一个失散多年的表兄?”

随着宗谱的追溯,我母亲猜中了她的远古的血统。不过她家族到了美国之后,她的直接支脉不是那么清晰。在一个追溯美国梦的故事里,她家族在殖民地的定居起始于易萨克·杜博斯,一个富有的胡格诺教徒,于16世纪80年代当信奉天主教的路易斯国王十四世排斥新教派异己时,逃离法国。不负于他的英文名字杜博斯,易萨克在查理城附近开发种植园和其他资产,很快成为一个杰出的市民,到现在杜博斯仍在该城被认为是一个受尊敬的姓氏。然后,我母亲的先人在几代人后搬到西部,先是阿拉巴马州,后到阿肯色州的堪木顿。在那里最近的几代先人,大部分都简朴地居住在一个旧的维多利亚式房子里,由易萨克的曾曾曾孙建造,他叫沃尔特·温斯顿·杜博斯,我母亲的祖父。据说他是一个很和蔼的人,不怎么做事,只管钓鱼和玩多米诺骨牌。

直到我们做遗传学测试,我们无法确定迈克尔是否和我母亲是亲戚,因为两个家族在宗谱上并不直接相联。仅仅有相同的姓氏并不等于有相同的祖先,因为很多世纪以前大部分住在欧洲的人都没有姓氏,直到16或17世纪,许多平民采用了当地地主或贵族的姓氏。但是的确有可能,我母亲和迈克尔有共同的来自一个杜博斯先人的DNA,基于由六七个世纪前所衍生的很大的后代数目。例如,尼古拉·杜博斯克,那个大臣,现在至少有13万活着的子孙后代,从15世纪起,经历17代人,他的子孙们生活、繁衍和死亡。

这个数字基于每代人平均有两个孩子,然后每个孩子再有两个孩子,依此类推,呈指数级增长。到第16代,我母亲的父亲那一代,从尼古拉衍生的子孙数是65536个,到第17代,我母亲那一代,增至131072个。尼古拉还有三个兄弟,其中包括我母亲的家族直接衍生的15世纪中期的鲁昂市镇官奎芬·杜博斯克。这四兄弟加起来今天会有将近50万活着的子孙,有些保留着杜博斯克的姓氏。再加上那时在尼古拉和奎芬时期已经很大的家族,杜博斯克家族现在可能有超过100万的子孙后代。其中两个就可能是我母亲和迈克尔。

在2007年夏天，我到巴黎见我父母亲，他们在迈克尔的兄弟伊夫家里，一个离埃菲儿铁塔不远的公寓里，和迈克尔的家人组织了一个"家族"午餐会。我包里装有遗传测试盒，内有口腔颊粘膜刮样，用长把的棉花擦轻擦口颊内侧来取几个细胞，用来提取DNA。我问迈克尔是否在意提供一份样本，我们会用来测试DNA，并和我母亲的DNA相比较，看看他们是否提示祖先有关联。

用来测试的DNA区域位于Y染色体，男性染色体已经证明可以帮助追溯祖先。因为不像其他染色体，它不把父亲和母亲的DNA相混。一代又一代，它相对稳定，突变率很低。这让遗传学家可以比较两个或更多的男人，看他们的染色体的特定区域多么相近。两个很相关的男人，例如我父亲和我，应该有几乎完全相同的Y染色体序列，不应有突变，或最多一个突变。不过，再追溯几代人，两个今天的男人来自同一个曾曾祖父，会有相同的序列，除了发生于这五代和这两个男人身上的突变。相近的序列表明他们有共同的祖先。"祖先DNA"公司和研究者现在可以从宗谱学上断定，即对最近的共同祖先(MRCA)生活过的时间(T)做最可能的估计(MLE)。

杜博斯克在巴黎的公寓像一首埃迪特·皮雅芙的歌，只是少了战争的悲哀，至少，我想象是一个皮雅芙感到像家的空间。家具是20世纪中期的，像我记忆中奶奶家的，不过多了些法国人传统上喜欢的装饰:雕刻在黑木桌子腿上或装填过度的椅子背上。房间很暗，因为早夏的暑气，巴黎人对空调的答案是把部分窗帘都拉上。饭吃了很久，有几道菜都有游戏、鲜水果和奶酪，我们在加州称为"无机"，他们在法国叫"正常"。我曾经说过，在美国常常可以看到，法国饮食是不用油墨的艺术。每道菜都要喝不同的酒，从干白葡萄酒到点心甜酒。我们聊了很久，尽量克服语言障碍。杜博斯克们说一些英语，我说点法语，不过我们交流还行。

午饭快吃完时，我掏出口腔颊粘膜刮样。迈克尔和他兄弟伊夫认真地从他们口颊上取了细胞。我们把取样管塞入有保护层的信封内。杜博斯克们对取样的过程感到兴奋，不过我反复对他们和我母亲强调可能不一定相关。他们保证说不管结果如何，他们都很喜欢交新朋友。

从公寓出来走进明亮的阳光下，我问我母亲，"您觉得这样行吗?"

她说，行。不过我想如果结果不相干，她会很失望。

午餐后，迈克尔和他妻子，一位退休的儿童心理学家，开车带我到他们在诺曼底的家，回杜博斯克祖先的土地。他们住在一个现代化了的16世纪农场屋，靠近迈克尔出生的那个小村庄，大约离塞纳河上的鲁昂市30英里。离开巴黎后，我们在迈克尔的奔驰轿车里经过起伏的山丘、农田，偶尔还有长得郁郁葱葱的法国西北部高树篱。春天过去，夏天已经来了。迈克尔停了好几次车，让我们远远俯瞰一些河边的绝壁和有城堡、修道院和大教堂的古城。很快，我们的车行过杜博斯克祖先的土地，下午到达杜博斯克的农场屋。他的妻子准备了简单的自家产的鸡肉加苹果汁晚饭。迈克尔和我坐下来聊天。

他向我坦白，认为我们并不相干。他的家族可能是当地人或商人在两三个世纪之前时兴姓氏时取了杜博斯克的姓。“我们看起来像凯尔特人”，他说，引用了最古老的西欧人群。传统上，比起那些罗洛维京人和其他金发碧眼的北欧人，他们都矮小些，头发更黑些。

我指出我母亲的家族中既有高个子也有矮个子：她父亲只比迈克尔高一点，不过他儿子，我母亲的兄弟，高六尺二寸，我刚过六尺。“在法国的凯尔特人和北欧人这些世纪以来已经混在一起了，”我说。的确迈克尔无法把他这一支与杜博斯家族的主干联系起来，如果能连，他倒是愿意连起来。他于1950年早期在一本书《法国大臣宗谱》中读到大臣尼古拉·杜博斯时开始对宗谱感兴趣。他开始追溯他的家族，但寻找进入了一个死胡同，因为二次世界大战时期大部分旧的杜博斯家族记录已被盟军轰击德军占领的鲁昂时毁掉了。我们接着到杜博斯克农家屋前的篝火边喝酒，迈克尔说他担心，如果结果是阴性，我母亲会不安。

我回到家后，我母亲坚持我做这个测试。不过，因为测试用的是Y染色体，她是个妇女，所以她的口腔颊粘膜刮样没用。所以我邮寄了一个采样盒给她弟弟，我的舅舅鲍勃，一位退休的美国政府官员和前美驻巴巴多斯大使。他住在西弗吉尼亚州的哈珀斯费里。

现在我有了来自大西洋两岸的的口腔颊粘膜刮样，我把它们寄给了“家谱DNA”，一个网上家谱DNA测试的领先公司。该公司于2000年由休斯顿企业家贝内特·格林斯潘创建。根据网站资料，截止到2008年春天，公司已做了123591例Y染色体鉴定，囊括超过83000个不重复的姓氏。格林斯潘的网站与数千个“姓氏项目”有协作关系：有同样或相关姓氏的人群通过遗传学家谱分析联系起来。姓氏项目其中之一是杜博斯，也包括杜鲍斯、杜鲍瑟、杜宝西、杜博斯克和其他变异。杜博斯姓氏项目有它自己的网站，不同宗系的人通过Y染色体联系到一起。我们一旦得到鲍勃和迈克尔的结果，就和杜博斯姓氏项目网站上的人的DNA做比较。

贝内特·格林斯潘对祖先DNA的兴趣是因为他自己求宗问祖的困难。他通过一些普通的资料查到他的一个曾祖父来自黑海附近的克里木半岛。他还发现一个住在阿根廷的人也相信他的祖先来自克里木。但是现在他们怎么确定？格林斯潘读过亚利桑那州大学遗传学家迈克尔·汉姆的文章，他在Y染色体研究领域是一位专家。

1997年，汉姆和他的研究室同事在《自然》杂志上发表了他们的研究，用Y染色体标记来证明犹太人传统上属于科恩家族，在历史上可以追溯到和摩西的哥哥亚伦的确有共同的男性祖先。他们由一种Y染色体模式联起来，该模式叫“科恩模态亚型”，由代代相传但极少或没有变化的DNA序列组成。在另一项研究中，汉姆的研究室发现尽管犹太人与来自中东的非犹太人(例如巴基斯坦人、叙利亚人和黎巴嫩人)遗传上有联系,但不管犹太人有多么复杂的离开巴勒斯坦而流落他乡的移民史,犹太人群体与非犹太人群遗传上并不混合。(最后一次主要迁移发生于公元 70 年。那时罗马皇帝维斯帕西安在一次流产的暴动后驱散了犹太人。)如果科恩人在他们流离失所后定居的许多地方与其他人通婚,他们今天的后代就不会在 Y 染色体上留下同样的印记了。

格林斯潘与汉姆联系,汉姆帮助他证实了那个阿根廷人的确和他有一个来自靠近中亚的共同祖先。这个过程促使他创建"家谱 DNA"网站。格林斯潘的公司还与《国家地理》杂志的地理项目合作,用 Y 染色体和位于细胞核外由母亲传给子代线粒体 DNA 模式测试世界各地的人,创建一个时间带,用来追溯人类何时离开非洲漂移向世界各地。

迈克尔和鲍勃舅舅的口腔颊粘膜刮样寄出几周后,我收到"家谱 DNA"网站发来的报告结果的电子邮件。为我母亲着想,我先打开邮件看一看。

"噢,"我的第一反应是两边的 DNA 不太相同。我看到两个样本在测试的 12 个标记中,有 4 个不相同。"这两个人不密切相关,"格林斯潘以后会告诉我。但是他们也不是一点也不相干,只是他们的联系是在几个世纪之前。我给我母亲送了信,尽我所能解释结果的意义。她把我的意思领会后,给她在法国的"表兄"写了一封报喜信:

> 亲爱的迈克尔和伊夫:
>
> 我刚刚收到上次戴维在巴黎所做的你们和我弟弟罗伯特(鲍勃)DNA 测试的报告。我们是有联系的,也就是说,我们有 90%的可能会有一个共同的祖先,或者说在过去 23 代里是亲戚(大约 575 年前);或有 50%的可能在过去 175 年里(1826 年)是亲戚。这么看来几乎可以肯定我们是真正的表亲,不过是久远些(我总认为杜博斯是个大家族),我们有共同的血缘。
>
> 真让人兴奋!
>
> 爱您的,
>
> 帕特

我母亲可能有点乐观,不过我很吃惊,他们在过去 500 年里竟会有 90%的相同,因为迈克尔说他可能是凯尔特血统。"这就是祖先 DNA 测试的能量和乐趣,"格林斯潘说。

鲍勃的其他"家谱 DNA"的测试结果把他的祖先追溯到比尼古拉·杜博斯和维京人罗洛时期更早的时候。每个男人都有一种人的亚型,可以往后一直追溯到人类的发源地非洲,从那里,大约 5 万年以前第一批现代人类从那里起源。鲍勃舅舅是 R1b1c 亚型,可以把他的家系追溯到唯一一个狩猎人,大约 3 万 5 千年前到了欧洲。他的子孙后代最终定居在意大利。后来,他们移居到法国,绘制了壮观的拉斯科和阿尔塔米拉的多尔多涅河谷上的山洞画,然后在最后的冰川世纪,大约1万到1万5千年前,到了西班牙西北部(巴斯克郡)。大约60%～70%的英国大不列颠群岛人和西班牙人是R1b1c亚型,这种亚型在西欧很多,在现代人中有所下降,因为人类向东迁移。

在我父亲这边,我也测试了自己的Y染色体,测试了不止迈克尔和鲍勃舅舅的的12个位点。"家谱DNA"提供一个详尽的67个标记的测试,用来把我和一个可能年久失散的堂亲的DNA更精确地比对,看我们是否有一个共同的祖先以及这个祖先生活在何时。我看到的第一个结果是R1b1c亚型,像鲍勃叔叔一样,这样我父亲的家族和我母亲的家族同样迁移到欧洲。两边的家族都于5万年前离开非洲,先到美索不达米亚,然后更向北到了高加索山脉,最终在最后的冰川世纪之前,到了欧洲。这些进程得到了deCODEme公司的证实。deCODEme公司既做祖先鉴定又做疾病检测。deCODEme公司还把我的DNA与根据人类种族和地理位置划分的50个亚型相比较。研究者正在更进一步详细地划分成几百个亚型。

我的Y染色体最接近奥尼克亚型,与生活在古代的苏格兰人相关联。我第二接近的是法兰西人,第三个是巴斯克人,等等。这个过程与R1b1c亚型人群的迁移趋势一致,因为它的人群缓慢向北迁移,然后又向西。下面是和我最相关联的前六个种族:

1.奥尼克(苏格兰)

2.法兰西

3.巴斯克

4.托斯卡尼

5.意大利

6.俄罗斯

我在遗传上离南美的桑族人(San people)最远。但是所有人类,不管是奥尼克人或桑族人,都非常相似,仅有不到0.1%的差异,尽管最近的研究表明我们可能会有0.5%的差别。下面是离我最遥远的种族:

45.曼丁卡

46.约鲁巴

47.南非班图

48.卞卡侏儒

49.木布提侏儒

50.桑(布什人)

不像在杜博斯家族那一支,我对是否在遗传上有像迈克尔或伊夫一样的堂兄,我们拥有一个久远以前的共同祖先这一点尚存疑问。而在邓肯家族这一支,我没有类似的疑问，我知道我和数千位后代拥有共同的邓肯祖先，只是我不知道他们是谁。如果不是遗传学，我永远都不知道。但是有了“家谱 DNA”网站，我就能做一个 Y 染色体搜寻，看我和哪位已经注册的测试过的人的 Y 染色体相匹配。通过“家谱 DNA”网站，我还可以连到“多娜凯宗谱项目”上，那个项目正在寻找邓肯的遗传匹配。多娜凯是包括姓邓肯的人在内的宗系的盖尔语名字。

在我送 DNA 前，我已经了解了不少我们邓肯家族的历史。从我小时候爷爷给我讲故事说起。爷爷是一个公理会教堂的教士、建筑师和堪萨斯城的民众领袖。爷爷说我们是苏格兰邓肯国王的后裔。这位邓肯国王在 1040 年被麦克白(或被忠于叛逆的公爵的人)谋杀了，这来自一个不太精确的莎士比亚悲剧中复述的故事。当我长大一些后，我怀疑这一血统的真实性，尽管我爷爷强调我们是苏格兰人，加入了堪萨斯城的圣安德鲁协会，这是全国苏格兰裔美国人组织的地方分支。有一年他去爱丁堡买了一条用邓肯家族的古老格子呢绒做出来的苏格兰方格呢短裙。我还是小男孩时，他带我去参加圣安德鲁协会举办的“苏格兰高原运动会”，在苏格兰诗人罗伯特·伯恩斯的生日宴上，我不得不吃苏格兰“国菜”，就是用羊的各种内脏制成的苏格兰羊杂碎。我 10 岁时试着学吹风笛，我想把更多的气吹到管子里发出声音，因换气过度，我眩晕过去。以后，母亲跟爷爷建议我只学钢琴好了。

我爷爷像他父亲一样，是共济会会员。共济会是一个组织，历史可以追溯到欧洲中世纪。“我父亲喜欢这个规模宏大的组织，”我父亲回忆道，“他相信共济会与我们在苏格兰的祖先有联系。”上世纪 60 年代后期，爷爷是共济会堪萨斯城 220 分会的长老，还担任密苏里州共济会管理委员会的大长老。我知道的其他仅有的家族历史还有，起初来到堪萨斯城的邓肯叫纳撒尼尔·尤因·邓肯，他是我爷爷的爷爷，在我爷爷出生前已去世了。

这就是 1972 年爷爷过世时我所知道的有关家族的历史。过去许多年后，有一天我在华盛顿特区的国家图书馆查一个与此无关的主题的资料，等书送来的功夫，我为了消磨时间，顺便进了图书馆忙碌的宗谱室。屋里挤满了人，他们都刻意寻找有关个人生平的珍闻，或许更多的有关祖父或曾祖父的信息：户口普查登记、上船记录、或从埃利斯岛上登陆时的签到。我从书架上望过去，找字母“D”，抽出一本薄书《托马斯·邓肯和他的六个儿子》，由当时已 94 岁的凯瑟林·邓肯·史密斯于 1928 年写作出版。她是一个有名望的阿拉巴马州伯明翰市的市民，1844 年生于宾夕法尼亚州。这本书里有很多宗谱、家系，还有各个叫邓肯的人的叙述和名字索引。我查下去，纳撒尼尔·尤因·邓肯在第 24 页上。我翻到这一页，果然是堪萨斯城的纳撒尼尔·尤因·邓肯，是约翰·肯尼迪·邓肯(生于 1803 年)和宾夕法尼亚州坎伯兰郡的安娜·伍德布里奇·奥利芬特的 8 个子女之一。约翰是写此书的阿拉巴马州女士的堂兄。纳撒尼尔是约翰的第三个儿子，生于 1835 年。我再往前翻到更早先的几代人，很清楚邓肯宗系起初来自宾夕法尼亚州的希彭斯堡，18 世纪他们定居在那里。

用了 5 分钟时间，我就找到了通常需要一辈子才能收集的一个完整的家族史，从托马斯·邓肯开始，他大约在 18 世纪中期离开苏格兰到了宾夕法尼亚，在那里他是一个"在新国家的最初的定居者，一个勇敢的基督教文明的先驱者，"凯瑟林·邓肯·史密斯的书上记载。"他在苏格兰的父亲是威廉·邓肯，"她写道，一个来自离格拉斯哥不远的珀斯的教士。这个威廉是"查理二世时期的殉道者"，不过，他是英国国教徒，属于英格兰教会。这让他在当时英格兰人统治苏格兰人时期不得志，苏格兰人经常聚众闹事和暴乱，矛头常对着英格兰教会。

我的家族又一次交上了与这段历史相连的宗谱上的好运气。出了法官、医生、大地主、军官和一个叫约翰·邓肯·埃利奥特的美国海军准将。埃利奥特在 1812 年的战争中是个英雄，他帮助英国船队从加拿大经伊利湖南下。作为安德鲁·杰克逊总统的美国海军准将，他后来成为一个有名望的人。他是杰克逊的党羽，曾试图把他的旗舰"宪章号"船头上的少女头饰，换成他热爱的总统的雕像。他还在 1820 年给"老铁甲船"（"宪章号"的绰号——译者注）装满了酒和妇女，庆祝击败海盗的胜利。纳撒尼尔，这位海军准将的二堂兄，生活平淡多了。他唯一出名的时刻是南北战争时当了中尉，在来自艾奥瓦州的一个团里供职，他家在开战以前就搬去了艾奥瓦州。纳撒尼尔在战斗中受了伤，在 1862 年 4 月 6 日夏伊洛战役中被敌军俘虏了，在 1862 年 11 月份交换战俘时才回到营地。

邓肯家族史上还有一个插曲。奶奶的乳腺癌痊愈后，有一天我在奶奶的车库里发现了一个盒子。我爷爷早几年就过世了，她不知道这盒子从哪来的。里面有信、几个老军装上的钮扣和一些文件。一封来自美国军方的信叙述纳撒尼尔于 1897 年死于堪萨斯市附近的莱文沃思堡的士兵之家。最吸引人的文件是有关他大哥阿什贝尔·邓肯的。打开一个旧皮夹子，有一张印在厚纸上用蓝色缎带装饰的证明，顶部有完整的的共济会会徽和一行字"共济会证书"。纸上的墨迹已经褪色，它证明阿什贝尔·邓肯已经成为共济会宾夕法尼亚州菲亚特郡尤尼镇分会的会长。这张证明有好几个分会成员的签名，日期是 1864 年 3 月 14 日。6 个月后，阿什贝尔作为北方联军上尉，率领士兵在弗吉尼亚州里士满附近的对南方同盟军的战斗中阵亡。

盒子里另一份文件是一封纳撒尼尔弟弟费德里奥写的信。他是一名联军士兵，信寄自西弗吉尼亚州的哈珀斯费里，就在阿什贝尔死后几周。这封信字体很漂亮，是他在第一次战斗的黄昏写的，写给他和纳撒尼尔的父亲（我的曾曾曾祖父），约翰·肯尼迪·邓肯。下面是部分摘录：

亲爱的爸爸：

我昨天刚给您写了信，不过今天我上了前线，想让您知道我出发了。我就要参加一场真正的战役，我会杀入敌阵，但是会回头愉快地望着家里的亲人们……

也许我再也见不到你们了，但我把自己交给上帝。他会看顾我。如果这场战争需要我献身，我会像我哥哥（阿什贝尔·邓肯上尉）一样光荣杀敌牺牲，星条旗会骄傲地覆盖我……

我已接到站队的命令，给大家说再见了。为我祈祷吧。你们的儿子很爱你们。

费·邓肯

写完这封信的次日，费德里奥在战斗中阵亡了。纳撒尼尔治好了伤，一直服役到战争结束。他搬回艾奥瓦州，和他第一个妻子离了婚，又娶了一位非常年轻的妻子，叫莎拉·瑞。大约1869年后，他搬到堪萨斯城，他一直受旧伤的折磨，没有做什么值得记载的事，只是生养了我曾祖父和其他两个孩子。

我在"家谱DNA"网站上求找Y染色体比对还不到24小时，就有一个叫凯茜·邓肯·考利的纽约市的女士给我写电子邮件，说我们是亲戚。因为凯茜没有Y染色体，DNA联系是通过她45岁的弟弟，宾夕法尼亚州萨斯奎汉纳的丹尼尔·厄尔·邓肯。我几乎和丹尼尔完全匹配，去掉一个标记，我们有78.37%的可能性在过去六代里有共同的祖先。事实上，我们确实在五代前共有一个祖先：塞缪尔·邓肯·凯茜。考利的先人是纳撒尼尔的叔叔，凯茜还告诉我塞缪尔和纳撒尼尔的父亲约翰·肯尼迪·邓肯一起大约在1850年去了艾奥瓦州。塞缪尔后来去了南达科他州，几代人后，凯茜于1954年生于那里。当凯茜还是个小女孩时，她家搬到了圣地亚哥，她父亲在那里当警察，是自杀侦探，82岁时死于摩托车事故后的动脉瘤。此后，凯茜寡居的母亲就搬到她家乡纽约市。

在一个寒冷细雨绵绵的下午，我在曼哈顿中城一个咖啡馆里见到了凯茜和她女儿凯特琳。在那里我很意外地见到一个深红色头发、淡褐色眼睛、地中海肤色的"邓肯"。

"这是从我母亲那儿得到的"。凯茜说："她是百分之百的意大利人。"

这样，我们很自然地订了热牛奶咖啡，开始谈论邓肯家族。凯茜已经做了不少研究。

"我有点上瘾了，"她说。

"不只是有点，"凯特琳说，挤了下眼睛。

凯茜说最大的家族之谜是与苏格兰连起来。那个"殉道者"，格拉斯哥的威廉·邓肯教士果真是我们移民到那里的祖先？

"您是否找到苏格兰的遗传方面的证据，证明我们确实来自苏格兰？"我问。

没有，她说。大部分在"家谱DNA"网站上测试的人都是美国人。

"嗯，"我说："我认为我至少可以去苏格兰，做一些我几年前做过的测试。"

那是我到英国为写那篇《连线》(*Wired*)杂志的文章时所做的DNA测试，当时我拜访了牛津大学的布赖恩·赛克斯。他是大学里一位人类遗传学教授,写了畅销书《夏娃的七个女儿》和其他通过DNA寻找祖先的书。他已经同意通过他的新公司“牛津祖先”来测试我的DNA。赛克斯最初在1994年上了头条新闻,那时他用DNA直接把一个在澳大利亚冰川上发现的已经冰冻五千年的完整尸体和一个20世纪的叫玛丽·莫斯利的多塞特妇女联系起来。这种家庭妇女和狩猎者的惊人的遗传联系把赛克斯的事业推向了全球,使他成为遗传刑警。1995年,他通过和英国菲利普王子等沙皇活着的后代亲戚们的DNA比对,证实那个声称是末代沙皇尼古拉二世的女儿阿娜斯塔西娅的女人,是个冒牌货。赛克斯还通过追溯康——蒂基人的基因到亚洲,而不是美洲,证明探索家索尔·海尔达尔的康——蒂基理论是不正确的。

在去英国前,我寄了一份我的口腔颊粘膜刮样给赛克斯。他44岁,体型像个橄榄球,娃娃脸,带着顽皮的笑。他的实验室离牛津大学不远,他给我看我的Y染色体检测结果。他把我的结果与他数据库中一万个其他男人的Y染色体相比较,看谁的信息和我最相近,他们中是否有人和我有着共同的祖先。

把我的Y染色体DNA序列输入他的笔记本电脑后,赛克斯看起来兴致高昂,继而吃惊,突然把椅子移到一边。他很激动地告诉我和我最相近的人,不可思议,竟然是他本人:布赖恩·赛克斯!“这从来没有过,”他说。他告诉我测试12个标记加上2个从赛克斯其他资料中的标记,我和他只有一个突变不同。他还没有收集很多邓肯的DNA,他说,不过很明显,在400年前左右,赛克斯的一个祖先住在苏格兰边境南部约克郡,一定越过边境和一个邓肯氏生了一个孩子,或者是反过来。“这样我们是不远的表兄弟,”他说。我们检查了他墙上的一张英国地图,很显然,赛克斯家族在约克郡的房子,离威廉·邓肯教士的家和宗室中心珀斯南部还不到200英里。在赛克斯的数据库里,我还和其他邓肯们非常相近,他们住在达弗斯、格兰扁和彼得海德。这些都证实我们在过去三四百年里在遗传上和苏格兰有联系,凯茜·克劳利知道这些后开心极了。

然后,赛克斯又用第二种方法通过遗传来追溯祖先。这次是用一些线粒体上的DNA。线粒体是一种每个细胞都有的结构,作为细胞的能量工厂,把油(葡萄糖)转换成能量。亿万年前,地球上的生命还很年轻,线粒体是寄生虫,或许是共生者,它们和早期的细胞融合,留存了下来,成为生命的一部分。它们自己的DNA成了一个圆圈,称为线粒体DNA,与细胞核内的双链DNA区分开来。像Y染色体一样,当父亲和母亲的DNA混合时,它不重组。经由我们的母亲下传,它在许多年中相对稳定,偶尔有突变提供与Y染色体同样的时间标记,不过它提供母系的,而不是父系的历史。

根据赛克斯、deCODEme公司、23andMe公司以及其他公司对我的测试结果,我的线粒体亚型属于H,是超线粒体亚型R的一部分。像我和我母亲这种H亚型人的血缘可以追溯到3000年前可能生活在中东的一个妇女。她的子孙不久移居到欧洲，随着男孩子（我的Y染色体祖先），或者是反过来，在最后的冰川时代南移到法国南部和西班牙，然后到法国西北部和英国。几乎一半的现代欧洲人都是这个妇女的后裔。布赖恩·赛克斯给她起名叫"海伦娜"，他书中夏娃的七个女儿之一。根据deCODEme公司，H型人（海伦娜的孩子们）包括法国玛丽·安托瓦妮特皇后、英国王子菲利普、苏珊·萨兰登、沃伦·巴菲特和基督教传道者卢克，这些祖先的后代们从事的职业五花八门，包括企业界的大亨、艺术爱好者、势利小人、圣徒和开放的女演员。

赛克斯在牛津吃点心时给我讲有关海伦娜的故事。他还送给我一个他签名的彩色证书，里面揭示了这位我许多辈以前的奶奶。他告诉我，她生活在两万年前法国的多尔多涅山谷。最有趣的是，我的线粒体DNA遗传信息中，显示像多数西欧人一样，我主要是凯尔特人，这有道理。赛克斯的试验结果还表明，我有一小部分DNA提示我有3%非洲人的基因，这我已经知道了，可我还可能有一点点美国土著人，甚至东南亚人的基因。

我告诉赛克斯，我对我具有美国印第安人基因不感到奇怪，可东南亚？这会从哪来？我的Y染色体和线粒体DNA提示的祖先里甚至没人到过东南亚。赛克斯大笑起来，"我们都是杂种，没有纯粹的种族。许多年前，您成千上万的祖先中有一个和一个东南亚人有了孩子，为您的DNA做了贡献。"

"这不是严肃的遗传学，"赛克斯补充说："但是人们想知道他们的根。这让遗传学变得平易近人，显示通过我们的基因，我们是亲戚。"

结束寻找远古祖先的旅程后，我明白了决定我是人的DNA是我双链中的一小部分，我的DNA上有我的起源和血缘的信息，超越了那个大约5万年前人类离开非洲的学说。我下一步想做的是把我的DNA历史再往前推，比人类甚至大部分哺乳类都更早。这可能因为DNA是很进化又很保守的分子，随着进化，往它原来的模版上加新分子时，保留了大部分35亿年前地球上首次出现生命时的信息。这些保留的DNA大部分都没功能了，可有一些对每个生物都起关键作用，包括这些亿万年来都没在地球上漫游的生物——也是我们的一部分。

我的恐龙DNA

我在蒙大拿州的博兹曼测试我身体内留存了哪一种远古的DNA。也就是说，我在检查我是否与暴龙科霸王龙有共同的遗传序列。霸王龙在6800万年前在现在叫作希腊地狱的一个偏远的离加拿大边境不远的峡谷中就已灭绝。我用指尖轻触着一段霸王龙腿骨的冰冷残骸，或者说这些科学家在分离支解找软组织碎片时留下来的遗骸，奇迹般地留存了一些制造胶原的骨细胞。这些细胞应该在亿万年前就已经衰亡。然而，古生物学者发现了一些与有骨的生物——包括人类——中的一型胶原蛋白很相似的微骸。一型胶原蛋白是由 COL1A1 基因作为模版来合成的，西雅图华盛顿大学的彼得·拜尔斯测试过我弟弟唐的 COL1A1 基因。

古生物学者杰克·霍纳在一个装满了用厚塑料包起来的古老骨头的地下储藏室里，手里拿着那块霸王龙的腿骨残骸。储藏室是博兹曼博物馆落基山脉地下研究中心的一部分，还有专门的房间供研究人员把骨头清洗、分类、分析并准备展出。“我们在这段腿骨里发现一些蛋白质片段，真的令人难以置信，”霍纳说。我们身旁是好几个蒙大拿大学的科学家、技术员和研究生。他们都围在摆满恐龙骨骼的长桌子上工作，空气中有灰尘，还弥漫着塑料、尘土和陈骨的气味。一间房子里有一台 X 光机和电镜，另一间有一台计算机电子扫描仪，霍纳的研究小组用它发现了亿万年前恐龙蛋内完整的恐龙胚胎。“这是大人可以玩恐龙骨头的地方，”霍纳笑着说。

在 20 世纪 70 年代和 80 年代，杰克·霍纳的发现使我们对这种可怕的曾经漫游在地球上的恐龙有了新的知识。他发现的几乎所有数千只恐龙都来自蒙大拿州，那里崎岖不平的地表上的岩石和土壤年久风化，偶尔会发现化石。现在这里干燥又荒凉，一年里大部分时间都很冷，但在恐龙时代，这里也像路易斯安那州一样，苍翠繁茂，青枝绿叶，到处是湖泊，一年四季都很暖和，霍纳告诉我。

作为一个科学家，霍纳最引人注目的成就是和同事鲍勃·马可拉一起发现有些恐龙会具有社会性，且能够建巢和繁育子女。他们在蒙大拿州西部发现好多个恐龙巢，发现有一个大约两百个“梅撒瑞”——霍纳和同事马可拉起的名字，意思是“好母亲恐龙”（中文译为“慈母龙”——译者注）——的宝库，包括恐龙蛋中的胚胎和成年恐龙。慈母龙很大，有鸭嘴，生活在 7600 万年前，群居，可能有数千只。有两种恐龙是以霍纳的名字命名的：霍纳氏河神龙和霍纳氏阿纳萨齐龙。霍纳还研究恐龙从幼仔到成年的生长和发育，发现有时认为是不同种类的恐龙事实上是不同年龄的同种恐龙。在博物馆里，他给我看十几个三角龙的头骨，幼小的有小头、小兜帽和角，成年三角龙有像牛头一样大的头和兜帽。在 2000—2001 年间，霍纳的研究室发现几个留存很好的霸王龙标本，比以前发现的都大得多，他们还复制了巨兽卡斯特霸王龙，重十吨多，比双轮拖车还要重。

霍纳的发现引起迈克尔·克赖顿的注意，以此塑造了艾伦·格兰特这个小说人物。他是一个虚构的古生物学家，在蒙大拿州创作小说《侏罗纪公园》。当斯蒂芬·斯皮尔伯格拍了第一部后接着拍《侏罗纪公园 2》时，霍纳被聘作顾问。“他们甚至送我一个刻了我名字的椅子，”他说。《侏罗纪公园 3》由乔·约翰斯顿导演，霍纳参与的就更多了。

“斯蒂芬和乔风格迥然不同”，霍纳说。“斯蒂芬就是斯蒂芬，和他在一起不是玩；和乔在一起，我看了他剪辑等所有的过程"。霍纳尽力把对三部电影中恐龙的描述与科学的最新发现接轨，包括把《侏罗纪公园 3》中的霸王龙塑造成清道夫。"我们现在认为他们不是食肉动物，"他说，第一部电影中的律师和其他人物都被暴龙咀嚼了，很不幸。

霍纳满头浓发，蓄着大胡子，生性羞怯，说话常常停顿。大胡子让他看起来像圣诞老人。他的职员都很尊重他，无论是在博物馆礼品店工作的女士，还是他实验室的同事。霍纳对筹款有一手，尽管他害羞，他和好莱坞的明星和亿万富翁们相处得很融洽。乔治·卢卡斯捐了款，硅谷的金融巨头汤姆·西贝尔也捐了款，并由此命名了博物馆的西贝尔恐龙大楼。苏姗·布鲁尔，演员彼得·方达的前妻和女演员布里奇特·方达的母亲，是他实验室的亲密同事。我和霍纳走过她的实验台时，她正检查龙骨，抬起头和我们打招呼。

霍纳说他喜欢做《侏罗纪公园》的系列电影，不过他不赞成以书和电影为中心的科学观念，认为恐龙可以通过它们的 DNA 再造。在故事里，DNA 留在吸了恐龙血、藏在树脂化石中的侏罗纪时代的蚊子体内。"这几乎是完全不可能的，"霍纳说，"在一个蚊子体内保留一个动物的基因组需要很多因素。简单地说，DNA 进入蚊子体内会立即被消化降解。"但是，霍纳调皮地笑着说恐龙也许会通过其他方法来重生。

如霍纳所述，恐龙现在仍然存在。"他们现在被称为鸟"，他说。就如任何 9 岁孩子都会为恐龙着迷一样，现代鸟类与恐龙有相近的骨骼和其他特征，包括一些鸟类里的羽毛。这些明显提示恐龙，比如说霸王龙，已经进化成了现代的鸟。在希腊地狱发现的霸王龙残骸中的蛋白质片段与鸡的胶原蛋白最相近（这些分析由霍纳从前的学生，北卡罗来纳州立大学的玛丽·施魏策尔整理发表在 2007 年的《科学》杂志上）。

霍纳告诉我，鸡保留了静止的 DNA 序列，如果通过生物工程激活的话，鸡会长牙齿、龙尾和像霸王龙手臂的肢芽，但不长翅膀。"我们现在不懂怎样解开遗传的密码，"霍纳说，"但我们有一天会弄明白。问题是我们应该弄明白吗？"

霸王龙和鸡的联系十分离奇。霍纳提议建一个真实的"鸡龙"侏罗纪公园来作为游览圣地。这与真实的霸王龙张牙舞爪地吃律师、吓唬可爱的孩子，和恶毒的猛禽在硕大的迷惑龙腿间吼叫也许并不相同，但是小鸡的尖锐牙齿要是咬住手指也够呛。

如同霸王龙和鸡的故事一样离奇的是，从龙到鸡经历了大约 6800 万年的时光，但这还不到地球上生命存在的 2%的时间。在 6800 万年前，霸王龙在侏罗纪蒙大拿的泥沼和海湾漫游时，遗传和细胞的基础——基因和 4 种单核苷酸以及它们组成的 20 种氨基酸——已经建立了亿万年。这个体系存在于所有已发现的化石中，即使是最古老的——一个生活在 38 亿或 40 亿年至 20 亿年前的单细胞生物的化石。

在你我体内最古老的DNA是线粒体DNA。科学家们认为原始的线粒体是简单的微生物，没有细胞核来储存DNA。它们的DNA自由地浮动和组合，如我前面所述，不是双链，而是一个圆。大约17亿到20亿年前，更复杂的细胞形成，发育了细胞核，可以吸收这些微生物，这样两种生物形成了共生的关系。其他很古老的基因与蛋白质的基本功能有关，几乎存在于所有生物中，例如把葡萄糖转化成能量和维持细胞膜。

这本书不是专门讨论进化的细节，但这些足够说明随着过去的数万年，地球上的生物从单细胞首先变成多细胞生物，例如海绵动物和海藻，再进化成很不相同的植物和动物——人类保留了每一个进化时期的基因组因素。例如，我们和稻谷相比有20%的序列相同。

植物和动物分化后经过几千万年，今天的你我与虎皮河豚鱼有75%相同的基因。这种动物有非凡的的生存能力，直到现在还生活着，且在过去4.5亿年中几乎没什么变化。只是那时进化分出其中的一支保留着河豚鱼的特征，另一支变成了人类和其他生物。人与河豚鱼有完全相同或部分相似的生命基本基因，有改变大小、位置以及许多其他祖先分化后的基因功能。

再往后走，我们与老鼠的基因几乎完全相同，人类从7500万年前分化而来，所以人类与霸王龙时代相接近。不过，人类和老鼠的基因细节有区别，这样把我们和我们纤小的表亲区分开来，比如体格和寿命。如果我们再往后越过霸王龙时代，与人类最接近的生物是黑猩猩，我们从它分化出来仅有500万年。我们和黑猩猩有98.7%的基因都相同。

霍纳和他的同事发现霸王龙腿骨上完整的蛋白质片段后，把序列与几种现代动物作了比较。当然，最接近的是鸡，“几乎完全相同，”霍纳说。

我想知道像我这样一个人是否也保留了霸王龙和鸡的序列。我请求生物学家和企业家纳撒尼尔·戴维来比较霸王龙蛋白质片段上的一型胶原蛋白和公共数据库中人类同样蛋白的序列。戴维是凯瑟拉生物制药公司的首席执行官，这个位于洛杉矶的生物技术公司研制调节胶原蛋白和其他蛋白的药物。

“发现的恐龙蛋白质片段很短(还不到20个氨基酸)”，他在电子邮件中告诉我，“人类的胶原蛋白质长度超过1000个氨基酸。但是我们用现有的序列来比较，几乎完全相同，或者说只有一个氨基酸的差异。”下面是一个6800万年前的霸王龙蛋白质片段和人类的胶原蛋白质序列的比较；每个字母代表一个氨基酸：

霸王龙：　GA**T**GAPGIAGAPGFPGAR

人类：　GA**P**GAPGIAGAPGFPGAR

唯一的区别是一个氨基酸，**T**(黑体)，这就是说霸王龙蛋白质片段上这个位置是苏氨酸，而人类是脯氨酸。

不过，如戴维所述，这18个氨基酸并不能完全说明人类和霸王龙一型胶原蛋白的进化关系。“我们需要和人类比较更多的蛋白质来阐明这种蛋白质是怎么进化的，”戴维写到，“或者说，能有DNA就更好了。但是DNA在化学上不太稳定，做不了《侏罗纪公园》方式的比较”。但是，这个实验的确证明尽管时光过去这么久远，你我体内都保留了至少一点点霸王龙的基因。

回到霍纳的实验室，他给我看显微镜下恐龙骨的切片——我惊奇地看到美丽的棕色、黄色和黑色的图案，有点像砍伐下来的木头。我们上方的墙上是个《失去的世界》的海报。他很兴奋地用孩子气的语调解释说，您可以在显微镜下估计一个动物的年龄。他指出血管曾经通过的洞和绿色的污点，他说那是胶原蛋白。他还给我看一个像纸一样薄的骨片段，是他少年时在他蒙大拿州谢尔比的家附近发现的，这些激励年青的霍纳将来毕生从事对恐龙的研究。

我问他为什么他能独树一帜地挑战固有的恐龙和进化知识。他向上看了看，微笑了。

“如果您对科学有先入之见，那就最好干点别的。”

你给我看你的，我就让你看我的

我是这个项目中我家人DNA数据的守门人.我处在一个独特的位置，可以探究别人的秘密，即使这些人是我很亲近的亲戚。我想，多奇怪啊，我电脑里有4份文件，每份都有我母亲、父亲、弟弟和女儿的一百多万个遗传标记。

我们家人过去从不讨论个人可能的成瘾性、前列腺癌倾向等非常隐私的各种信息，很多家庭也不这样。我估计这会随着个体化医学的革命而改变，但就现在而言，大部分家庭都不会愿意在餐桌上聊各人的DNA里包含了什么，朋友和熟人会更不愿意。不过我的确想知道——当我们等待各种对遗传测试反应的研究结果时——一小部分但越来越多我家庭之外受测试的人群会对他们的测试结果有何反应。其他人在测试后会不会倾向于担心他们的健康，对很小的风险因素都吓得冒汗？

这些接受早期测试的前卫人士会不会找其他人比较他们的结果？23andMe公司声称它网站上有出于对遗传好奇心而产生的互动，不过我不敢肯定有多少人会参加这个有趣的试验。在我们还不知道个人的DNA是否会很快出现在Facebook网站上与年龄和关系并列时，我决定把我的信息与一个不是我家人的朋友共享，他是一个早期测试的前卫，《连线》别具一格的编辑凯文·凯利。

我在加州旧金山湾附近的佩斯菲卡拜访了他，那里常常雾气腾腾，可那天阳光明媚。不久后，我到他的办公室，他给我看他的个人遗传信息，我也把我的拿给他看。他最近刚刚在23andMe公司做了测试，之后还会在deCODEme公司测试。他把他的风险因素资料显示在两个巨大的电脑荧光屏上给我看，一点也不在乎。办公室里摆着好几台电脑，还有一面放满了书的书柜。

他是个典型的遗传测试的热心人，在那个2008年夏季的早晨，他也知道至今为止，消费者网站上只有七十个左右的疾病和特征可供测试（这些网站不断增加新的遗传标记，书中记载时间为2008年夏季），这远远不够。我大部分测试都是免费的；凯文却是个名副其实的消费者，他分别给23andMe公司以及deCODEme公司网站付了将近1000美元（2008年9月，23andMe公司网站降价到399美元）。"我还没有对自己有更多的了解，"他说着，耸了耸肩，但是他相信今后事情会改观。它们很没意思，您做不了什么。得到这些信息代价也昂贵。"这些网站太贵了，"他说，"就像第一台电脑很贵，卖五千美元，所以这也在意料之中。我估计将来会便宜很多。"

凯文问我有没有查出什么大问题，我把我心脏病发作的矛盾结果拿给他看。

"这样啊，有点让人不解，"他说。我们把他在23andMe公司测试的心脏病发作的结果调了出来，他和我都有那个第9号染色体上心脏病标记群中的高风险标记。我们两人都是GG，都有正常人1.23倍的风险得心脏病——风险并不算太大，不过，我还是很欣慰我们两人都订了健康三明治午餐。

我们接着往下查。和我一样，凯文对大部分疾病都是正常或低于正常风险，偶尔有些风险因素（看下表）：

DNA疾病风险因素：作者和凯文·凯利的比较

疾病	基因标记	风险位点	作者	风险性	凯文	风险性
与年龄相关的黄斑退行性病变	rs1061147	A	CC	0.34	CC	0.34
结肠癌 *	rs6983267	T	GT	1.03	GT	1.03
剥脱性青光眼 *	rs2165241	T	CC	底线	TT	7.2
心脏病发作 *	rs2383207	G	GG	1.23	GG	1.23
肥胖症 *	rs3751812	T	GG	0.8	TT	1.49
不安腿综合症 *	rs3923809	G	AG	0.74	AG	0.74
二型糖尿病 *	rs7903146	T	CC	0.82	CT	1.15

所有资料都来自23andMe公司网站。 * deCODEme公司网站也有。

大的例外是一种据他说有家族史的青光眼。我的是CC，正常的基础线，但是他是TT，是很高的风险因素，根据冰岛解码我公司的研究比正常人高出七倍（如下）：

姓名	可能的基因型	意义
戴维·邓肯	CC	剥脱性青光眼基础线
	CT	增高的剥脱性青光眼风险
凯文·凯利	TT	显著增高的剥脱性青光眼风险

到目前为止，凯文尚无该病的症状，但是他五十几岁，快到发病的年龄了。尽管他有吓人的高风险因素，可不会得病，这也有可能。“这是有帮助的信息，”他说，“如果我的结果是基础线，我不会当回事，即使我有家族史。”

我问凯文他为什么花钱做这些测试。“我对搞清楚怎么对我作为个体来定量、定量的意义、以及技术怎么对定量做出贡献感兴趣。他与《连线》的作者加里·渥尔夫开了博客和名为“定量自己”的论坛(www.quantifiedself.com)，刊登他和其他人的冥想和发现，不仅包括遗传，还有其他可以帮助个体了解自己的装置、算法、公式或知识。

“但是如果这些查询的信息并不准确或有误，没有为黄金时代做好准备怎么办?”我问。

“如果这些信息不完整或不精确就没什么用处，”他说，“但是解决的方法是提供更多更好的信息。”

凯文和我还查了23andMe公司网站为我们做的所谓娱乐、爱好或者愚蠢的遗传变化。这些包括DNA标记测试湿的或干的耳盯聍(耳屎)、短跑型运动员基因、和一个容易对海洛因上瘾的标记。我不是在开玩笑，根据2004年瑞典所做的一项研究，我和凯文都有很高的风险吸白粉。

下面是23andMe网站描述的这项试验：

> 在大脑，海洛因转化成一种鸦片类止痛药吗啡。吗啡通过一个名为OPRM1基因的受体而影响信号传递。不同基因型的OPRM1基因影响一个人需要多少海洛因才能达到特定效果。通过研究139例海洛因成瘾者(主要是瑞典人)和179例正常非成瘾者，发现有一个或两个拷贝的单核苷酸多态性rs1799971G位点对海洛因成瘾有几乎有2.9倍的风险。

比正常人2.9倍的风险是相当高的，不过23andMe公司网站把这项资料的可信性定为二星(共四个星级)，因为研究者只测试了大约300个人，结果用来预测凯文和我等其他人的统计学强度较弱。因此，23andMe公司把这些发现定义为“初期”。

只是为了书面凭证，凯文·凯利和我都不对海洛因成瘾。

多数人对23andMe公司测试的有关行为的特性和特征都有点含糊，这家公司那时测试70种遗传特性，相比之下，deCODEme公司只测26项，纳维基因公司只测17项(他们测试的项目因性别，有时种族和年龄略有不同)。这提示网站之间在设想和文化上有差异。23andMe公司与谷歌和网络2.0有密切联系，倾向于把所有的遗传测试结果看待为等同迷人的信息，耳盯聍就直接列到与年龄相关的黄斑退行性病变和结肠癌上面。该公司测试的70个特性中每一个特性都有详细的有关特性、研究、风险因素的说明，并且链接到更多的信息。

“我们所有的资料都来自同行评审的期刊，”计算机遗传学家和23andMe公司科研部的创始人布莱恩.纳顿说。布莱恩2006年才刚读完博士，他和公司里许多人一样，年轻有为。“我们相信人们应该应用这些信息，”他坐在23andMe公司的一个小会议室里说。该公司位于硅谷的中心，靠近101国道。斯巴达中心大楼墙板上潦草地写着目标和信息。楼上是一些健身器材，硅谷的文化到处都崇尚健身和品位。“我们在努力工作，尽可能做更多的研究。我们给信息定级，我们也是信息的提供者，不是同行评审的再加工。”

“人们并不一定要做测试，”另一位年轻的加州伯克利大学毕业的生物学博士安德罗·胡补充说。“这是为想要为自己画图的人准备的。如果他们知道是否有卷头发的基因标记，这些帮助画图。不是为每一个人准备的。”

这些网站的另一个极端代表是纳维基因公司，它只提供有关医学上的信息，没有苦味觉或者是海洛因成瘾性。介于两者之间的是deCODEme公司，它提供的测试大部分是关于疾病的，也有少许的娱乐性特性，比如苦味觉。23andMe公司以及deCODEme公司也提供祖先测试。根据我们Y染色体的结果，凯文和我都有一群来自非洲最后定居在欧洲的先人。但是凯文和我的线粒体DNA的血统不相同。我的线粒体DNA的标记与大部分欧洲人的亚型相同，而凯文母亲的祖先把他与另外一群更接近现在的中东人联系起来，这群人还包括库尔德人、德鲁士人和德系犹太人。

对于其他特性的测试，凯文和我结果类似，有的好，有的坏。例如，我们两人都很可能是蓝眼睛，对乳糖有耐受性，这些我们不测试也知道。我们两人都没有那种让人喝酒后脸红的标记，这种标记东亚人比高加索人常见。我们都善于从错误中吸取教训，这对作家和遗传学家都很有用。我们共有一个不太好的标记，这个标记由一个小型研究提示少3点智商，这个标记的重要性还不清楚。不过，我们在一个与冒险性有关的标记上不同，我是一个中等冒险者，而凯文是大冒险者。他有一个常见于短跑型运动员的标记，我则有一个和耐力型运动员相关的标记(看下表)：

DNA特性：作者和凯文·凯利的比较

特性	基因标记	作者	风险性	凯文	风险性
酒后脸红 *	rs671	GG	正常	GG	正常
纠正错误	rs1800497	GG	学会纠正错误	GG	学会纠正错误
蓝眼睛 *	rs12913832	GG	蓝眼睛	GG	蓝眼睛
苦味觉 *	rs713598	CC	没苦味觉	CG	有苦味觉
耳盯聍	rs17822931	CC	湿性	CC	湿性
海洛因成瘾性	rs1799971	AG	略高风险	AG	略高风险
耐力型或短跑型	rs1815739	TT	耐力型运动员	CT	短跑型运动员
智商	rs363050	GG	略低智商	GG	略低智商

所有资料都来自23andMe公司网站。*deCODEme公司网站也有。

下面是我喜欢的一个与咖啡快速代谢有关的标记(因为写这段时我又喝了一杯拿铁咖啡)。我有一个遗传变异,可以整天喝咖啡也不担心增加心脏病风险,不过这项研究有待进一步验证。可怜的凯文有一个喝咖啡就增加心脏病风险的标记,尽管海洛因撂不倒他,但咖啡会。但是他说他喝不加任何东西的咖啡。

23andMe 公司把大约一半的特性分级为最高级四星,不过即使这个级别的研究也可能只包括一千例样本,报道遗传标记和某种疾病或特性的关联。大部分遗传学家认为只有一千例的样本与数万例的样本量比起来,对常见特性的研究上统计学强度会低得多。

没有一个该类网站说明已有多少人付了数百或数千美元来做测试。我估计人数不会太多,就像 1980 年时很少有人用最初的笨大又昂贵的移动电话。连凯文也抱怨他除了给 23andMe 公司以及 deCODEme 公司付费外,还给纳维基因公司付了 2500 美元。“比起得到的,付出的太高,”他说。不过,现在移动电话越来越小、精巧、实用,也越来越便宜。

但是,一个人的基因不是手机或电脑,它们是决定我们为什么是我们的一部分,它们可以提供我们怎样生和死的线索。这是为什么我们要它们完全正确。这也是为什么我认为凯文·凯利和我与众不同,至少在近期来讲,向他人泄露和共享自己的遗传信息,甚至是朋友是很困难的。如同生物伦理学家亚瑟·卡普伦告诉我的,“大部分人都对揭示遗传信息很紧张,他们怕保险公司、雇主,有时候怕朋友和家人知道。”

我问凯文·凯利是否担心这一点。我们都提起 1997 年由伊桑·霍克和乌玛·瑟曼主演的电影《千钧一发》(*Gattaca*),一个幻想世界里,工作、体育、保险、政策以及关系都由遗传来决定。在《千钧一发》的世界里,如果你遗传体检没通过,比如说你有心脏病发作或海洛因成瘾症的高风险,你就不允许做某种工作。你不能参加竞选政府官员,某些特定的日期你必须藏起来。在这个世界里,别想把你的 DNA 私秘化,你走到哪儿它就跟到哪儿。你吻一个恋人,你唇上留下的唾液可能用来测试你们是否相配。一小片头发或皮肤(设想这些再生的细胞内有完整的 DNA)可能会被收集起来分析,验证你确实有某种遗传的健康未来。

这部电影由安德鲁·尼科尔自编自导,戏里 DNA 决定人的命运占了太重的份量。一个人的环境,神经通路,以及许多其他因素也起很大作用——我们会在本书以后的章节中谈到更多。但是,安德鲁·尼科尔的确揭示了一个可见的赤裸裸的 DNA 世界。回放一个场景,主角杰罗姆描述他的出生,遗传学者们立即宣布他未来的生活是先天不足——他父亲,安东尼奥在电脑屏幕上观看着:

> 安东尼奥把他的注意力从婴儿身上转移到屏幕显示的资料上。我们看到醒目的条目——“神经质——60%可能性”,“躁狂抑郁症——42%可能性”,“肥胖症——66%可能性”,“注意力涣散症——89%……”
>
> 杰罗姆

我的命运已经被决定了——我所有的缺点、易感性和倾向性——大部分现在都无法治疗。才出生一分种,我的死期和死因都已知了。

我估计即使在一个 DNA 测试很精确的世界,人们也不会像电影中一样妄想狂。故事的确叙述了杰罗姆怎样用他的激情克服了致命的冠脉病,并纯粹用意念获得成功,这两种因素事实上或许有遗传基础,同时也是评估一个人未来健康时其他许多需要考虑的因素。

影片中另一个重要的主题是社会中全然缺乏遗传信息的私密性,这样检查没有篱障,人们的 DNA 信息被滥用。模式的第一部分是缺乏私密性,每一个遗传学家和许多立法专家都告诉我,这种情况在不久的将来也许变成现实。"没有人能保守这个秘密,"弗朗西斯·柯林斯说。但是他和其他人都相信严谨的法律可以预防滥用。

2007 年,美国国会在柯林斯等遗传学家的倡议下通过一项《遗传信息歧视保护法(GINA)》法令。部分程度上受网上消费者遗传测试网站的提示,参众两院制订这项法令时留有很多空间,法令由乔治·布什总统签署。该法令禁止保险公司和雇主用一个人的遗传资料来对付他或她,我听到这条消息如释重负,因为我已发表我的遗传资料,不知道我的保险公司是否会由此做文章(我向我的保险公司咨询过,但是没回应)。

遗传学测试会更普遍也更便宜,即使有法律,也可能被滥用。英国和美国一些大城市的执法机关已经在收集或准备收集巨型 DNA 数据库比对查找犯罪嫌疑人。这可以帮助定位或逮捕罪犯,但也可能使无辜的人们未经许可就承受政府的检查。

就现在而言,任何人可以在任何可以做单核苷酸多态性芯片的实验室做 DNA 测试。比如说我和美国总统一起用午餐,我偷偷把他喝水用的杯子藏起来。我用一个假名字把它送到一个网站去测试,结果回来显示是抑郁症或老年痴呆症的高风险。即使他或她可能永远都不会得这些病,这些信息是否会影响政治气候,以及我们对总司令的看法? 23andMe 公司的琳达·艾维告诉我,她公司做测试需要很多唾液,一个小标本或一个绝大部分是水的试管根本不行。但是,现有技术可以用一点点材料做遗传扫描,只要有带 DNA 的完整细胞就可以。

我们可能会发现一种新型狗仔队,可能专门从杯子或叉子上偷名人的 DNA。**布莱德·彼得的基因大揭秘!** 有可能是将来《人物》杂志的封面。又怎样阻止一个企业的副总裁候选人窥探竞争对手的 DNA 来获得职位?"我们不希望人们误用这些信息,"加州大学洛杉矶分校医学技术和社会项目的格雷戈里·斯达克说,"我们不想根据遗传特性来选举人,因为这种方法尚未完全清楚,意义待定。"

遗传信息可以用于检查先天缺陷,也可以筛选运动健将和天才。或者说我们也许会开始鉴定一个首席执行官,看他们是否有高智商或容易从错误中吸取教训;

或许鉴定一个有比正常人高的老年痴呆症或精神分裂症的风险，可从未患病的人；还有，谁对海洛因容易成瘾？

我写电子邮件，希望征得我朋友凯文·凯利的同意，在书中发表他的遗传测试结果。比对基因技术更热心，他回信一句话："当然可以。"我们这些前卫人群像他一样热心，但是，我们不知道我们是不是愚蠢，因为我们并不知道我们基因中潜藏的有待发现的东西。不过，让人不容易原谅的是，我们透露了一些我们子孙后代可能希望保守的秘密信息。事实上，不知是否有人可以做到保守他，或她 DNA 的秘密。

基因与我们

2007 年春天，我在一个空气清新的春日里，参加纳维基因公司在纽约苏豪的门店开业典礼，这是世界上第一个提供糖尿病、心脏病发作和脂泻病的 DNA 测试服务的门店。楼里天花板很高，露着砖墙，时尚的水磨地板（这些都是这栋楼曾作为纽约下东区工业车间的遗迹），看起来像苏豪的画廊或设计师的时装店。纳维基因公司的试剂盒里有唾液收集器，整齐地堆放在长长的柜台上，店里到处都是陈列着与遗传有关的物品的橱窗和带有纳维基因公司演示的电脑。

早晨 9 点商店正式开张，我在几小时后到了店里，店面的美学给我留下了很深的印象，旧金山的遗传公司在湾区外开辟新天地很令人鼓舞。但是，我不知道有多少走在街上的人会花 2500 美元做一次测试来扫描他们可能会得哪些病。不过这种情况将来或许会有所改善。有一天纳维基因公司的商店会像星巴克咖啡馆一样到处都是吗？客人只花费 25 美元或 50 美元就可照菜单选择商业测试吗？这两家店或许还可以联手，给客人提供一杯半脱咖啡因多泡沫的拿铁咖啡，让他们喝着咖啡，等他们的 3170 个遗传特性的测试结果。

参加开业典礼酒会的大约两百个科学家、投资者、学术界人士和记者们，听了纳维基因公司两个创始人和两个重要投资者的遗传学报告。会议由前副总统戈尔的顾问，纳维基因公司的政策和伦理部主任格雷格·西蒙主持。西蒙现在是华盛顿特区的一个患者权益协会的主席。除他之外，会议负责人和与会者多数来自湾区。看他们聚在一起开始做一个高新科技公司，让我想起旧金山的.com 时代的光彩。那种令人头脑发热的试验时代和这种新的在线遗传时代之间有相似之处，因为它们都是用一种突破性的技术来招揽顾客，想改变人们的生活并挣钱，同时也试图让这种有潜力的组合产生效用。如同早期的.com 公司，这些在线 DNA 公司也在尝试提供新信息的商业模式、格式和方法，同时也要接受由于某些健康方面的坏信息而令人不安所带来的挑战。哪些会势如破竹，哪些会灰飞烟灭，目前仍是个谜。这让人对这个新企业怀有像对上世纪90年代中期在网上卖袜子、猫和薄荷的企业一样的莫名兴奋。

这些.com类公司的战略核心是把它们的产品直接推广给消费者，绕开才刚刚提供一些常见病测试的医生和传统的卫生系统。这创造了硅谷崇尚的技术差距：一旦新技术和新发现提供新方式来组织、分析和销售资料，“砖块和水泥”(指相对于网络公司的实体企业——译者注)——这里指的是医院和医生——会缓慢地接受。在线遗传公司拥有早期.com的平民主义风气。纳维基因公司的首席执行官马里·贝克告诉我，“我们认为人们应该有知道他们DNA的基本权利。他们将拥有自己的DNA测试结果。由他们来决定和谁共享这一结果，这完全是他们自己的选择。测试的结果将直接送给患者，而不是医生。”

那天晚上在纽约，另一个与.com和硅谷关系密切的是最大的风险投资公司之一KPCB公司(Kleiner Perkins Caufield & Byers)的约翰·多尔出现在主席台上。多尔是位亿万富翁，是谷歌、亚马逊和其他许多公司的早期创始人之一，是纳维基因公司董事会成员和投资者。他的合作伙伴，生物科技风险投资者布鲁克·拜尔斯也和纳维基因公司的联合创始人、肿瘤学家戴维·阿古斯以及遗传学家迪特里希·斯蒂芬一起发了言。KPCB公司的另一个合作伙伴——前副总统阿尔·戈尔，坐在观众席上，也讲了几句话。他后来告诉我，他还没有在纳维基因公司的网站测试，但已考虑要去做。多尔说他测试过了，可是避而不谈测试结果。

纳维基因公司的商业计划与它的竞争者有所不同，不测试血统、苦味觉、短跑型运动员或标新立异，只测试与疾病相关联的标记。纳维基因公司收费还要高些：2500美元测试17种疾病指征(这是写本书时的数据，公司预计增加测试病种；我估计价格会降低)，还收250美元年费。这比其他两个网站收的1000美元左右都高出一大截。纳维基因公司的首席执行官马里·贝克辩解道，“我们一年内可以测试50种疾病，三年内可以测试100种疾病。要是能从测试中获得对您健康有帮助的信息，您说它的价值有多大?”贝克是一个矮小的女士，很活跃，留着短短的金发，目光很温和却显得很自信，她在纳维基因公司测试后发现，她有脂泻病(对麦类和其他麸质不耐受)的高风险，她有该病的家族史。“我得戒除麦类食物”，她说，“就是说只能喝葡萄酒，而不能喝啤酒!”

她说这个网站还有在明尼苏达州梅奥诊所测试有关疾病的许可证信息，正在建立与梅奥诊所和其他先进医院的合作关系。从它的网站看，这家公司的重点比deCODEme公司和23andMe公司更趋于传统：好像受网上医生(WedMD)的影响，有类似的医生和看起来较严肃的图片，下面就是谷歌地球。(起初，纳维基因公司还是三家公司中唯一提供测试前和测试后遗传咨询的网站，现在deCODEme公司也提供这项服务)。“人们可能会对结果感到恐慌，”纳维基因公司的顾问卡里·卡普兰告诉我。“所以我们认为需要提供咨询让人们理解结果。”

纳维基因公司还计划开展测试和提供有关个体对某种药物的代谢和环境反应的信息，比如说抽烟。“环境很广泛，”纳维基因公司的米歇尔·卡吉尔说，“例如，非洲人和亚洲人患心脏病的风险较低。他们移民到美国后，风险就增加了。我们把年龄和种族性都考虑在内。”纳维基因公司也和23andMe公司一样，提供了一个遗传和环境对不同疾病相对影响的评分表。例如，心脏病发作，57%由遗传引起，43%由环境因素引起，卡吉尔说这是从可获得的最好的资料得来的，不过她也承认资料有时也不是很完整或很可靠。“但会越来越好的，”她说。

第二个主要的网上测试公司是23andMe公司。它最大胆，什么都测试，包括有关纠正错误、海洛因成瘾症、偏头痛，以及我从没听说过的一些疾病的遗传标记，例如强直性脊柱炎，一种少见的脊柱和关节炎。一些遗传学家批评这家网站用一些小样本和尚未得到证实的研究结果。

“我认为它测试的许多遗传标记还不完全成熟，”新泽西州卡姆登的科里尔医学研究所首席执行官和遗传学家迈克尔·克里斯特曼说。23andMe公司的联合创始人琳达·埃维告诉我他们已经很保守了。“人们想知道这些信息，他们有权利知道，”23andMe公司的项目经理安德罗·徐补充说，“这不是iPod，不是为每个人准备的。”

此外，23andMe公司还设立了星级评定系统，我在对凯文·凯利的访谈中提起过。这个主意很好，不过对它最好的研究的标准定的有点低，试验了1000例样本，并起码得到另一个独立研究的证实就是四星。“1000例样本多数情况下根本不够，”斯蒂芬·墨菲说。他是一位医生和遗传学家，创立了一个个体化的医院，名为螺旋健康，位于纽约市。

23andMe公司还与技术名人有联系。它的联合创始人安妮·沃西基嫁给了谷歌的共同创始人塞吉·布林。谷歌是该公司的投资者之一，布林说他要用谷歌的搜索技术来更好地组织基因组信息，它的确需要这方面技术。2007年春天，谷歌健康(Google Health)发送了一个让患者和医院组织医学记录的软件；有人听到传闻说谷歌健康将来还会包括个人遗传信息。一些观察家认为，许多技术人员希望，23andMe公司可以做一个尝试，让谷歌来看看对遗传信息网站的接受度和可行性反应。但是到目前为止，谷歌对它的基因组计划只字不提。

基因组三巨头中的第三家deCODEme公司与其他两者不同。它不仅是一个制药公司，两种治疗心脏病的药正在临床试验，还是举世闻名的搜寻基因实验室(在写本书时，deCODEme公司在2008年的银行危机中面临经济困境，宣布将调整一些资产)。其他两个公司使用的基因标记都是deCODEme公司的研究人员发现的；这家公司还为医生提供心脏病、糖尿病等疾病的诊断测试。卡里·斯蒂芬森是坚定不移的，而其他两家公司只是“计算机公司”，不太懂遗传，也不完全准确，因为23andMe公司以及纳维基因公司都有很杰出的遗传学家为他们工作，帮它们筛选网站上包括的单核苷酸多态性标记。但是有一点是肯定的，十几年来，deCODEme 公司一直是基因组科学的先锋。它把最有用的测试，例如医生请求的医学诊断，申请专利并销售的商业模式，与网站上直接对消费者测试多种疾病信息的商业模式不同，也是 deCODEme 公司和其他遗传信息提供商的根本区别。

当这些网站初开业时，相关医学设施尚未完全建立。“医生们对理解这些信息缺少相关训练，”以前在美国国立卫生研究院供职的弗朗西斯·柯林斯当时告诉我，“医院也不知该怎么应对。”政府和管理人员也没有准备完善。2006 年，美国联邦贸易部授权签发了一份《消费者事实》(*Facts for Consumers*)的报告，警告消费者应谨慎对待网上提供自助进行遗传测试并许诺能通过基因告知消费者肯定会得某种病的信息的公司。这些年来，美国食品和药物管理局(FDA)已经批准了几种遗传测试，例如测试癌症患者是否有 HER2 基因突变，这项试验提示他们能否服用基因技术公司(Genentech)的药物赫赛汀。但绝大多数遗传测试还没得到权威部门的批准。

不过，现在各方面已经努力赶上了。“这些公司促使医生和医院来考虑这些测试的意义”，贝勒医学院的遗传学家詹姆斯·鲁普斯基说。他的学院和其他几个学院正在制订大纲，培训医生的基础遗传学知识。纳维基因公司资助了一个为医生开办的医学继续教育课程，当然是网上教学。截至 2008 年秋季，250 名医生已经完成了培训。

政府也在迎头赶上。2007 年夏天，23andMe 公司以及 deCODEme 公司开张不到 6 个月，纳维基因公司面世才几天，政府就通过了《遗传信息歧视保护法》法令。上届国会也在讨论两项新的议案以更严格管理遗传测试和遗传信息，一项由当时的参议员贝拉克·奥巴马提议，另一个由马萨诸塞州的民主党参议员爱德华·肯尼迪提出。我估计现任国会和新总统会再讨论这些提议。

管理层也做出相应反应。公司才面世几周，卫生及公众服务部就成立了顾问委员会，以加强消费者遗传测试的严格管理，对它们常常向个体提供有效性未得到充分科学证实的测试提出警告。这些顾问们呼吁美国食品和药物管理局来制订评级标准，来评价这些测试的有效性和可信性，要求所有的实验室测试要办注册手续。州政府也在制定相关规范，以调查公司确保它们符合州内法令。

去年，纽约州政府给几家在线遗传公司发出了警告信，通知它们可能违反了州政府有关医学测试的法律。加州卫生官员下令 13 家初建遗传公司停业，包括纳维基因公司和 23andMe 公司。强调它们的测试必须经过科学证实，由医生批准。两个公司都申辩说它们在销售信息，不是医学测试。不过，两家公司都向州政府出示了它们的测试是以同行评审的论文为基础，把医生也包括在它们的测试程序中，才和州政府达成妥协。

我估计州政府和联邦政府对网站和遗传信息的管理还会继续下去。

“我们仍然会有一些疏忽，”美国国立卫生研究院的格雷格·费罗说。“现在，这些测试都是根据基因图谱来解读的，您在您自己心脏病发作的测试结果中可以看到这一点。您不应该得到那种自相矛盾的结果，而应该得到那种临床上可信又有用的‘消费者报告’，以至于医生会很轻松地说，‘让我们到纳维基因公司或其他公司来测试您的前列腺癌和糖尿病的标记’”。

费罗的老上司弗朗西斯·柯林斯相信有必要制订规范，只是不清楚应由哪家来制订，美国国立卫生研究院，联邦政府，一家私营机构，还是非营利性的“消费者协会”。“我们不愿给这些新公司施加压力，”他说，“但是我们也不想让公众因为收到不好的信息而失望，或者因一些没有被充分验证或很低的风险因素而恐慌。”

当事情有规可循后，严肃的医学信息很可能从网上查到，但要经由医生和卫生保健系统发布，也许就是经由纳维基因公司和类似的公司。信息要按规章测试，或者经本人同意，或根据美国食品和药物管理局和其他系统的要求。“我的观点是把信息交给一个医生”，贝勒医学院的詹姆斯·鲁普斯基说。“这需要认真考虑，医生需要学会怎么用这些预测性和预防性的信息，不过会有这一天的。”从商业上来讲，这是获得暴利的地方，波士顿牛津生物科技公司合作者及风险投资者道格·范布罗说。“要赚钱，就得进入医学市场，得有人为它付保险。”他说。非疾病特性，比如眼睛的颜色、血统、冒险性，很可能在网站就测试了，不需要管制。

目前，把网络与传统医学联系起来的最接近的模式是瑞安·费伦的“DNA 面对面”公司，他们为我做了乳腺癌的 BRCA 测试。他们大多提供纯粹的诊断测试，这些都经过美国食品和药物管理局批准，被医生广泛采用。这家公司提供 17 项网上测试项目，它的信息是针对一些有指征可能会得某种疾病的人。这可能是一个家庭成员得了病或医生建议做的，不过任何人都可以做这些测试。简单测试花费 199 美元，最复杂的 BRCA 基因测试需要 3456 美元，包括遗传顾问的电话咨询费。

在线实验并不只是商业公司用。美国科里尔医学研究所位于新泽西州卡姆登，离费城不远，准备建一个非营利性的在线消费者遗传学网站，把遗传测试放在传统医学的内容中。过去五十多年里，科里尔一直是建立细胞系和用低温冷冻留存其他生物样本的第一号实验室。2007 年，迈克尔·克里斯特曼离开波士顿大学人类遗传学中心来到科里尔医学研究所出任新的首席执行官，部分原因是为了组建科里尔个体化医学协作项目。该项目计划测序 10000 个人体的遗传标记，并计划把结果和信息像 23andMe 公司及其他商业公司一样放在网站上，不过，也像纳维基因公司，该项目只测试通过验证的疾病标记。它计划免费提供这项服务，用政府基金来支付，政府已经出资兴建了一个新的最先进的基因型实验室。

我在一个细雨蒙蒙的早春下午，到卡姆登的会议中心拜访科里尔医学研究所。我穿过鳞次栉比的房屋来到科里尔总部的宽大砖楼，就在占地不小的库珀大学医院的对面。库珀与其他医学研究院和机构都是新的遗传协作项目的成员。“我们最早测试的人群是库珀大学医院的医生，”迈克尔·克里斯特曼说，“大部分医生都不知道怎么处理这些信息，所以这是一种培训他们的方式，给他们提供处理信息的案例。”克里斯特曼说他们只测医学上可以治疗的遗传标记。“我们希望患者能对他们自身的风险因素做点什么，可以是药物治疗，或改变生活方式，比如控制饮食。”

“我们是非营利机构，”他说，“不直接面对消费者。”这是以医生为基础的，他补充说，由遗传学者、医生、伦理学者和社区代表组成的委员会管理，主席是哈佛大学和霍华德·休斯医学研究所的化学家艾琳·奥谢。委员会通过直接表决决定哪些标记包括在内，克里斯特曼说。

科里尔巨大的冷冻库闪着银光。在我访问过程中，我还在冷冻库楼上的一个实验室里留了一些唾液样本，在一种基因芯片上做测试，我还在等结果。

另一个低调关注遗传测试是传统诊断公司，比如实验室公司（LabCorp）和探索诊断公司（Quest Diagnistics），它们是最大的患者商业测试机构，提供胆固醇、艾滋病毒、以及恶性肿瘤等各种测试。比如说，探索诊断公司每年盈利 13 亿，它的第六大收入来自分子诊断测试，包括许多 DNA 测试。我参观过它位于加州圣胡安卡皮斯特拉诺的遗传测试中心－尼科尔斯研究室，以阿尔伯特·尼科尔斯的名字命名，他于 1971 年筹建了该研究所。它位于一个超现代化的茶色玻璃大楼里。四周旷野中干燥多石的峡谷里，映照着山脉的轮廓。

探索诊断公司提供几十种遗传测试，主要是测试 X 染色体易损综合症和泰-萨二氏病等罕见病。这些测试都由医生和医院开单，他们得到报告结果会把它像大部分传统医学测试结果一样交给患者。这些测试报告包括几页纸长的说明，并建议不懂测试内容和意义的医生向有关专家咨询。“我们有一些顾问，遗传顾问、临床医学博士和哲学博士（PhD，这里指从事医学研究的哲学博士——译者注），来接听电话咨询，”公司西部遗传顾问经理乔伊·雷德曼说。

我对探索诊断公司提供的诊断测试种类数量感到惊奇，因为常说医生和医疗机构不懂或不用遗传测试。事实上，这并不完全正确。探索诊断公司每年做 50 万例遗传测试，大部分是测试囊肿性纤维化病，这已经是孕妇的常规检查。父亲和母亲先测试看是否该致病基因携带者，如果是，父母亲选择是否测试他们未出生的婴儿，因为婴儿有 1/4 的可能会得囊肿性纤维化病。“美国医学遗传学会认为每对夫妇都应测试，”探索诊断公司的遗传测试中心医学主任查尔斯（巴克）·斯特罗姆说。查尔斯、我和其他几个资深科学家和遗传学家，坐在尼科尔斯的会议室里，讨论他们的业务，也给我讲该公司对我的 DNA 的测试结果。

这些测试与我先前做的遗传标记的测试不同。有些检查单核苷酸多态性，还检查 DNA 大片段异常，有无插入、缺失或数量异常。“我们这里任何试验都能做，包括数量很少的罕见病检测”，中心的资深实验室主任瑞吉·潘迪安说。“我们有更多的技术来检测比单核苷酸多态性更多的东西”，他们对我测试了大约 20 种疾病，从 X 染色体易损综合症到我对各种药物的代谢状况。“您的其他结果都正常，但是有一项异常”，巴克·斯特罗姆说。

“哪一项？”

“您有一个杂合子突变，与某些药物代谢有关。”他给我看我的诊断报告：是在细胞色素 P50 基因上，该基因对某些药物代谢很重要。“您的代谢程度是中等，”巴克·斯特罗姆说，“这就是说，您对抗抑郁药和其他抗精神病药的代谢不如没有这项突变的人们好。这些药物像百忧解，选择性复合胺摄取抑制剂。问题不大。您要服用大些的剂量”——如果我需要服用这些药物的话。

“这是我得到的最有用结果的之一，”我说，“如果我得了抑郁症的话。”

“是的，这的确表明这些测试很有用。如果您是纯合子，您不能代谢这些药物的风险就很高，这些药物对您会作用很小或无效。”

“你们有没有计划提供给像我这样的正常人的测试项目？”我问。

“没有，”巴克·斯特罗姆说，“我们提供有临床可信性的测试。医生们请求做这些测试，因为他们读了文献知道应该做，或者说这些测试会对治疗患者有帮助。我们没有计划把这些测试直接销售给消费者。”

“我们的确认为测试对预防疾病可能有用，”瑞吉·潘迪安说。

“我们积极开发医生们想要的预测未来疾病的测试，”斯特罗姆赞同道，“但是我们会和医生一起来研制这些测试。”当我小心翼翼地躲避有轨电车，离开探索诊断公司的路上，我深感探索诊断公司的传统医学模式，有朝一日会跟消费者更密切地联系起来，严肃的医学测试和结果分析将由医生来参与，而其他遗传信息可以在网上获得。

纳维基因公司在苏豪开店几个月后，我在那附近有公干，就顺便进去看看怎么样。我很吃惊地发现店面已经不见了。一家时装店取而代之，店里到处悬挂着时装长裙和晚礼服，没有了井然有序的宣传品和 DNA 海报。后来，纳维基因公司的联合创始人迪特里希·斯蒂芬告诉我，这块地方临时租给时装店让它办开业典礼。“不知道的人，还以为我们破产了或者出了什么事，”他笑着说。纳维基因公司没有破产，但与基因组相关的东西消失得这么快，与先前形成强烈的对比，无形中提示遗传的生意也许只是昙花一现，还需假以时日。也许我们还没准备好像提供拿铁咖啡那样提供 DNA 测试，但是我估计 DNA 测试有朝一日会普及起来，或许在您身边就会有一家门店。

为黄金时间准备好了吗？

开始遗传测试几个月后的一天，我边在健身房的跑步机上大汗淋漓地跑步，边思考我的测试结果。我现在有了数万个与疾病相关的遗传标记的信息，而且还会有更多的信息。我获悉了我对一些从没听说过的疾病的遗传易感性，找到了法国和纽约的表亲，把我和600万年前灭绝的可怕恐龙在遗传上联系起来。但是，我是否真正弄懂了预测我未来健康的信息，还有更哲学性的问题，我到底是谁？

我和凯文·凯利一样，对商业化遗传测试网站未留下深刻印象。许多结果只是证实了我已经知道的东西：我健康，有几个疾病的中等度风险标记。主要的例外是我得心脏病的风险，自相矛盾的结果让我感到茫然。我相信解释这些结果的科学家会把它弄清楚，但是到目前为止，结果各不相同，让我无可奈何，不要也罢。

一些测试已经证明很有用，甚至对某些人很关键。例如，成千上万的孕妇和胚胎测试罕见的遗传病，如泰-萨二氏病，遗传顾问卡里·卡普兰告诉我这种病已经快绝迹了，因为如果检查胚胎对这种遗传病是阳性的话，父母亲会选择流产。对BRCA1/2的测试是救命之举，因为数千个家族携带这种基因突变。还有检查我们是否能正常药物代谢的基因测试，可以帮助预防副作用或预知药物效用。但是对于影响成千上万人的大部分常见病，这门科学还很年轻，预测能力有限。

“许多情况下个体使用这些信息，还不现实，”弗朗西斯·柯林斯说。

哈佛的戴维·阿特舒勒说得更明了，“这些还不是临床试验。它们虽然不应该被取缔，但是一个人测试100万个单核苷酸多态性却没有什么价值。我们不能用核磁共振仪扫描一切，这么做就成骗人了。我不会给每个人做所有测试。这是科幻小说里发生的事情，根本不现实。如果那样，临床就太简单了。了解一些有用的东西是应该的，但有些东西，也许有用，也许没有”。

纳维基因公司的联合创始人迪特里希·斯蒂芬，对一些单核苷酸多态性有不同的见解。他认为风险因素已经得到很好理解，医生可以用于心脏病发作等诊断。在最近对一些科学家的演讲中，他列举了下述心脏病发作风险因素（我加了黑体字的）：

低密度脂蛋白（坏胆固醇）高于160	1.74
高密度脂蛋白（好胆固醇）低于35	1.46
抽烟	1.71
不运动	1.39
第九号染色体DNA标记	**1.72（高风险）**
MTHFD1L基因	**1.53（高风险）**

“这些遗传因素和其他已知的风险因素，和抽烟的风险相近，”斯蒂芬说。医生可以使用它们作为对患者进行诊断的指标之一。

大部分医生尚未接受该观点。“作为一个家庭医生，我认为对常见病的大部分遗传测试还缺少充分证据，”美国国立卫生研究院的格雷格·费罗说。“把时间重点花在患者的戒烟和减肥上更重要些，”乔希·阿德勒赞同说。他不能接受遗传标记对心脏病的影响，能与胆固醇测定或抽烟相提并论。他说，这些测试已历经许多年、在成千上万患者身上得到证实。“遗传测试没有这种验证。即使它们得到验证了，医生都会难以置信。”他说。我的这些信息不能说服他改变他的诊断，我的心脏基本是健康的，胆固醇比临界值高了一点，定期检测就是了。“这些测试会有用的，”风险投资者道格·范布罗说，“在 10 到 15 年里，每个人都会被测序，一个应用这些信息的体系将会被建立起来。”

在跑步机上，我握住把手测脉搏：129。正常。我想到卡里·斯蒂芬森从冰岛打来的电话，警告我为了心脏要开始吃他汀类药物，我跑得更快了，坡度也加大了，脉搏达到 158。还是正常。我能感到心脏跳动，血液在我的全身流动。我感觉很好。我告诉自己，不是 rs10757278 标记中的一个高风险变异，就能让我相信需要每天为我的心脏吃药的。

随着我继续“实验人”计划的测试，我好像已经信服遗传提供的信息。但是到目前为止，遗传信息的模糊性无法平衡各种因素，不能动摇我天生就是健康人的信念。

我锻炼身体后，穿着短裤，呆在健身房里，用网络电话 Skype 向在苏格兰的女儿道早安。我突然想起了她出生时的情景，感到她的第一次心跳，那时有核桃一样大，我抱紧她时感到她的心脏跳动。令人欣慰的是她心脏病指标的实验结果比我的要好，但是乳腺癌有不定因素，她体内还可能有其他未发现的风险基因。

许多都是未知的，但正在探索中。这作为科学很令人兴奋，但也很私人化。丹妮和我的两个儿子，还有他们的子孙后代都会关注它。不过我估计等他们到我的年龄，遗传风险因素测试会像测脉搏一样普遍。

但是遗传学并不包括一切。随着我们更多地了解我们的 DNA，其他先进技术和资料会融合进来。这就是本书其他部分的内容：我们出生后怎么和环境相互作用、最神秘的器官大脑是怎么工作的、科学可以告诉我们多少关于这些整合在一起组成的生理系统和通路，以及，怎样调节我们整个身体。

我关掉和女儿的视频窗口，看着荧光屏渐渐变暗。我想知道我和她母亲已经给了她什么遗传因素，是否能保护她免于我们生活的世界的侵害，从化学品、紫外线，到现代生活的压力，甚至她父亲从一开始就问了这些问题的反常的好奇心。

第二章

环　境
Environment

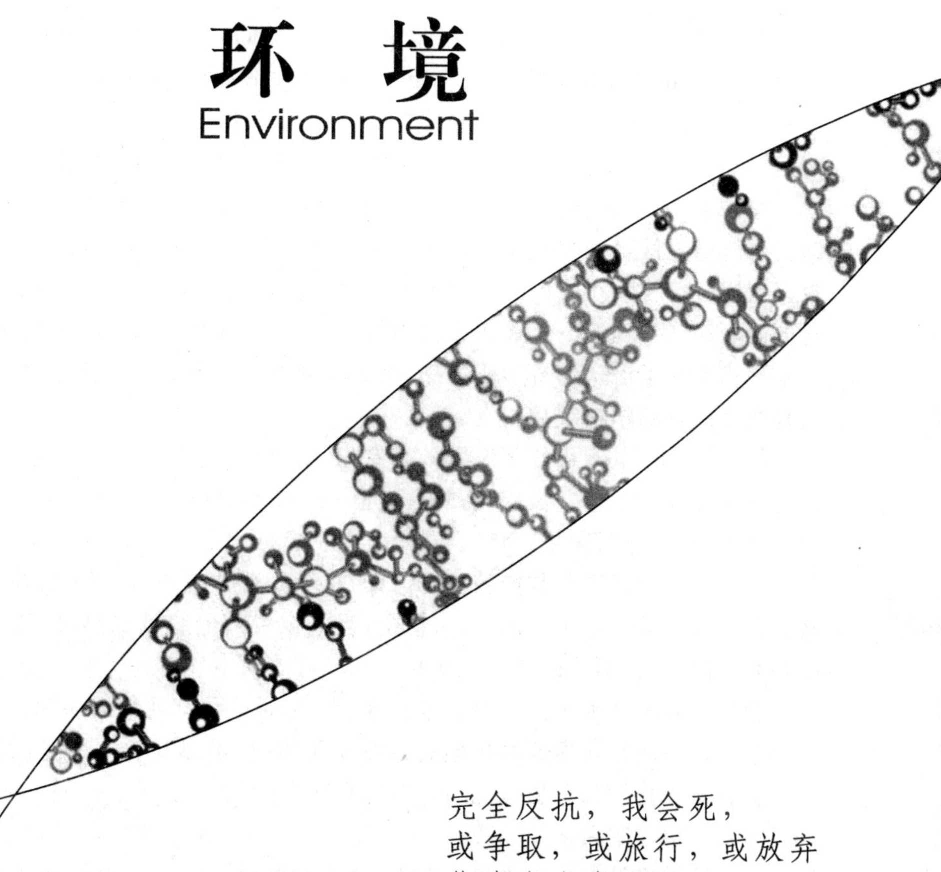

完全反抗，我会死，
或争取，或旅行，或放弃
你我应当争取。

——〔英〕乔治·赫伯特，《自然》，1633

遗传学使子弹上膛，而环境则扣动扳机。

——〔美〕朱迪思·斯特恩（加州大学戴维斯分校）

点燃我的火

电话里，科学家埃克·伯格曼带着轻微的瑞典口音问我，“您坐好了吗?”是的，我说，我正在旧金山国际机场的餐厅一边喝着咖啡，一边等飞机。

埃克·伯格曼是斯德哥尔摩大学的一位化学家。他正说着，停顿了一下。我请他帮助我进行“实验人”计划的下一阶段:与我们内部的遗传构成不同，我们体外的环境是怎么影响我们的。几周前，一家实验室已经测试了我体内的环境化学品，即我可能通过饮食、呼吸空气、皮肤接触而获得的 320 种化学品的水平。它们是我自己生活多年积藏在体内的。单子上列举了我可能在几十年前接触的老化学品，比如滴滴涕、聚氯联苯;工业污染物，如铅、汞和二氧(杂)芑;新的杀虫剂和增塑剂;以及现代生活下潜伏的奇妙化学品，例如洗发香波加香剂、不粘锅涂料和各种形状的轻便又便宜的塑料制品。

伯格曼是举世瞩目的多溴二苯醚专家。该化合物是一种防火阻燃剂，我测试的化学品之一。一直到最近，为防火安全，多溴二苯醚已添加到几乎任何可以致燃的产品中，其中包括床垫、地毯、纺织品、电视机和电脑的塑料外罩、电子电路板和汽车。这些化学品已经与产品混合，目的在于提高燃点，使它们不易被烧毁。它们从火灾中救了成百上千人的性命，但是，当电视机和电脑被加热时，或材料的微粒碎解和降解时，它们可以变成气体和小粒子释放到空气中。

我应该有正常水平的多溴二苯醚水平。但是这位瑞典人意味深长的停顿让我有点紧张。我已经知道这些化学品存在于我体内，虽然我也不愿它们存在。我也知道会有不少化学品。但是我不知道这意味着什么。

但是我想弄明白。

我送给伯格曼的资料来自较新学科“生物监测”，这一学科检测人体和动物体内的极微量的化学品。“过去，我们往往检测空气、食物、水或动物体内的化学品，”美国国家环境卫生中心疾病控制中心科学部副主任詹姆斯·佩克说。从 2001 年起，疾病控制中心的环境健康实验室为“生物监测”研究，定期测试数千个美国人，目的在于初步建立美国数百种常见化学品在体内的正常水平。测试内容包括杀虫剂、二氧(杂)芑和重金属。今后，还会做其他研究。美国国家卫生和营养监察调查局收集血液和尿标本，报告还把检测到的数据参考年龄、性别、种族进行分析，为研究者、公共卫生官员、特定的科学工作者提供测试个体和人群的基础线。

直到最近，科学家才掌握了检测人体内微量化学品的技术。一般说来，它们只有十亿分之一(ppb)，一种标准的毒性量度。一个十亿分之一相当于把一茶匙(2ml)红颜料加入一个奥运会赛场大小的游泳池里，再找微量的红颜料。要想弄清楚这么微量毒素的作用就更难了。

有些毒素，例如汞、聚氯联苯和二氧(杂)芑，对因事故而大剂量接触的人，可以造成可怕的伤害。1984 年，在印度博帕尔市，一家生产杀虫剂的碳化物工厂放出 40 吨有毒的异氰酸甲酯气体到空气中，数日内造成 3000 人死亡，总共可能造成 5000 人死亡。另一个事故发生于日本熊本县水俣湾。智索公司(Chisso Corporation)自 1932 年到 1968 年把大剂量的汞排放到水俣湾中。剧毒的汞积聚在带壳鱼和其他鱼体内，当地人食用后，引起严重汞中毒。症状包括麻木、肌肉松软、面部痴呆、视觉丧失以及听觉丧失和口齿不清。严重者神经失常、瘫痪，症状出现后数周内死亡。子宫中的胚胎也受到影响，造成严重胎儿畸形。三千多人患了此病，这些人以及数千中毒的人都得到了智索公司的赔偿。

但是，许多毒理学家认为我们体内十亿分之一的毒素水平与住在博帕尔市和水俣湾的人们相差悬殊，可能用不着担心。“在毒理学上，剂量是一切，”堪萨斯大学医学中心的卡尔·罗兹曼说，“这些剂量太小，没有什么危险作用。”再进一步说，一些很可怕的物质，例如我作鱼试验时吃进的汞，如果我们不重复接触，数日或数周后就被排出。

不过，随着环境中化学品水平的增加，一些疾病正在莫名其妙地增加。1987 到 2002 年，自闭症增加了 10 倍。1970 年代早期到 1990 年代中期，一种白血病增加了 62%，男婴出生畸形已增加了 2 倍。这些疾病发病率的增加，与一般情况下，许多癌症和其他疾病发病率保持不变或降低的趋势正好相反。一些专家怀疑这与食品、水和空气中的人造化合物有关。纽约市西奈山医学中心的儿科医生和汞专家利奥·川萨德把成千上万的工业化学品排放到环境中称为“不加控制的用 60 亿人做的试验”。但是，目前没有足够的证据说明或显示化学品与疾病的关联。

而且，这些年来，一个又一个曾经认为无害的化学品后来被事实说明是有毒的。铅就是一个典型的例子。1971 年，美国外科医生协会会长宣布血液中每分升 40 毫克铅是安全的。现在知道任何能测到的铅都会损害儿童的神经系统，降低智商(由于禁止在汽油和其他产品中含铅，以及公共卫生系统的努力，从 1970 年代起，美国儿童血液中的铅水平已经下降了 90%)。化工工业先把铅、滴滴涕和聚氯联苯等化学品排放到环境中，后来才发现对人类健康有害。

伯格曼最后在电话里说，他已经看到我寄给他的血液分析的结果。该试验测量我体内沉积在动脉和静脉内的多溴二苯醚水平。在小鼠和大鼠体内，高剂量多溴二苯醚干扰甲状腺和肝功能，阻碍胚胎和新生儿的神经系统发育。2001 年，瑞典的研究者给幼年小鼠喂一种类似于我们家具中含有的多溴二苯醚混合物，发现能引起认知、记忆和行为受损。该研究最近已在缅因州的研究中得到验证。2005 年，柏林科学家报道怀孕的母小鼠体内的多溴二苯醚水平还没有我体内的水平高，就生出生殖能力下降的公小鼠。

目前对多溴二苯醚对人类健康的影响还所知甚少。不过，另一位环保局的多溴二苯醚专家和毒理学家琳达·伯恩鲍姆告诉我，研究者把一种类似于多溴二苯醚的化学品在包括斑马鱼和双壳类在内的许多种生物上测试，发现它除了大鼠和小鼠外，对很多种动物都有害，所以这种化学品对人类很可能也有同样的损害。

“我希望您不要紧张，但是您体内它的浓度很高，”伯格曼最后说。我血液中一种剧毒的主要出现于美国生产的产品中的多溴二苯醚的水平，是249ppb，这是最近疾病控制中心测试数千例美国人的平均值的12倍。是瑞典人的平均水平的100多倍。对另一种多溴二苯醚测试的结果与此类似。我若是工厂车间的工人，含毒水平会更高，伯格曼说。

多溴二苯醚主要以三种形式用于制造业：分别称为“Penta”（拉丁语“5”的意思）、“Octa”（拉丁语“8”的意思）和“Deca”（拉丁语“10”的意思）。这些拉丁文代表着每个化合物中的溴基数——“Penta”，当然是5个，“Octa”是8个，“Deca”是10个。“Penta”被用于泡沫，床垫和家具；“Octa”用于电子产品；“Deca”用于电子产品上的硬塑料和商业纺织品的支持物。“Deca”在两三周内就可从体内排出；而“Penta”和“Octa”可以滞留于我们体内许多年。“Deca”可以引起小鼠和大鼠发育过程中的神经毒性，还可能影响免疫和生殖系统。基于动物试验，它们还可能对人类引起癌症。下表列出了我的一些重要的多溴二苯醚“Penta”、“Octa”和“Deca”形式的化合物的测试结果：

作者体内多溴二苯醚（阻燃剂）水平

化合物	作者的水平（ppb）	美国人平均值（CDC）	美国人95%线*
PBDE-47（Penta）	249#	20.5	157
PBDE-99（Octa）	40.5	5.0	42.2
PBDE-209（Deca）	22.4	N/A	N/A

*95%的测试的人群都是低水平

#水平单位是十亿分之一（ppb）。

科学家已发现多溴二苯醚存在于宇宙万物。北极圈的北极熊、英国的鸬鹚和太平洋里的食人鲸都含有这种毒物。伯格曼和他的同事们最先提出要注意多溴二苯醚在人体内的沉积，他们报道了多溴二苯醚含量在人的母乳中惊人的增长，从在1972年保存的母乳中测不出，到可在1997年保存的母乳中测出少量。从那以后，世界各地的人们都测试多溴二苯醚，大部分是小规模研究，结果不一。日本的“Penta”还不到1.5ppb，而澳大利亚则高达11ppb。在尼加拉瓜，儿童生活在可怕的高达649ppb的垃圾场上。在我住的对面奥克兰湾区，《奥克兰论坛报》为了做报道而对两个小孩做了测试，结果是他们血液中的多溴二苯醚水平都比我高得多：一个5岁的女孩是490ppb，一个18个月的男婴是838ppb。

2004 年，在加州和华盛顿州等一些州提议禁止生产后，“Penta”和“Octa”的制造商们自愿停止了在美国的生产。但是，“Deca”仍然以每年 5000 万磅的速度生产，被大部分用于电脑和电视机的外罩。2004 年，欧盟禁止了“Penta”和“Octa”；2008 年，他们也禁止了“Deca”。制造业在找一些毒性低的代用品，例如氯衍生的无机物和更安全的溴。伯格曼说，还可以使用金属等非化学性的防火材料来做电脑的外罩。

我想这些都很有趣。但是这些化学品怎么到了我体内？

伯格曼告诉我，多溴二苯醚最主要的来源是灰尘。多溴二苯醚吸附于房子、办公室和车里的灰尘上。这或许能解释奥克兰孩子体内的高水平多溴二苯醚。设想他们爬在地上玩时，可能吸入了带有多溴二苯醚的灰尘。一旦进入体内，“Penta”和“Octa”积聚在脂肪中，或妇女的母乳中。多溴二苯醚的另一个来源是食用动物脂肪，不过伯格曼说最主要的来源还是灰尘。

我向伯格曼指出，我可不是在地板上爬着玩的小孩子。他列举了一系列的问题，希望找出我为什么体内会有这么多阻燃剂来熄灭我体内小“火”的解释，如果我发“火”的话。

我最近买新家具或地毯了吗？没有。我是不是在电脑显示器前呆很长时间？是，但我现在的电脑，据说不含多溴二苯醚。我住的地方附近有生产阻燃剂的工厂吗？没有，最近的是在一千多英里约(1 英里≈1.6 公里)之外。一个不同寻常的可能是我在 2001 年 9 月 11 日的世贸中心大楼灾难后，离现场很近。灾难当天我不在纽约市，但几天后我住在离“归零地”(指纽约世贸大楼遗址——译者注)不到一英里的地方，空气中弥漫着倒塌大楼的化学品的臭气。在有毒的空气中，测试出大楼的残留材料的多溴二苯醚水平很高。这些包含无数化学品的毒气，对工人、救援者和曼哈顿下城居民造成长期毒性损害。但我接触那么几天就会导致这么高的水平吗？

然后，我又有一个新的想法。

“飞机怎么样？”我问。

“您常飞行吗？”

“我一年飞 20 万英里，”我告诉他。

“这很有趣，”伯格曼告诉我，他一直对飞机上的多溴二苯醚污染感兴趣。飞机上塑料和织物的内表都含有阻燃剂，以符合美国航空管理局和其他国家飞行安全标准。波音和其他飞机制造商都表示，从 2004 年起，他们制造新飞机已经停用多溴二苯醚，但旧飞机上仍有这些化合物。

在我们通话时，伯格曼正希望测量飞机机舱空气中和常飞行的人体内的多溴二苯醚水平。从那时起他开始这项试验，在 2008 年秋天发表的一篇论文中报告了研究的结果。为了探寻人在飞机内受污染的水平，他的高空飞行试验研究了 9 个乘 9 到 11 小时长途飞机的乘客。研究者采集飞行中机舱内空气的样本，并测试这些乘客乘飞机前后血液中多溴二苯醚的水平。科学家们发现机舱内有高水平的多溴二苯醚。乘机"后"乘客血液中的多溴二苯醚水平也显著增高，不过还是比我的少得多。"这些小规模测试的结果提示飞行员和空中服务人员应进行多溴二苯醚的职业接触检测，"伯格曼和他的同事们在研究论文中指出。

这样，尽管有了一些有意思的猜想，仍然需要做更多的研究来揭开我体内的化学品从何而来之谜。直到我开始这个项目，我从来没听说过它们。

我的问题依然未解：我应当为多溴二苯醚而忧心忡忡吗？

"我不会太担心，"琳达·伯恩鲍姆说，"来自大鼠、小鼠、鱼和其他生物的研究说明它主要影响生殖系统。您若是女的，我会更担心些。"伯格曼表示赞同，由于我是白人男性，风险性会减少，他想可能"任何高于 100ppb 的水平可能只对新生儿有害"。

这让我感到好受些，但我女儿和地球上其他 30 亿女性怎么办？

伯恩鲍姆说现在不明确，但是微量毒素对人体，无论男女，可以许多年都没症状。"这种化学品不像汞一样剧毒，"她告诉我，"毒性可能很轻微。动物的毒性作用，都是后来出现的，例如甲状腺和内分泌异常，以及发育异常，可能引起精子数量降低和排卵功能下降。"我们不了解其毒性机理，"她说，"很难要求医生为患者检查"。

我能做些什么吗？

伯恩鲍姆建议尽量少吃含动物脂肪的食物，因为动物脂肪含有多溴二苯醚。"人们应该把家里和办公室保持越清洁越好，"她说。我们还可购买标明不再使用多溴二苯醚的公司的产品。这些公司包括戴尔、佳能、惠普、爱立信、三菱和索尼。

但是，即使由于禁令停止生产，大量仍含有多溴二苯醚的产品，从汽车到床罩等，还存在于地球上。以后许多年人类还需要用它们。这也是溴水平在人体和动物身上的水平呈指数级增长的原因。伯格曼在瑞典的母乳研究说明多溴二苯醚水平在人体内每五年加倍增长。这种趋势随着禁令可能会减慢速度，但不会很快。

当我挂断埃克·伯格曼的电话时，我的航班通知乘客登机了。漫步在机舱里，我看见头顶上熟悉的塑料行李箱、座位罩和地毯，看着漂亮精致，可也许会带来危险。我看着人们鞋上的尘埃，感觉到脚下飞机引擎在旋转，它很快就把我带到另一个旅行世界，在机舱里我会呼吸和上次航班一样舱内循环的空气，那时我连想也没想过。

艰苦跋涉三千英里的血液

当我和埃克·伯格曼通电话得到释题后，我又开始进一步的实验，采集了大量的血样本，并把这些血样本从纽约寄到加拿大的温哥华。在长途空运前，我得先做血浆分离。在纽约市曼哈顿上城的西奈山医学中心，我又面临一个针头，这次抽血者是罗恩·利昂，他是一名护士，头谢顶，肌肉发达，看起来如果我不听话，他会马上把我摔倒到地上，如果他抽血把我弄疼的话，真该我倒霉。站在旁边的是西奈山医学中心的医生、汞和毒素专家里利奥·川萨德，他们测试了我在加州岸边食用大比目鱼后体内的汞水平。利奥自愿为"实验人"项目的这一部分做顾问。

我提供了比遗传学试验多得多的13管血，用来测试多溴二苯醚和其他几百种化学污染物。这些结果会提供这一时刻我体内化学品负载的记录：纽约市，4月，一个反常热天的早晨9点钟。这个试验和我做过的检测DNA的试验的主要区别是基因绝大部分处于静态(最近发现基因可以因环境和其他因素而发生变化)。它们是我体内的软件，孕育时就完成了，但是化学品类是动态的，总在变化，接触时多时少，我身体储藏或排出它们，还与其他化学品自然或人为地相互作用。它们还与基因相互作用，会增强或减弱基因作用，或者损害基因——我以后会讲到。

"不会疼的，"罗恩坚持说。

我总是讨厌抽血或看到我自己的血，所以罗恩开始抽血时，我没有看。他手法极轻，我都感觉不到。他然后开始数试管，"这是第1管、第2管……"

我想做一个坚强的记者，咬住牙没有开口，不过我发誓已感到血液流出我的身体。他数到第8管左右的时候，我努力转移注意力，我开始感到头昏。他数到10，我眼前的房间开始模糊起来，头上的汗变成了冷汗。我镇静地告诉里利奥·川萨德我要晕过去了。

"再抽3管，"罗恩用关心但是很坚定的语气说。

"您能挺得住吗?"川萨德戴一副大大的眼镜，留着短短的红头发，极瘦。他问我"您要不行，我们就停下来。"

"别停……"我喃喃低语道，又抽一管血后，我试着看清眼前的东西，可模糊更重了。

我的鼻子感到很痛，闻到川萨德身上的盐味。

"哦，"我叹了一声，头脑清醒。

"全抽完了，"胜利完工的罗恩说。他给我看塑料盘里堆着的试管，我鼻子里的盐味消失了，我握住了罗恩和川萨德伸过来的手。

我恢复很快。我的血要送到后面的房间里加工，然后再用冰盒送到3000英里之外的 AXYS 分析中心，它是世界上仅有的几个可以用敏感试验测量十亿分之一量级化学毒素的实验室之一。

几周后，我顺着我血样本的路线飞到加拿大的温哥华，来到 AXYS 的一间房大小的冷冻室前。我周围都是冷冻的样本，有阿拉斯加州海岸边各种栖于礁石中的鱼类，还有北冰洋浮冰上采集的北极熊组织。我的血样本从纽约寄来后，就存放在这个大冷冻室里，它是一个松树环绕的小楼群的一部分。维多利亚港就在附近，是这个大岛南岸的一个小城市。维多利亚离温哥华和西雅图都不远，但好像很偏僻。

AXYS 当时的商务经理劳丽・菲利普斯带我参观 AXYS。她带我看我的血样本怎样被处理测试，公司刚刚做完测试。参观后，实验室就把结果告诉我。

该实验室建立于 1974 年，是为加拿大政府搞环境测试的。加拿大在北冰洋开发石油和天然气。该公司这些年来拓宽业务，现在对鱼、爬行动物、哺乳类动物、土壤、水和人测试 600 多种化学品。“我们的业务是测试很微量的化学品，”菲利普斯解释说，“敏感性是我们的专长。”AXYS 已经测试了经过这个大冷冻室的成千上万人的血清。

但是，很少有人像我这样做了这么多的化学品测试。在 AXYS 进行测试的 320 种化学品中，在我的样本中，测到了 185 种，包括杀虫剂、聚氯联苯、二氧(杂)芑、增塑剂，还有，当然有阻燃剂。不过，即使这么多化学品，也远远不是环境中存在的所有化学品。1970 年，美国环保局成立后列出了数万种化学品。毒理学家认为大约有 8 万种化学品。我想测试所有的化学品，但是试验太昂贵。我做的测试估价是 25000 美元，AXYS 给我优惠到 15000 美元。

我也没检测化学品混合物，化学品混合物的作用会更强，也与单个化学品的作用有所不同。很显然，杀虫剂、聚氯联苯、和邻苯二甲酸盐在我们体内不是孤立的。“混合化学品可能有相加作用，或拮抗作用，或者不产生作用。”美国疾病防控中心的詹姆斯・珀科尔说，“我们还不太懂这些，但是我们已开始研究。”

在温度定为－22℃的冷冻室里，劳丽・菲利普斯递给我一件带狐狸毛帽沿的大衣，指给我看成堆的塑料和金属容器。金属容器是不锈钢质，样本不能有邻苯二甲酸盐，它是一种常用的塑料加色添加剂。游离的邻苯二甲酸盐可能造成样本污染，导致测试失败。“我们这里有鸟肝、鱼血和鱼组织，”菲利普斯说。她小个子，长长的黑发，彬彬有礼。“我们研究鱼的可食用部分的化学品水平，还研究白鹭体内怎么会有二氧(杂)芑。我们用小鼠测试金属接触，用小鼠身上的毛发来检测微量金属。我们还有水样本和苔原样本。”除加拿大政府部门和地方政府部门外，该实验室还测试工厂和工人化学接触的情况，检查是否符合环境和安全保护法。学术机构、环保机构、非营利机构，偶尔，记者也会送样本测试。如果有人无视法律引起污染，法律监督机构也会送样本来。

我们从冰箱接着来到了另一栋实验大楼。第一站是生物危害实验室，这里处理所有样本，即使有些样本含有有害毒素的机会微乎其微。“这里有人体、污水和一些土壤样本，”菲利普斯说。我的血样本也许对 AXYS 工作者，以及温哥华岛的动物群和植物群构不成什么大的威胁，但是要万无一失。AXYS 技术员穿上生物防护衣，在这个密封的房间里处理我的样本，空气是反向流通的，还加了过滤器，确保不会有任何意外的危险。

我的经过处理而无生物危害的样本，被送到一个一尘不染的房间，开始复杂的试验，分离每一种我体内存在的毒素。空气都通过专门的过滤器，每样东西都用玻璃或钢器皿盛着（玻璃器皿都用 350℃ 高温消毒 8 小时，并在用前用清洁溶剂冲洗）。由于聚氯联苯而严格控制塑料制品的使用，电脑绝对禁止使用，因为它们可能释放多溴二苯醚微粒。“我们还担心人们身上的除臭剂和护肤霜也会干扰结果，”菲利普斯说，“人们开玩笑说这里的分析员最好都不穿衣服，这样身上就不会掉下什么了。新鲜空气通过地板上的孔，吹过人脸，把灰尘都吹走了。”但是，微量多溴二苯醚和其他化学品的污染仍不能杜绝，所以实验室里有一个不含任何样本的“空白”样本，只用来测试房间内微量污染物是否超标。空白样本中的数据被从测试样本中减去，这样就能精确测出我的血和其他样本中的真实数据。

在这个实验室的另一边，烧杯里有棕色、紫色和绿色的液体在火上翻着气泡，像一个发疯的科学家在旧恐怖电影里调合液体。我的血样本放在烧杯里，用更多的溶剂来溶解，然后再把不需要的化学品去掉，这个过程称为“分馏”。“最后得到一些提取物，提取物里包含二氧（杂）芑、杀虫剂和其他杂质，”AXYS 的主管戴尔·胡佛解释说，“我们一直分离再分离，直到得到我们要查的纯而又纯的东西。”

现在，提取的化学品做最后一步检测，样本被注进价值 50 万美元的质谱仪。这些仪器看起来像横着放加长的洗衣机，连着的细管子几乎在原子水平扫描化学品。有些质谱仪把样本变成气体，有些把样本变成沫。然后机器测量每个分子的质量，每一个化学品都不同。“例如，我们知道二氧（杂）芑的质量，”胡佛说。这些扫描仪记录血液内二氧（杂）芑和滴滴涕的水平。

在离生物危害实验室和质谱仪室足够安全距离的会议室里，我们又回到塑料椅子和含阻燃剂的电脑显示器前，劳丽·菲利普斯和戴尔·胡佛给我解释打印在电子表格中的结果。一套 3 页纸的表格列出了我的多溴二苯醚结果，给出了 46 种该化学品的异构体的数据。这是我和埃克·伯格曼通电话之前数周的事，那时我甚至从没听说过他。我看不大懂面前的结果，于是问胡佛：“结果正常吗？”

“您的溴水平比其他我看过的血样本要高，”胡佛说。

“这是怎么回事？”我问。

“分析这些结果不是我们的工作范畴”，他说，愿意把我的结果给一些研究项目做参考，并建议我与一个叫埃克·伯格曼的瑞典学者联系。

我们一起看我的酚甲烷、滴滴涕等化学品结果。他们说除已检测出的多溴二苯醚和其他个别异常外,我的大部分结果都正常。翻过一张张印满复杂数字和名称的表格,我对弄懂这些结果有点灰心丧气,这好像和最初的遗传资料一样无法解释。如同遗传学一样,环境生物监测产生大量资料,但需要弄懂。我只是希望,用户用来分析这些资料的工具能比大部分遗传学上用的容易些。我知道 23andMe 公司以及 deCODEme 公司都没有方便消费者使用的图和解释,但是我估计很快会有的。

现在要做的就是,查找我身体的信息,弄清楚我身上怎么积聚了这些化学品,以及它们是否有害。最好的方法似乎是从我的过去一直查到现在,向我住过的地方查询,搞明白我在何时何地接触了这些化学品,并向专家咨询。

如果不是毒素污染,我会在堪萨斯度过田园牧歌般的童年

我和您一样,不管什么毒素存在于孕育我的精子和卵子里,自己对毒素的接触从孕育就开始了。随着细胞分裂,我的器官形成,我母亲已经把环境中的化学品通过胎盘和脐带带进了我的身体。这些肯定包括汞。根据美国研究协会的报告,汞目前每年让 6 万个新生儿有可能产生严重的神经发育缺陷。2005 年利奥・川萨德作为作者之一发表的论文中,报道每年因接触汞而智商降低的儿童有 316000 到 637000 例。我可以想象汞和其他化学品进入一个像我一样的胚胎造成的后果。我似乎还好,大部分器官和功能都还健全,包括生殖功能。

我的出生是个奇迹。那是 1958 年,12 年后美国国会才通过《清洁空气法》,14 年后才通过《清洁水法》。那段时间因受害人之多,环境中化学品之多,和地球上产生的许多污染源,如果不是世界历史上,也可能是美国历史上污染最厉害的时候。后来,中国、印度和其他快速工业化的国家使环境污染更加恶化。20 世纪 50 年代后期和 60 年代是汽油和油漆中含铅量最多的时候,同时塑料产业也刚刚起步,更不用说成千上万的化学品都不加处理地排进空气和水中。

我在堪萨斯市郊的一个小村落里成长时接触到更多毒素。我家周围像田园诗一样:树林,河边的石灰岩绝壁,小溪,还有一个大湖。但是,我家坐落在离堪萨斯市一个大工业走廊几英里的地方,对我们来说,看不见也想不到,那里的工厂生产汽车、肥皂、肥料和其他农用化学品。我们开车去堪萨斯市,经过正排放着毒气的工厂,烟雾吞没了我们的汽车,散发着臭气。肥料厂的烟囱上空火焰翻腾,闻起来像臭鸡蛋,动物下水直接就排进河里了。那时候的老朋友都还记得燃煤的电厂总冒黑烟,牛城屠宰场的血有时能把河水染红。

"那时许多塑料厂都有难闻的气味,"联邦毒物与疾病登记署堪萨斯市高级官

员丹尼斯·乔丹-伊萨吉雷说。“还有一个阿莫科炼油厂，把这地方搞得臭气熏天。”

我记得有一天和一个比我大的好朋友正在离城不远的沙滩上玩，他不小心掉进了堪萨斯河。河的上游几英里是几家工厂。有人曾警告我们离河远些，因为河流很强。但河流急并不是问题。男孩立即就爬出来了，但起了皮疹，被水里的什么东西引起二度烧伤，所以不得不被送进急诊室。

附近的农场，卡车和农药喷洒飞机喷洒着滴滴涕和其他杀虫剂的浓雾。每年春天，都有一辆卡车缓慢地开过我们的城市，打滴滴涕灭蚊子。大人警告我们小孩都呆在屋里，不要出去。我们偏偏不听，在卡车后面的药雾里骑自行车，还屏住气，感觉很勇敢。

这是在环境运动的早期。塞拉俱乐部之类的组织开始指出，化学品、垃圾和其他污染源不加处理地排放到环境中，后果将无法控制。这些信息并不为大部分美国人所接受，他们习惯把废物直接排入河流、空气和陆地。直到那时，主要是大自然吸收这些垃圾，至少还没对人类和环境造成严重的大规模伤害。但是，随着工业的发展，化学品在20世纪早期和中期变得很普遍，自然已无法承受。最突出的地方像洛杉矶，在我还是一个小男孩的时候，烟雾很厚，像有毒的雾罩。在我姥姥和姥爷上世纪60年代居住的纽约市，我记得他们说在曼哈顿都不敢呼吸空气，因为那相当于一天抽两包烟。

我在堪萨斯市读到一些《堪萨斯城市之星》的剪报，让我了解到那个时期人们的态度，他们在20世纪60年代已经开始了“清洁我家乡”的运动。我个人记得这一点，是因为我母亲，一位杰出的自然摄影家和艺术家，很早就致力于环保运动，当时这项运动在这一地区尚不流行。在成长过程中，我读了雷切尔·卡森的书（20世纪美国海洋生物学家和著名环保主义者，著有小说《寂静的春天》及大量有关环保题材的作品——译者注）和像《增长的极限》（*Limits to Growth*，罗马俱乐部1972年发表——译者注）一类书籍，看我母亲发表演讲，她是热情的环保提倡者，写书和文章呼吁保护高杆草牧场。这个特别的生态系统（水牛、狼、羚羊、多种草和植物）从我们家西边起始，过去一个多世纪里已经遭到住户、农民，最近还有杀虫剂和肥料的伤害。她认为这些破坏了从加拿大到墨西哥的一大片像雨林中的植物一样丰富的生物体系。她在给堪萨斯市的一个保守市民组织演讲时所用的幻灯片中展示了废物、垃圾、明显的工厂污染物和油化的水。听众都很震惊，与其说是被她所展示的东西，不如说是被她直言的勇气所打动。她向他们指出，他们所热爱的地区原生态的环境已不复存在，而工商业带来的价值或许比不上做一个模范公民。

1967年，一个读者写信给《堪萨斯城市之星》，担心一条流经她的富裕邻居们的名为画溪的有名的小溪，会变成一条“污水沟”，因为城市污水在暴雨时直接排进溪流里。《堪萨斯城市之星》报道，在一篇回复此信的文章里，市政府卫生官员告诉记者堪萨斯州同意这么做,所谓“污染溪”只是“有点不纯和污染”。当时的市卫生局长布鲁斯·霍奇博士向大家保证,画溪最近才通过市卫生局的检查。“尽管溪水里有东西,造成饮用或游泳不安全,但依卫生局标准还不能称为‘污水沟’,”霍奇告诉报纸。

3 年后的 1970 年,华盛顿国会面临压力,需要对美国受污染的水和空气采取措施。当时民主党的堪萨斯州州长罗伯特·多金非常开明,提议建立了州环境资源局。根据《堪萨斯城市之星》,多金要求这个新部门“检测和处理所有破坏我们的地球、天空、水源和每一个生物的污染。十年后,我们应看到我们的环境比先前大大改善。”在上世纪 70 年代,离我家不远的工厂因为违犯污染标准遭罚款不止一次。1971 年,《堪萨斯城市之星》报道 75 家工业企业收到 100 多张传票,并“被通告整顿工厂,以符合州清洁空气微粒子污染标准条例”。煤和石油燃烧产生的二氧化硫超过州标准两三倍。甚至一个我喜欢的堪萨斯市烧烤餐馆,“烧烤大门”,1975 年也被列为烟雾和微粒子污染违章者。

大环境污染已经很严重。更糟糕的是,离我家只有一英里的地方,穿过石灰岩陡壁,堪萨斯河上游曾是一个垃圾场。它在国家重点治理的危险区名单上,是一个环保署超级基金(即有毒废物堆场污染清除基金——译者注)基地。我们男孩子常常在炎热泥泞的夏天到那里玩,从树林里进去,然后以河为界分班。那个垃圾场里有旧瓶子、报废的机器、方向盘以及其他只有男孩子才喜欢的杂物。

许多年来,在这个约翰逊县的角落里,丢弃了数千磅的化学品污染的材料。“这些在条例规则开始制订和执行之前已经开始了,”联邦毒物和疾病登记署官员丹尼斯·乔丹-伊萨吉雷说,“金属屑和重金属都丢弃在这里。没有围墙,没有限制,所以孩子们可以进去玩。”

他们是像我一样的孩子。

即使我不在现在名为“杜皮克假期超级基金基地”的垃圾场玩,它离我家和其他 4500 户居民的食用水源只有半英里。“从现在的资料看,河里的水遭到了污染,”环保署杜皮克救助项目经理雪莱·布罗迪说。在 20 世纪 60 年代,该县对河水进行了处理,但不是对所有的污染源进行了处理。饮用水还来自 21 口水井,离杜皮克不远。我读了环保署关于这个区域的长长的报告,看到上面列出了无数在我体内出现的化学品,包括杀虫剂和重金属。我问乔丹-伊萨吉雷这个垃圾场是不是我体内污染的来源。“当然有可能,如某些金属和杀虫剂。不过,很难分辨出您哪个时候接触了哪些污染物,因为您还住过其他地方。”

杜皮克假期基地由环保署鉴定,在 1983 至 1995 年间已得到清理。但是,他们并不是移除废物,而是把所有垃圾都埋在了地下,周围画线,把整个场地用非渗透性的盖子盖起来,不会接触到空气和水源。“是一个专门设计和制造的盖子,”雪莱·布罗迪说,“是高密度聚乙烯,我们把场地分级,所以流放口很少。最后把淤泥和污水网起来，把密封的盖子盖上去。然后再放上 6 至 12 英寸夯实的土壤，并种上植物。经过下雨下雪，湿度从表层向下渗透，有助于植物生长。这是我们所希望的。表面用健康的植物覆盖起来。”

2005 年，该基地的第二个五年调查结果说明它很安全，管理完善。“如果您参与了挖掘工作，又读到报纸上讲的东西，您会伤心。这是一种埋葬。但是整个项目的主题是水源不会和废物混合，产生让环境与废物接触的沥滤过程。”布罗迪说。

简直令人难以置信的是，我家另一边只有 1/4 英里的地方有另一个超级基金基地。我小时候，夜里常听到远处传来砰砰砰的枪声，穿过我家对面街道附近的树林和山丘。农民、运动员常在那里聚起来玩、喝酒和练习射双向飞碟。许多年来，在该基地被取缔之前，猎枪子弹壳和乱七八糟的陶土鸽子上的白色颜料散落在地上，积聚了高危险水平的重金属。清洁治理很快，乔丹-伊萨吉雷说。环保工作人员来后把弹壳和陶土碎片运走。“我们这样做是因为该地区发展起来后孩子们来这里。小孩子喜欢玩弹壳。”

是的，的确是这样。

离开堪萨斯上大学约 30 年后，因为做这个项目，我在元月份一个寒冷的晴天里，来到垃圾场附近那条熟悉的河边。冬天的河水浑黄，流速缓慢，水平面很低。杨树林还在，还有香蒲和海藻，沙滩上刚刚倒下的树。圣达菲铁路的铁轨顺着我们孩子们常玩的河堤向远方延伸而去，我们常在铁轨上玩便士，等火车过来时把便士辗碎。我想爬到垃圾场北部一个峭壁上去看看我们常玩的树林那一边是什么，但是现在该区已经发展了很多，周围建了篱笆墙。我离开家后不久，那里建了一条州际高速公路，把我童年的家和垃圾场之间的通道切断了。

我在黄昏前到了杜皮克假期基地，向公司签了到，现在他们还在场区内管理一个正在使用的垃圾堆。每几分种，一辆垃圾车就会出现，向峭壁开去，发动机轰鸣着，缓慢地向山坡上爬行。随着日落西山，我上到了山顶，眼前一片宁静的绿色田野，过去曾是成堆的垃圾、碎石、废桶和废轮胎。我站在环保署修建的盖子上，冬天草割短了，泛着黄色，峡谷里铺满了碎石，到处都有排水系统。我走出汽车，站在一个像公园一样的地方。这个地方这样清洁，我感到十分惊喜。我知道如果我母亲看到这些会怎么想。事实上，人们告诉我，在上世纪 80 年代和 90 年代我家搬走后，当地居民团体曾游行支持环保署清理这些超级基金基地。

“我们得承认，我们对污染就在自己后院感到非常吃惊，”以前我家对面街道上的一位邻居说。他比我上次见他时老多了，头发花白。当我还是个小孩子时，这个男人曾经对我母亲的幻灯片不以为然。“你知道，”他说，“你母亲一直是对的。”

回到车里，我匆匆环顾四周。车子开过清洁过的猎场，沿着河边的州际高速公路，到了离市中心更近的一些工厂。灿烂的中西部的日落闪着桔黄色，好像比我们在加州看到的天空要辽阔。我通过一家轧钢厂、耸立着三个高高银色烟囱的凯发电厂、辛克莱加油站，还有高露洁洗发水厂，场区内有很多管道，充满了化学品。天色暗下来了，我在河边的发电厂附近停下来，走出车，深深吸了一口气，闻到也许是泥土和发腐树叶的味道，再也没有乌七八糟的臭味。我走下低低的河滩，踩在一些碎石上，靠近河沿缓缓的棕色流水。我敢吗？丹尼斯·乔丹-伊萨吉雷告诉我鱼又回到了堪萨斯，河水清洁，不含大部分化学品。我张开手，记得上次我离河这么近时，我的手是多么小，回到那时，我不会冒这个险的。现在，我把手放进水里，感觉是——水。没有烧灼感，没有味道，没有薄薄的化学泡沫的影子。不过，我也意识到尽管愤青们对政府和污染治理以及更近的应对由人类活动引起全球变暖所做的巨大努力持怀疑态度，但此刻从我指间流过的清水、呼吸的清新的空气，使我看到一丝未来的希望。

我来到堪萨斯东部，并不仅仅是来重温我少年时生活过的地方。我来这里调查我可能摄取的化学品。在部分程度上，我 AXYS 测试的结果像一个 40 年前的化学日记。作为初学者，我想知道在滴滴涕卡车后骑自行车，是不是就是我血液内含有现在已禁用的杀虫剂的原因。我还测试出体内有其他童年时期的杀虫剂，例如杀白蚁的氯丹和七氯化茚。

这些化学品中，是否有一些从童年起就一直保留在我体内？

为弄清楚原由，我拜访了两位毒理学家：堪萨斯大学医学中心的卡尔·罗兹曼和约翰·道尔。罗兹曼多年来是美国职业卫生管理署的顾问，是一位滴滴涕和其他杀虫剂的专家。道尔合作编辑了《卡萨雷特和道尔毒理学：毒素的基本科学》，这是一本重要毒素教科书。我们 3 人在罗兹曼的办公室里会面，办公室里到处都是厚厚的试验册、散开的论文和期刊。

“您体内化学品的水平与我们预料的在几十年前接触过它们的人的差不多，”罗兹曼翻看我的 AXYS 试验结果，对我说。我问有关滴滴涕的事情，他开始查找数据。

“您的滴滴涕水平有一点高，”他说，“但最重要的不是看滴滴涕。滴滴涕在体内代谢，代谢物可以留存很长时间，这些代谢物才重要。”

滴滴涕的主要代谢物是滴滴乙，他解释说。我的水平是 256ppb，比疾病控制中心的平均值 295ppb 稍低。“这个水平说明您是童年时期接触的，”他说。我体内的另一些杀虫剂水平也增高，这些是上世纪 70 年代早期滴滴涕被禁用后的替代性的杀虫剂，那时我还是一个少年。罗兹曼解释说这些替代品叫有机磷，在某些方面比滴滴涕更糟糕。“滴滴涕的问题是，它能留存在环境中，”他说，“因此滴滴涕便宜，作为杀虫剂有一定吸引力：它低毒，效用持久，所以不需要多次用药。有机磷用时有剧毒，30 天内很快就消散，需要重复用药。这是利弊取舍。”

“每年大约有 50 个孩子死于有机磷中毒，”道尔说。几名驾驶喷撒农药飞机的驾驶员都死于撒药过程中，只是因为他们撒药时回头看了一眼撒过的药雾，就让他们失去知觉，飞机坠毁。“所以滴滴涕的优点是从不会毒死人，”罗兹曼说。这可能是为什么我们可以在撒滴滴涕的卡车后面骑自行车。“但是这类化学品的慢性效果令人担忧，因为它们积聚后，久而久之会对动物和人类造成损害。”

这些我年青时接触的杀虫剂，长期接触可能会引起堪萨斯农民中白血病和其他癌症发病率比正常人高的危害。这是根据堪萨斯大学对 1980 至 1990 年之间癌症死亡病例的研究得出的结论，那时我已离开家 10 年了。最近美国国立卫生研究院的研究显示，根据杀虫剂的品种，一生中接触过滴滴涕超过 100 天的人，患糖尿病的风险增高 20%～200%。

如果科学家把个体对糖尿病的遗传因素计算在内，对这种化学毒素的风险因素有着更有意义的应用，我们在以后的章节中会提及这一点。

但是，我青年时期留存的最高水平的杀虫剂是一种叫六氯苯的杀真菌剂——10.57ppb。它用于植物种子抵卫真菌，直到 1966 年被禁用，因为它可以引起动物患癌症，导致肝癌、肾癌和甲状腺癌的增加，还可能对人类致癌。六氯苯在人体内的半衰期是 12 年，罗兹曼说。这样，他可以算出我在童年时体内的六氯苯水平。“半衰期很重要，”他解释说，“半衰期就是我们从体内排出 50%的化学品的时间。现在，半衰期是 12 年，这就是说在这段时间里，您可能从 100 降至 50。在另一个 12 年里，就是 25，再有一个 12 年，就是 12.5。您还可以反过来算，您在 40 年前，10 岁时候的六氯苯水平大约是 80。”

“这个水平危险吗?”我问。

“这个水平远远算不上危险，您很幸运。”罗兹曼说。

“我现在不会再接触它，实在太好了。”

“但是，这种观念也许不正确，因为即使一种化学品被禁用后，环境中仍会有残留。”

“如果我是一个农民，40 年前从事把种子泡在六氯苯里的工作，我体内的六氯苯水平会更高些。”

“的确是这样。就六氯苯来说，20 世纪 50 年代土耳其发生过一次事故，我们看到数千农民中毒。美国给土耳其提供种子，用六氯苯处理过，以使其在储存时不会生真菌。有些地区，人们遭受饥荒，农民就直接用这些种子做面包。他们应该用这些种子来种庄稼，而不是食用。大约 3000 人吃了，其中许多人都死了。因为剂量大时，六氯苯化学品积聚在体内，几个月后或半年左右，特别是小孩子，就会引起肝病。”

“这是个惨痛的事故，”道尔说。“我需要强调您体内的这些化学品水平微不足道，即使比正常再高些也没关系。您在书中要谨慎讨论此事。您的读者会说，‘哦，这里有化学品，是不良化学品，它可以引起畸胎、癌症等等，天呐，我这里可不要那东西，’但是我们不确定这些化学品是否会引起损害，尤其在低水平。”

罗兹曼和道尔还谈论了化学混合物，告诉我类似的化学品会有相加效应。“所以您必须把它们加起来。就二氧化物来说，它们作用机制类似，所以所有二氧化物都可以加起来。”

我犹豫着把我的二氧化物结果翻出来。罗兹曼向我保证即使全都加起来，也不大会对我造成损害。

我很高兴听到这些，不过道尔告诉我相加并不等于简单地加起来。有些化学品作用比另一些要强，需要考虑在内。“例如，氯丹和滴滴涕相比。氯丹比滴滴涕作用强 5 倍，所以剂量必须相应调整，才起到等同作用。”从作用上来讲，它意味着对组织、细胞或器官引起损害或疾病的毒性强度。有些化学品对另一些有增效作用，就是说两种化学品联合产生一种新作用，可以引起比两种化学品分开时强得多的毒性。“这是令人担心的，”道尔说。

我故乡的清理工作还要继续，丹尼斯·乔丹-伊萨吉雷说。“在堪萨斯市，我们清洁了大部分我们知晓的区域，”她在一封最近的电子邮件中告诉我。“我们还在寻找老电镀厂，如果发现金属车间，我们就拆除。我刚参加了一个会，密苏里州有 6000 个区域曾经是煤矿、碾磨厂、炼油厂或熔炼铅厂，给地下水和土壤表层造成很大问题。”

我体内的铅水平是 3ppb，我告诉她。

“这表明您曾接触过铅。25ppb 以下，您不需做任何治疗。到 25ppb 时，您需要观察，超过 50ppb 它们就会让您停止工作，超过 75ppb 就需要用药物来排铅。但是您只有 3ppb，没什么事。”

我对这些发现感到欣慰。但是，我仍然对我们这代人在童年时经历了化学品泛滥的事实感到惊叹。随着我们进入四五十岁，有的年龄更大，我们中大部分人都很健康。这可能与卫生保健体系改善和医疗水平的提高有关，美国从 1900 年以来寿命已经增倍了。

出生于上世纪 50 年代和 60 年代早期的人中，出了许多伟大的艺术家、企业家、发明家、科学家、律师、投资家和工程师。不过，人们当然还会想到之所以没有出现另一位阿尔伯特·爱因斯坦、另一位威廉·莎士比亚或另一位富兰克林·罗斯福，只是因为我孩童时，住在一条我们称之为凯的河旁，由于非法排入空气中的铅、六氯苯污染，或由于二氧化物和二氧化硫混合后产生的增效作用而影响了智商。

哈德逊的热点

堪萨斯并不是我唯一接触有毒化学品的地方。我离开堪萨斯上大学时，特定的时间和地点正好让我接触了很多另一种我体内检测到的人造化合物:聚氯联苯。聚氯联苯曾用于电子绝缘体、变压器中的热交换液、荧光灯等产品中。在垃圾场和旧工厂,它可以渗透到土壤。但是,较大的污染发生在20世纪40至70年代纽约州东北部的哈德逊河。美国通用电气公司当时用聚氯联苯做变压器里的冷却剂,其工厂设在哈德逊瀑布和福特爱德华两个城镇内。

我于20世纪70年代后期和80年代初期,在波基普西市的瓦萨尔学院读大学。该学院大约在通用电气公司的工厂下游130英里处。聚氯联苯于1979年被禁用,当时正是哈德逊河里浓度最高的时期。在那之前,通用电气公司合法地把聚氯联苯排放到哈德逊河里,河水流到下游的波基普西市,该市是从哈德逊河里汲取饮用水的7个城市之一。

聚氯联苯呈油状或固态,在环境中可以停留几十年。动物试验证明,它可以损害肝脏和致癌。有些聚氯联苯化学特性上与二氧(杂)芑相似,副产品剧毒,其中最有名的是落叶中的橘剂。在试验动物身上,它可以引起生殖和神经系统的损害,还影响生长发育。日本和台湾分别在上世纪60和70年代发生事故,几千人因食用受聚氯联苯污染的米油而中毒。中毒者受到生育能力下降、自发性流产、畸胎和低智商等折磨。

1984年,沿哈德逊河两百英里的河岸线上,从哈德逊瀑布至纽约市,被列为美国环保署超级基金基地,这是全国计划清理河里流着的聚氯联苯最大的基地。到那时为止,通用电气公司已经在清理工程中花费了4亿美元。根据环保署的要求,挖掘清理河里的聚氯联苯沉淀物,严格禁止新近废弃的位于哈德逊瀑布的工厂向河里泄漏聚氯联苯。福特爱德华的工厂也一边继续生产电子产品,一边进行清理。美国环保署预算用7.5亿美元来完成这项清理工程。

瓦萨尔学院校园里和我宿舍里的饮用水可能受到上游流过来的聚氯联苯污染,不过人类主要的污染源是食用了从污染水中打捞的鱼。聚氯联苯在鱼的脂肪里积聚,所以纽约州不得不在哈德逊河上游禁止捕鱼。在我记忆中,我在瓦萨尔读书时从不吃哈德逊河里的鱼。专家告诉我聚氯联苯呈油状,不溶于水,所以不大会存留在水里。但是,我体内可以检测到209种聚氯联苯有毒同簇体中的几十种,包括剧毒的聚氯联苯燃烧和环境作用后产生的二英类聚氯联苯。我体内该物质的水平并不高,很难把我的资料与美国疾病控制中心的全国聚氯联苯数据相比较,因为AXYS检测的方法要比疾病控制中心实验室的更敏感。国家健康与营养调查局对我测出的许多有毒同簇体都报告为"低于可检测水平"。

但是,聚氯联苯与许多其他顽固的化学品一样,广泛存在于地球上。我在任何地方都有可能接触到它。"聚氯联苯到处都是,"前美国环保署专管哈德逊瀑布项目的利奥·罗萨莱斯说,"所以谁知道您从哪儿接触到的?"

元月寒冷的一天,阳光明媚,我开车从奥尔巴尼沿着4号国道来到哈德逊河上游的树林密布的两座小城:哈德逊瀑布和福特爱德华。这些地方混合着农田、冬天无叶的森林和曾经辉煌的工业城。两座小城大部分仍然由沿着河岸的两个通用电气公司的工厂所占据。一个在福特爱德华的中心,正对着4号国道,另一个在往北几英里处的哈德逊瀑布北边,从4号国道主路向西北方向延伸。我经过僻静的镶木房屋和店面,有些店已经关闭。一些卡车和旧的休闲越野车上都缠有黄丝带,为美国在伊拉克的部队祈福。

我停在4号国道旁的一座小楼前,那是美国环保署哈德逊项目办公楼。我见到美国环保署的利奥·罗萨莱斯。他年轻,留短平头,很诚恳,让我想起我在海外当记者时遇到的国际维和警察。罗萨莱斯给我讲解在办公室前厅的图片和海报,并解释美国环保署通用电气公司项目。

“这些聚氯联苯对当地居民有什么害处?”我问。

“对人的影响还不肯定,”他说。一项在哈德逊河居民区所做的研究显示因呼吸系统疾病住院的人数增加了20%;另一项研究发现污染地区的癌症发病率并没有增加。但是,对野生动物的影响很严重。“在几年内,纽约州环保工作人员用矶鹞做了一项有关鸟的研究,”罗萨莱斯说,“他们测试了矶鹞蛋,看蛋里是否有聚氯联苯,他们很吃惊地发现蛋里聚氯联苯含量很高,高至52ppm(百万分之一)。要知道聚氯联苯的含量限定标准是50ppm。所以这些鸟蛋都有毒。研究人员测试那个鸟蛋后,不得不把它扔到毒物垃圾堆。我们想给人们送去一条信息:不仅是你可能会吃的鱼,还有野生生物,整个环境都受到影响。人们也许即刻不会有什么危险,但是,这种化学品不会被河水稀释,不会自己埋葬,是一种持续威胁。”

一些社区会议在这座办公楼里召开,他告诉我,并不是所有的会议都进行得顺利,并不是每个人都同意清理几吨河床并运到别处的提议。“大部分人默默赞同这项工程,”他说,“开口讲话的少数人不同意。”当地居民担心他们的污染,我很快发现有些居民还感到恐惧,甚至伤心。但是许多人天真地认同通用电气公司的看法,认为清理中聚氯联苯被运来运去,可能会带来危险,或者危险并没有那么严重,清理是浪费钱和精力。当地一些政界人士、农民和商业领袖抱怨美国环保署对聚氯联苯的警示使当地丢掉了一些生意。房屋拥有者担心他们卖不掉工厂周围的房子或不能重新申请贷款。有些人将重新评估他们的房屋价值并提高税收的福特爱德华市政府上诉到法院。

我坐进罗萨莱斯的车里,他带我看看周围的环境。福特爱德华厂占地32英亩(约12.95万平方米),还有一个巨大的“通用电气公司”牌子面向4号国道,当地人称之为“百老汇”。我们开车经过的一所房子的窗户上贴着标语:“我们反对清理”。

这家工厂最初建于1942年,为二次世界大战生产轰炸机和装甲车。1946年,通用电气公司搬进来,开始用聚氯联苯生产电容器。根据通用电气公司的资料,现在这家工厂还有三百名左右工人,比以前少了一些。

我们开车缓缓经过工厂的大停车场，车很少。沥青裂了缝，停车线也褪了色。罗萨莱斯告诉我，工厂的泄漏物导致成千上万磅聚氯联苯积聚在这个停车场下面的池子里，引起地质恶化。大部分聚氯联苯还在那里。一个当地居民后来告诉我，工厂的地上常常有厚厚的聚氯联苯，“像糖浆一样，”工人用清洁剂和溶解剂来清洗，用水冲地板。久而久之，在工厂下面泥土里形成一层可渗透的的沙层。

停车场对面就是工厂。罗萨莱斯和我开车经过一些简易的平房和二层楼房。外面是孩子们的自行车、家用轿车、秋千、一两个狗窝。我看见一个抱着婴儿的母亲走进她的车；街那头，两个男孩正往河边走去。

1982 年，这里居民发现大部分饮用水井里有聚氯联苯和其他污染源。1983 年，官方用市政提供的自来水代替了这些井水。不过近 40 年里，饮用水和其他水源都来自被聚氯联苯污染的含水土层。停车场下面，并没有作任何处理。这些事实让一些居民怒不可遏。退伍军人和公共卫生拥护者丹尼斯·普雷沃斯特抱怨聚氯联苯让他年仅 46 岁的弟弟和一个邻居在二十几岁就死于脑癌。“我是在福特爱德华厂附近相距一个街区的地方长大的，就在停车场对面。”他后来告诉我，“我家人因住得离工厂近，健康受到很大影响。”

纽约州立大学奥尔巴尼分校的聚氯联苯专家爱德·菲茨杰拉德，以及其他研究者引证研究并没有发现该地区的癌症发病率增加。但是，普雷沃斯特相信这些研究没把从这些地区搬到别处又死于癌症的人计算在内。菲茨杰拉德向普雷沃斯特和其他居民解释说喝井水引起的风险很小，因为聚氯联苯常沉淀于水底，“所以饮用水不可能有高水平的聚氯联苯。”食用受污染的鱼类才是更可能的污染源，他解释说。“在上世纪 70 年代，鱼体内含有几百 ppm 的聚氯联苯。现在这一水平已经下降了，但仍然很高。一些较轻的聚氯联苯可能变成微粒，会引起污染，但它们降解也更快。州里做了一项大规模研究，探讨有关电池的问题，做了很多血液和室内空气标本检测，结论是风险并不是过高。”

我们沿河边向 19 世纪修建的一条窄窄的尚普兰运河走去，下了大路，走上一条冰冻肮脏的小路，罗萨莱斯指给我看空旷的 110 英亩的田地，这里要建一个清理脱水工厂（工厂现在已经建好了）。在这里，河底淤泥中的聚氯联苯将被清除。“这个区域将是空前的，”我们踩着积雪，步履艰难地走着，罗萨莱斯告诉我计划修建一座巨大的像飞机库一样的大楼，在那里土壤可以得到洗涤，水处理工厂可以清洁污染的水，一天可以处理两百万加仑水。处理后的水可以重新排放到运河里，并监测污染源。通用电气公司打算修一条通向脱水工厂的路，再修一条 7 英里的新铁路，把工厂与铁路干线连起来。

“一天满满两车聚氯联苯会被运出倒掉，”罗萨莱斯说。废物排放中心位于靠近得克萨斯州-墨西哥边界得克萨斯州西部的安德鲁附近。这个占地 1340 英亩的中心建于 1997 年，是美国环保署、能源部和工程部队收集的有害物质的一个终端。

当地和美国环保署的官员告诉我纽约不愿意让这些东西留在帝国之州的任何地方。在得克萨斯州，纽约州的这些有害物质被储存在有标记的垃圾坑里，最终会加盖和密封，然后观察几十年，或几世纪，确定它们不渗露，或者等技术发展成熟后把这些化学品中和。至少，希望如此。

“我们正做的只是加速净化河水，”罗萨莱斯说。“这样比让河水自己恢复快得多。”我们离开那里时，经过三三两两的农舍，罗萨莱斯告诉我这里的人们担心住得离脱水厂太近。“他们说，‘美国环保署长久以来整天告诉我们聚氯联苯有害，而现在却在我家门前治理？’他们很担心。但是，我们告诉他们风险来自吃鱼，并不是离脱水厂近。脱水厂每时每刻都有安全监控，但是河水并没有。”

回到福特爱德华，我驱车离开了城镇。我过桥来到罗杰斯岛，看看通用电气公司的后面。该岛的北边是一些房屋、一个野餐地、一溜海滩，和一个带游泳池、棒球场和秋千的游乐中心。几年前，通用电气公司测试房屋周围土壤中的聚氯联苯水平很高，需要采取紧急措施。“他们把所有脏土拉走，再用净土填上。”罗萨莱斯曾告诉我。“秋千都架在离地足够高的地方，没有聚氯联苯。”他补充说。

夕阳已经落到河里，空气又冷又潮湿。薄薄的一层积雪覆盖着路面，水慢慢地流过发暗的沙滩。我走在岸边，稀泥粘到我鞋子上。不远处，通用电气公司静僻地伫立着。我看到脚下小小的熔岩粒一样的小球冲进沙子里。这些是聚氯联苯吗？罗萨莱斯说这里有，重些的沉在泥里，轻些的飘在空中。“您在海滩上会吸入它们，”他又补充说，“把您的手放进去触摸它，或在水里面游泳，甚至吸入少许，都不会引起中毒。”

我半蹲下身子，伸出了手，想摸一摸这些小球看有什么感觉。就像在我长大的家乡堪萨斯河边一样，但是这次，我把手缩了回来。

谁的身体负担？

我现在生活在旧金山，面临不仅没有被禁用，而且逐年在环境和我体内都增加的新一代工业化学品。骑车后喝瓶装水，我可能接触酚甲烷，是一种硬塑料的成分，用于制造从水瓶到护目镜的多种用品。酚甲烷在动物体内可致生殖系统异常，最近已经呼吁在美国或一些州禁用，但是到发文时为止，尚未采取行动。我体内的酚甲烷水平很低，根本测不到，这使我对毒物的忧虑稍感释然。

还有我洗头发时用的香波里的熏衣草香味怎么来的？这要归功于邻苯二甲酸酯，它增加塑胶弹性，给香波和其他脸上和手上搽的霜剂添加香料。大部分汽车的仪表盘，还有一些食物包装，都含有邻苯二甲酸酯。在加热和磨损时，邻苯二甲酸酯被释放出来，人们吃进去，或通过皮肤吸收。但是，它们会在几分钟至几小时里被排出体外，大部分人体内的邻苯二甲酸酯水平一天里涨落不定。

如同酚甲烷一样，邻苯二甲酸酯可以损害小鼠的生殖系统。由美国国家毒理项目的专家组成的专门问题小组认为，到目前为止，尚无邻苯二甲酸酯引起人类中毒风险的证据，但是的确应引起“注意”，特别是对婴儿的可能影响。“我们没有人体资料证明现今（邻苯二甲酸酯）的水平是无害的，”美国疾病控制中心的邻苯二甲酸酯专家安东尼娅·卡拉法特说。我被测试的 7 种邻苯二甲酸酯中，有 5 种高于平均值。其中之一，酞酸单甲酯是 34.8ppb，属美国人中最高的 5%之列。利奥·川萨德推测我体内的一些邻苯二甲酸酯水平增高，是因为我给西奈山留尿标本是在清晨，那时我刚刚冲了澡，用含邻苯二甲酸酯很高的香波洗了头。如果我几小时后再留标本，测定值会降低。

我的家用化学物品单还包括全氟辛酸类化合物，这些坚硬的耐化学化合物用来做不粘或防锈的涂层。3M 公司曾用它们生产斯科奇加德防油防水剂，后来发现某些斯科奇加德防油防水剂中的全氟辛酸类化合物可以渗露到环境中，释放出来。在动物身上，这些化合物可以损害肝脏，影响甲状腺，引起畸胎，还可能致癌。但是对人类的毒性尚不清楚。

我可以列出更多的化学品，但是我想停下来，问一个基本问题：我们为什么要容许这些化学品呢？

在有些情况下，我们不容许。滴滴涕和聚氯联苯 10 年前就禁用了。最近，“五”和“八”多溴二苯醚已经在美国和欧洲被禁用，“十”多溴二苯醚已经在欧洲和华盛顿州都被禁用。

但是，禁用一种可疑的化学品是不是最佳选择仍不清楚。我们并不想让床或飞机座席燃烧。英国萨里大学评估了消费品中阻燃剂的利弊。报告结论说，“许多阻燃剂在减少失火上的益处大于它们对人类健康的危害。”

毕竟，任何一种工业化学品都是有目的合成而不是制造业的副产品。这些产品让我们有现在的生活。它们是我们现在建立在化学品超结构上文明生活的基础。从 1935 到 1982 年，杜邦的标语是“用化学改善产品、改善生活”，因为人们喜欢化学品带来的生活变化。在 20 世纪的大部分时期，化学家和化工公司是英雄。瑞士化学家因“发现滴滴涕对几种节肢动物的毒性”而于 1948 年获得了诺贝尔奖。饱受疟疾性蚊虫祸害的人们认为滴滴涕是一个神奇的化学品，在美国南部和非洲东部被广泛使用，直到 1962 年雷切尔·卡森出版《寂静的春天》一书，披露滴滴涕损害环境的证据，才掀起抵制化学品和保护环境的运动。

没有人再为化学品庆祝。杜邦把公司标语牌中的“使用化学”在 1980 年至 1999 年间撤掉，换成了含糊的“科学奇迹”。在社会生活中，我们仍然喜爱化学品所带来的产品和生活方式。在我作关于我的毒素测试的演讲时，我有时会问听众是否愿意放弃与化学品有关的物品，比如除臭剂、手机和汽车。大部分人说是，他们会就此放弃除臭剂;愿意放弃汽车和手机的人要少些。然后,我问到是否愿意放弃书籍时,人们有些紧张,窃窃私语。我解释书籍在造纸、印刷和装订的过程中沾满了化学品。没人举手,也许听众都是爱书狂。

我意思是说我们大家都对已经进驻地球、植物、动物和我们体内的化学品感到矛盾,但是意识到这一点让我们感到痛苦。

化工公司通过给我们提供想要的产品获得巨额利润。2007 年,美国、欧洲和加拿大公司生产了价值大约 10.5 亿美元的化学品,比 2006 年增加 9%,美国公司因此获利 7%。2008 年,油价起伏不定,石油产品在中期价格急剧上升,影响了销售和利润,不过仍然可以说很少有其他人类活动能和生产化学品所投入的规模与努力相提并论。很自然地,这一产业想通过使用最便宜的原材料、避免花钱对来自生产和产品的污染进行处理来压低价格。

当我在堪萨斯还是个小男孩时,对制造或应用化学品的产业管制并不严格,环保法令屈指可数。当我再回到我童年的故乡时,我家旁边的河水因对污染的治理已经大大改观。回顾过去,就会明白这一切为什么会发生。到 20 世纪 70 年代,大多数美国人不再能忍受空气和水中的化学品微粒,他们纷纷要求美国国会采取政治行动。

不过,法令并不是完全基于化学污染物带来的风险和危害而制定的。国会也授权大部分环境法令计算化学品的有益作用,以及生产杀虫剂、汞、制塑和增塑剂的各种物品时,燃煤的工厂带来的风险。利弊不仅包括污染物的潜在的毒性和健康危害,还包括公司经济承受力、花费、公共电力设施和政府部门等因素。

回到堪萨斯大学,我和卡尔·罗兹曼和约翰·道尔谈起这些。他们两人都是专家顾问,协助制定和实施法令及其利弊评估。我问他们这些体制怎样运转。

“我们有评价风险的方法,”道尔说,“例如,我们在动物身上做试验,收集微粒对健康的影响。这是正在发展的科学,但是我们已经建立了方法。我们真正缺少的是评估化学品益处的好办法。我们常用经济来衡量。我们说,您知道,它用作杀虫剂来降低生产粮食的成本;它让我们为全世界生产粮食。但是,怎么与杀虫剂带来的风险来比较?我们还没有良策。”

“在非洲现在就有一个很好的例子,”我说,“一些公共卫生官员想再度使用滴滴涕来杀蚊子,因为疟疾发病率正在很快上升,寄生虫对大部分杀虫剂都耐药。不像从前大面积喷洒,他们想很局部地在家门上喷一些。”

“就是权衡利弊,”道尔说,“你需要把人或动物的利弊掂量掂量,问个问题:利益是否可以抵消毒害?”

“这是新药试验所面临的问题,”罗兹曼补充说,“一种新药可以治疗癌症,但是有毒副反应,太危险,但是益处可以抵消毒副反应吗?”

我问,那么是否需要评估个体对一种化学品在他或她体内的利弊?这就是说,一个人使用化学品，对环境，或他或她生命的利弊，例如一个人需要开车去上班，省时比起开车可能带来的危害性。

罗兹曼和道尔告诉我，环保署和其他政府部门往往注重风险，因为他们对所有的美国人负责，或者对当地接触大量化学品的居民，像堪萨斯的农民和从前在哈德逊瀑布工作的工人负责。公共卫生专家也对人群中的弱势群体收集资料：老人，容易患病；孕妇或育龄妇女；胚胎和婴儿。不过，利奥·川萨德告诉我，并没有专门法令来保护接触化学品的大部分弱势群体。"《食品质量保护法》(1996 年版)要求环保署对婴幼儿接触杀虫剂立法，"利奥说，"对其他化学品则没有法令。"

他说，除了这些以外，政府和科学家们都没有重视一般接触对个体的危害，很大程度上是技术尚不到位。公共卫生官员传统上重点致力于保护人群，而不是个体，疾病控制中心的詹姆斯·珀科尔证实说。不过他认为这种情形会逐渐改变，因为科学家认识到少量化学品也可致病，更多的人会测试他们体内的化学品水平。随着科学家对环境遗传学有更多的了解，个体遗传易感性的信息也会起很大作用。

信息缺乏让个体很难估测他或她使用日用化工品的风险。即使我们有信息的基线，用处也不大，因为我们接触大部分化学品都是在不自觉的情况下，这很让人苦恼。"我认为人们一直认为风险是不自觉的，而不是自觉的，"卡尔·罗兹曼说，"开车是有意为之的行为，如果您觉得风险大，您可以不开车，可您自己体内的这些化学品却是不知不觉中进入的。"

对几种化学品，比如汞，我们可以在一定程度上控制接触。例如，自从我有了乘"鄂鹰"号船打鱼，吃大比目鱼和从商店里买的箭鱼经历后，我不再多吃大的食肉鱼。这对我来讲并没有什么，因为我本来就不太爱吃大鱼。如果我真想吃鱼，我可以吃含汞量少得多的小鱼。自从我得到我邻苯二甲酸盐测试的结果以后，我也不再用带有熏衣草香和薄荷香味的香波以及除臭剂，我尽量少喝瓶装水来减少酚甲烷接触。

我还可以用有争议的技术，比如螯合疗法，来排除化学品。这种螯合化学品可把诸如汞和砷等重金属排出体外。大部分医生都反对螯合疗法，但是，对大剂量接触者则是例外。他们说这个过程要么不起作用，要么把有益的金属和化学品也排出了，可能会引起其他并发症。

最终，我们可能会取缔一些化学品，尽管会有一点不舍——不管承认与否，事实上我们人类喜欢一些化学品。以塑料为例，如果没有它，许多我们认为天经地义的物品，像轻薄的手机和电脑，或者无法制造，或者非常昂贵。我得承认，作为消费者，我喜欢塑料。在我坐的位置 3 英尺之内，塑料让我拥有手提电脑、苹果手机、水杯、笔、背包、手表、扬声器、太阳镜和旅游鞋。作为一个注重环保的人，我对这些物品中化学品的渗露感到震惊，但是我会完全丢弃它们吗？

我用我的塑料手机和疾病控制中心的詹姆斯·珀科尔通话时，我问他，他是否认为疾病控制中心测试的美国人体内的化学品水平到了危险的程度。

“我不愿回答这个问题,因为我们还没有资料,”他说,和其他人说法一致。“如果您在上世纪 50 年代问我这个问题,我会说 20ppm 的铅水平不要紧,但我可能错了。”现在任何可以检测到的铅水平都被认为对儿童有害。

当河里充满了引起孩子皮疹和皮肤烧伤的化学品,当空气无法呼吸,对成千上万人的利弊很清楚。这些需要采取措施,也已经采取行动。但是,很难弄清楚今天的每个化学品的利弊,它们有些是眼睛看不到,鼻子也闻不到的。

知识缺乏限制了专家们对微量化学品毒性评估的认识。“化学品并不都坏,”斯科特·菲利普说。他是丹佛的医学毒理学家,被华盛顿的游说者美国化学理事会推崇为化工业的代言人。“当我们看到癌症发病率增加时,我们也看到人类寿命延长了一倍,”美国化学理事会的代表们坚持他们支持为处理该产业所产生的毒性化学品所做的科学努力,但是他们反对联邦和州立法,更详细地测试化学品的毒性。毫不新鲜,美国国会通过管理这一产业的一揽子法令已经 30 年了,但正如美国化学理事会的理查·贝克所指出的:“随着科学发展,我们期望更有效地管理。问题是我们现在缺少信息。”

利奥·川萨德不这么认为,在不知道其影响的情况下,就把大批化学品排放到环境中,是一个对所有人类的不加控制的试验,更不用说对整个宇宙生态的影响。

关键是要更多地了解这些物质,我们才不会盲目面对意外的危害,前加州参议员黛博拉·奥绨兹说。她是加州参议院卫生委员会的主席,制定和支持了禁用聚溴联苯和监测人体内化学品污染的提案。“我们获益于这些化学品,但是也承受了后果。我们需要比现在更好地弄清楚这些后果,”她说。

2006 年,欧盟下属的欧洲议会通过的 REACH 法规(REACH 代表注册(Registration)、评价(Evaluation)、授权(Authorization)和限制化学品(Chemicals)),为此做出了努力。REACH 法规要求 2007 年 6 月之后在欧洲销售新化学品的公司,必须首先证明他们销售或使用的化学品是安全的,或者利大于弊。法规条款还要求测试已经存在的化学品。这项被美国化学工业界和乔治·布什总统所反对的法规,还鼓励公司开发阻燃剂、杀虫剂和其他可疑有害化学品的替代品。

REACH 法规的基础是所谓“预防方针”的概念,内容是化学品在批准使用前应该测试其潜在的毒性以及被更好地了解。在欧洲,这个法规正在替代美国仍在使用的体制,“本质上来说,这(美国所使用的标准)是一个无罪推定的标准,”波士顿大学环境卫生教授戴维·舍尔说。目前,美国工业使用的 8 万多种化学品中,只有很小一部分做了毒性测试。新化学品未经测试就被批准使用,除非有缘由怀疑它们可能有毒。“这种标准很难执行,”川萨德说,“因为对许多新化学品的毒性并不了解。”

现在,美国政府还没有计划制定一个美国版的 REACH 法规,新的奥巴马政府可能会有所改变。美国消费者还可能会受益于欧盟的措施，因为化工公司开发新化工产品和化学品必须遵从欧洲的法规。他们的新法规也会激起普遍开发更安全、更清洁化学品的新的创造性尝试，这个过程已经以初期的“绿色化学品”运动而开始。中国和其他快速发展的国家也在考虑 REACH 模式的法令，不过他们会怎样强制施行尚不清楚。

当我在我的塑料壳的苹果笔记本电脑上打字，用一个强化的纸杯喝着咖啡时，我禁不住对我和生活中化学品的关系感到一点忧虑。说实话，我不愿放弃特氟隆锅、化学处理和染色的蓝牛仔裤以及许多其他让我们生活方便的物品。但是，我怀疑这是不是一个我不愿意承认的不堪设想的交易。从全球来讲，滥用杀虫剂、塑料和阻燃剂也许将是一场灾难，堪比贾雷德·戴蒙德在《崩溃：社会如何选择成败兴亡》(*Collapse: How Societies Choose to Fail or Succeed*)一书中所描述的，太平洋上复活岛和古玛雅等社会怎么因人口膨胀、滥用资源和污染而衰退。戴蒙德把这种生态上的自杀称为“生态自杀”，提供至少一个含蓄的警告，这种崩溃可能发生，除非我们聪明又警醒。

问题是我们人类能否吃下负载化学品的蛋糕？抛开政治和地球崩溃的幽灵不谈，这本书是关于个体健康，至少部分答案存在于个体生物学，或他或她代谢和排出环境中有害物质的能力。因此，“实验人”之旅的下一步是把该书的前两部分，基因和环境，联系起来，寻找更多的，我身上与生俱来的，可用以抵御自然和人类对我日常生活身体负荷的保护性或敏感性。

我的基因是否保护我？

在缅因州东北部阿卡迪亚国家公园附近，寒风呼啸，我感到海边被沉寂的冬天的森林所环抱的沙峰岛生物实验团队楼群似乎要被刮跑。我随着高个苗条的卡罗琳·马丁利从山漠岛的办公室走到她在另一栋楼里的实验室，她穿了时令的厚厚的大衣，戴着绒线帽，可我穿的旧金山皮夹克却不够暖和。马丁利是山漠岛生物实验室成员之一，他们维持一个美国国立卫生研究院资助的数据库，把环境化学品怎样与基因和蛋白质相互作用，以及是否与特定疾病相关联的研究和资料联系起来。数据库名为“毒理基因组比较数据库”。她们研究团队的研究，迄今为止在同类网站中收录了最广泛的信息，这些信息也是非科学家最容易理解的。

大部分在线基因数据库都被设计成数据量很大、不加控制的网站(或者更精确地说，像海洋中的水藻)，像一个由科学家下载的原始数据和研究成果组成的知识库。受联邦拨款资助的科学家根据要求要公开其研究发现。这些研究资料无论好坏，都不加区别地上传，让科学家和非科学工作人员如同面对一座信息的巴别塔，不知怎样理解和评价。而使用毒理基因组比较数据库则很简单，只要您输入一个基因、一个化学品或一个疾病的名字，例如“汞”，就出来一系列菜单，显示和这个化学品相关联的基因和疾病，还有专家评议的研究文献和媒体报道列表。以汞来说，这个网站在 2008 年夏天告诉我，有 292 个基因已被测试对汞的反应，用了 14 种生物，包括小鼠、大鼠、海豚、牛、鸭和人类，与癌症、神经系统异常等十几种疾病有关。

马丁利文静腼腆，像很多科学家一样，好像刚刚从繁忙的工作中被打断，或从沉睡的梦中醒来。她告诉我毒理基因组比较数据库的科学家们已经积累了 122000 个化学品-基因和化学品-蛋白质相互作用，涉及 4000 个独立的化学品——包括食品、维生素和自然产生的化学品，例如胆固醇，还有 200 种生物种类中的 13500 个基因。这个研究室还综合了其他来源的 60000 种化学品的信息。

这个数据库的网站没有建立个体资料搜索功能。我希望把我的个人遗传和化学信息联系起来，建立一个它们相互作用的个人文件。刚起步的环境遗传学对此类研究还无能为力。“我们对弄明白这些关联仍处于早期阶段，”马丁利说。

但是既然我来到这里，至少我想得到一些基本的概念，有关我体内的 DNA 怎样保护或不保护我免于受汞、多溴二苯醚阻燃剂、杀虫剂和聚氯联苯的毒害。这些只是正发生在我体内的环境因素——从太阳光紫外线到我吃的早餐等——和我的基因之间的数百万种相互作用的几个。我若把所有这些都写下来，可以写几本书，所以在这里我只重点讨论化学污染物。不过请记住，我们中每人每天的平淡生活中，都有许多作用正在发生。

化学物品和其他环境因素对人有不同的影响并不新鲜，任何有过敏史或其他敏感性的人都可以证实。“我们知晓人们对环境中化学品的体内代谢各不相同，”疾病控制中心的吉姆·珀科尔说。但是有关基因和特定环境因素怎么在分子水平上相互作用的深入研究还相对新颖，部分原因是研究者必须首先理解基础遗传学。随着这项工作的进行，在强调基因几十年后，科学家现在把特定的环境因素对基因和疾病的影响联系起来。这些努力部分是由于一些可能由毒素和高风险遗传变异而引起的疾病的发病率无缘无故地升高而驱动的。“最近诸如糖尿病、儿童哮喘、肥胖症或自闭症等慢性病的增加，不可能是人类基因组发生大变异的结果，”遗传学家弗朗西斯·柯林斯说，这些病一定是由包括化学品、饮食和运动在内的环境变化所引起，可能在遗传易感的个体身上引发疾病。”

堪萨斯大学的约翰·道尔告诉我在评估这些相互作用时，有三种因素需要考虑：“第一是能够产生副作用的物质，化学品；第二是遗传构成和体内的生物系统可能受到损害的个体；第三当然是接触的剂量和时间。当看待这三个因素时，物质、个体和接触，最重要的因素是个体易感性产生的损害。对有些特定剂量和时间的接触，我们中的一些人可以做到有效抵御。但是，我们中的另一部分人会很脆弱。”

大部分人和动物对化学品接触的反应类似，卡尔·罗兹曼说。“但是总有一些特殊的个体反应很强烈。”他告诉我一个堪萨斯大学学生的悲剧，她因疼痛用了可待因，可待因也是一种化学品，已经准许在人体使用。“根据药瓶中残余药物量推断，她用了正确的剂量，”他说，“但是可待因让她中毒致死。原因是她缺少那种代谢这种化学品的酶。您和我代谢可待因的半衰期是 2.6 小时，可我计算她的是 9 小时，所以，她不能及时排出可待因，随着用的次数增加，她体内的可待因积聚起来。”

这个病例变得双重的可怕，因为现在有遗传测试，可以预测年轻妇女对可待因、抗抑郁药、β-受体阻滞剂、止痛药、一些抗癌药等许多药物的易感性。罪魁祸首的 DNA 是细胞色素 P450 复合体(CYP450)的变异。CYP450 是一组用来代谢可待因、其他药物和化学品的蛋白质。有些人遗传变异，不能产生特定的 CYP450 酶，基因型可以通过一个罗氏诊断产品公司拥有专利的称为“CYP450 放大芯片”的遗传试验来确定。

谢天谢地，我的罗氏测试结果正常，这样我可以成为制药厂理想的药物试验者。我的 CYP450 结果还暗示我对进入体内的化学品有一些保护作用，我对许多化学品的代谢都是正常水平。

我们跟随卡罗琳·马丁利走过雪地，走进一栋隐蔽在树林中的大楼。在向我出示我的试验结果前，马丁利给我看她做的“湿实验”研究——她在不搞数据库时所做的试验。在这栋寒冷大楼的一个很小的地方，她测试极小的斑马鱼条对砷的反应，砷是一种缅因州和新英格兰地区常见的工业副产品。那些鱼还不如我的小手指大，存放在一个将要被我体内存在的化学品砷所饱和的小型鱼缸里。她的鱼与我和其他人相关，因为斑马鱼是一种适合测试毒素的动物，有很多基因都与我们人类相同。“斑马鱼让我了解哪些基因受砷的影响，”她说。

“作为人类，如果发现我有在斑马鱼中发现的易感基因，应该担心吗?”我半开玩笑地问。

“人类和鱼的基因类似，”她说，“但是动物模型只能给我们提示人体内可能发生的事情，尽管它们能提供很有意义的线索。”

后来，在会议室里，马丁利打开她的笔记本电脑，给我看我的毒素试验结果，大约 40 种我体内存在的毒素比平均水平高，我现在很熟悉它们了:滴滴涕、聚苯联酯、阻燃剂和一些金属。总共，这里的数据库显示有 343 种基因受这些化学品的影响，或与这些化学品有关联。

她再次警告我这些信息作为个体资料，并不完整。“我们尚不了解这些化学品中有多少会在基础细胞水平有毒性或相互作用，也并不了解它们怎么在不同遗传背景的个体会出现什么问题。”

我告诉马丁利，我明白也接受这些防止误解的警示性说明。我的目标是往前看，看这个萌芽时期的科学有没有什么可以应用于个体的东西。

我的单子上第一个是马丁利喜爱的毒素——砷。基于几种动物以及人类的研究,数据库列举了受砷影响的1400个基因。我测试的砷水平是12ppb,比安全水平23ppb要低很多,这是好消息,因为我在142个基因中的22个基因都有突变,可能会让我对砷敏感。这些包括ABCB1基因上的一个变异会抑制我排出砷的功能。ABCB1基因是一个抑制排出许多金属和其他化学品的基因家族中一个成员。对于有些人,还会抑制一些药物中使用的有益成分,例如化疗药和其他治疗用药。

下一个是我体内含量水平很高的多溴二苯醚阻燃剂。毒理基因组比较数据库只列出了17个测试过与多溴二苯醚47相互作用的基因,多溴二苯醚47是五型阻燃剂中的成分,我体内的含量最高。我希望我的DNA可以保护我免受这种化学品的毒害,至少别让我易感。但是,马丁利告诉我,我测试结果上的单核苷酸多态性不包括这些基因,事实上,这些基因从来没有在人体上被测试过。在列的只有两种动物对多溴二苯醚的反应被测试过:紫贻贝和虹鳟鱼。对紫贻贝和虹鳟鱼来讲,结果不好。很显然,多溴二苯醚47影响所有17种基因的活性,也可能损害它们的功能,但详情尚不清楚。

数据库中也没有与我的特氟隆不粘锅上的涂料聚四氟乙烯相关的直接负性调节基因的资料。这可能是因为最近这类化学品才受到关注。在数据库中与聚四氟乙烯有关的300多个基因中,只有3个是人体研究,而且是在培养皿中做的人细胞研究。用人的细胞来测试化学品毒性是环境毒理学中的新进展,但它还不完善。我后面会做进一步解释,细胞是从器官分离出来的,只可以给科学家提供细胞体系,和其他分子结构里复杂的相互作用的过程。

有关聚苯联酯的大部分研究都是动物研究,不过在人细胞也有一些有趣的发现。好几个研究都发现基因接触聚苯联酯后的改变与乳腺癌有联系。丹麦在2002年所做的研究发现,包括几种我体内检测到的某些聚苯联酯,可以降低BRCA1基因表达。如同我们在本书前一章了解到的,BRCA1是乳腺癌肿瘤抑制基因,在细胞发育和修复DNA中起作用。这项研究结论认为聚苯联酯因此"可能影响乳腺癌风险"。我女儿还没有做聚苯联酯测试,但是她和我都共有一些BRCA1基因上的变化,会增高乳腺癌风险。(我们还有一些有争议的标记显示正常或低风险)。就目前来说,现在的信息无法把BRCA1和其他与乳腺癌相关的标记的结果与聚苯联酯接触联系起来,但是我相信有一天会建立联系。不过,这的确让我想起聚苯联酯在20世纪60年代被广泛应用并产生污染,不知与那时我奶奶患乳腺癌是否有关。

波士顿大学的戴维·舍尔和其他人的研究还表明,聚苯联酯、二氧(杂)芑和其他污染物还可以激活芳香烃受体,引起细胞癌变。癌症的原因之一是健康细胞过度增长,失去自身身份:它们"忘记"它们应该成为肝细胞或心脏细胞,变成了"无赖",变得"不死"。不以正常方式凋亡,继续复制成更多的"无赖"细胞。舍尔的实验室发现许多癌症都伴随着芳香烃受体增高。“在正常细胞中,芳香烃受体引起需要的细胞增殖,”舍尔说,“它是许多生物生命的基本部分。某些化学品可以让芳香烃受体误认为是在被激活。某种聚苯联酯可以激活芳香烃受体,成为持续的信号,引起细胞癌变。”舍尔说基因变化在一些人体内起作用,让他们的芳香烃受体被化学品活化更敏感。“如果能够对这些基因有更多了解,以及知道谁有高风险,会很有帮助。”他说。

马丁利检查滴滴涕数据,发现她的数据库收集了将近300项研究结果,有几个是人体研究。法国在2004年进行的研究调查了各种剂量的滴滴涕、艾氏剂、氯丹和狄氏剂杀虫剂对两个细胞色素基因的影响。他们发现这些化学品可以引起CYP3A4和CYP2B6活性增加,产生广泛分布的代谢药物和化学品的酶。这项研究和其他一些研究还发现杀虫剂不仅影响特定基因,还影响基因通路,在我们体内系统相互作用,并与化学品相互反应。

这些资料中,大部分都是初期研究,无法与我的遗传变化联系起来,看我是否对滴滴涕和其他杀虫剂有高或低的敏感性。不过,以毒理基因组比较数据库中列举的文献为证,现在试图建立这些联系的研究的数量正在快速增加。我初次使用那个网站的几个月里,调查滴滴涕的基因-化学品-疾病关联的研究从30左右跃升到几乎300(有些研究不是最新的,只是刚刚收录到数据库中)。不是量大就能产生有意义的结果。的确,研究重点在化学品对个体的影响仍然不充分,但是科学家试图理解这些化学品怎样发挥作用和相互作用的基本机制。

马丁利还查阅了我的汞测试结果,讨论了我先前在“鄂鹰”船上和乔希·丘吉曼捉到大比目鱼的研究。毒理基因组比较数据库报告了几乎300项研究,在斑马鱼、牛、狗、海豚、大鼠、小鼠、鸡、猪和人体中调查了250个基因。人体资料初期研究的发现提示汞接触与癌症、细胞凋亡和分化以及糖尿病有关。马丁利没有发现我遗传资料中的变异,与毒理基因组比较数据库里的基因有任何联系,会增加我因汞接触引起这些疾病的风险。不过,建立这个数据库的目的可能不是用来比较个体遗传变异。

毒理基因组比较数据库并没有包括汞对人类危害的每一项研究。(“我们希望做到最全!”马丁利说。)我在“鄂鹰”船上捕食比目鱼的试验后不久,就发现一系列汞和基因在人体相互作用的研究,没被数据库收录。这些研究来自瑞典的隆德大学的凯伦·布隆伯格和她的研究团队。在她最新的论文中,她发现4个单核苷酸多态性与人类对汞中毒的敏感性有关。这些单核苷酸多态性影响氧化型谷胱甘肽的产生,这种化学品在细胞内可以代谢并促进机体排出毒素,例如药物、毒素和环境中的重金属。

科学家们很久以前就发现个体排出甲基汞的时间差异很大,从30到70天不等,极端的可慢至190天。这些差别很可能是遗传性的,与个体产生氧化型谷胱甘肽的量有关，足够的氧化型谷胱甘肽可以快速清除毒素，尤其是从肝脏和大脑中。“这些遗传变异可以改变个体对致癌物质和毒素的敏感性，还影响一些药物的毒性和效用。”布隆伯格的团队在他们2008年的研究论文中这样写道。

为了进行这项研究，隆德大学的研究人员到了瑞典北部的西博滕，测试了292个人，在调查中报告他们每周至少吃鱼(大的或小的，肥的或瘦的)两到三次。研究团队测试了他们体内的汞水平，并测试了4个单核苷酸多态性，发现在食用等同数量鱼的个体中有显著不同的汞水平。这些区别在个体有高风险单核苷酸多态性时更为显著。

列于下表的我的遗传测试结果中，只包括布隆伯格研究的4个单核苷酸多态性中的2个。这2项结果正常，说明我的细胞在缺少其他单核苷酸多态性资料的情况下，可以在正常的30至40天里排出甲基汞，而不是极端危险的75至190天。但是，当我检查我家人的结果时，我发现我母亲和弟弟的这两个单核苷酸多态性都显示高风险，但不是最高的风险。这让我母亲很不安。她总是很仔细地避免这些，不过我安慰她已经76岁了，她毫无任何汞中毒的症状，她也不喜欢吃大鱼。我弟弟的反应则是我喜爱的幽默感。他说：“让我们去吃鱼吧！”

环境中的汞与遗传相互作用:作者的结果

化学品	基因	单核苷酸多态性	作者的结果	如果高风险的效应
甲基汞	GSTP1-105	rs1695	AA(低风险)	哮喘、药物副作用、一些癌症风险↑
甲基汞	GSTP1-114	rs1138272	CC(低风险)	一些癌症风险↑
甲基汞	GCLM-588	rs41303970	N/A	产生氧化型谷胱甘肽↓
甲基汞	GCLC-129	rs17883901	N/A	产生氧化型谷胱甘肽↓

在大部分情况下，理解环境毒素和通路之间的关系非常容易，但是马丁利很善意地送给我两张基因通路图，看起来像我车库里保险丝盒子背面的电线通路。这对外行的我来说是一窍不通，但可以提供一些基因体系的大概印象(详图请看 www.experimentalman.com 网站)。

马丁利的第二张图显示我呼吸系统基因的相互作用。图里标出了30多个与哮喘、偏头痛、心脏病等疾病有关的基因。在这个系统里，我检查了2个受环境毒素影响的基因。我的一个基因变化是高风险位点，另一个是正常风险变化。

第一个基因是ADRB2，我的该基因变异在一个初期粗略研究中提示会轻度增高偏头痛、哮喘、可能患心脏病的风险(这些研究没把环境因素考虑在内。)同时，根据其他研究，接触一些钴和铜等重金属也可增加该基因活性。把两种因素加起来的效应尚不知，但这些可能改变ADRB2相关的基因通路。

已有研究表明，汞和其他金属可能会抑制第二个称为F5的基因活性，它控制血液凝固过程。有一个特定的F5基因单核苷酸多态性突变还可引起血栓形成，并增加中风的风险。我的这个基因有正常或低风险的变异。如果有高风险变异，那么我体内金属的存在将会增强 F5 基因和它的基因通路的损害。

一下午过去了，我向卡罗琳·马丁利道别后，踩着雪地走向我的车子。我的大脑里充满了她给我解释的东西。毫无疑问，基因、化学品和疾病相互联系的图表将是未来个体化医学的重要部分，不过现在还为时过早，无法用于人类，更不要说个体。外行很难理解其中的内容。但是即使是原始阶段，表格和图解已经包含化学品影响我们体内精细动力平衡的重要信息。

车子在桥上停着，我坐进去，禁不住打了个喷嚏。我离开阿卡迪亚时，意识到我刚刚了解如果加速或减慢即使是一点点我基因的活动，会产生什么后果。这表明马丁利在从事一项比单纯的遗传学更重要也更复杂、且在今后几年里将影响我们的工作。

天黑下来，空气很潮湿，可能要下大雪了。我有一种做“实验人”项目时不常有的感觉：脆弱。

泡在汞中的不死细胞

我拜访卡罗琳·马丁利一天后，心情愉快地来到华盛顿特区附近暖和的马里兰州罗克维尔市。我要访问另一个尚处于萌芽阶段的项目——美国国立卫生研究院化学基因中心的环境遗传学项目。我在缅因州已经了解到化学品和基因的可能相互作用，现在我要了解我们体内的化学品，究竟会怎样影响我们的细胞、基因、蛋白质、线粒体和其他生命必需的结构。

美国国立卫生研究院化学基因中心使用由一些制药公司和研究者研制的高通量筛选技术来筛选药用化学品。这些候选药物首先在细胞或组织经过毒性试验观察有无预期效果。一次进行数千种试验，希望一两个能对疾病有治疗作用。化学基因中心的克里斯·奥斯汀说同样技术也可用于测试环境毒素对人体细胞的影响。他和美国环保署以及国家毒素项目的科学家们一起，首次用他所在中心价值 4000 万美元崭新的高通量筛选实验室，测试了数千种常见毒素。

奥斯汀高大英俊，四肢修长，淡棕色头发，宽大的方颚，天庭饱满。他曾是神经科医生，后从事研究。他带我参观他的实验室，里面机器人手臂汲取又排出试验盘微孔里的样本，每个孔只有铅笔尖大，细胞、基因或其他目标在里面快速接触各种剂量的化学品。整个中心按制药工业的标准来看，其规模不算大，但是机器都是最新的。实验室建在波托马克河北部起伏的山丘上，那里正在成为生物科技公司和实验室的中心。

“我们从 3000 种化学品开始，”我们边走边说，奥斯汀解释这个项目测试来自体外肝脏、大脑、血液和其他人类及小鼠重要器官的细胞。奥斯汀的研究室研究细胞怎么对化学品反应,包括我单子上的杀虫剂、邻苯二甲酸盐和其他化学品。“我们研究化学品怎么和细胞内的成分反应,”他说,“我们还检测不同的单核苷酸多态性是否可以增加或减低一个人因化学品和基因相互作用而引起疾病的风险。”

奥斯汀说科学家们希望最终取消或减少在动物身上的毒性试验,用细胞模型取而代之。“对这些早期试验,我们仍然在建立方法,试验细胞对不同剂量化学品的反应,看我们是否能从中得到有用的信息。我们希望了解判断这些化学品为什么有毒或无毒的机制。还很初步。”即使试验有结果,这些是体外资料,不如直接的体内资料有用。他解释说:“一个原因是体外细胞在培养皿中的活动与在人体内不同。但是我们试着尽可能地接近人体内的活动。”

“我们要了解能否用这些资料预测细胞和动物体内的反应,”他说。他们希望最终用这种方法来研制计算机模型,在一个化学品被批准用于一项产品前,用来预测不同化学品在人体和动物细胞中的反应。更进一步来讲,希望测试个体细胞内毒素的水平,决定个体对细胞反应的差异,不过这只是推测。“我不知这是否可行,”奥斯汀说。

“我们在细胞上看到一些有趣的东西,”他继续说,“我们已知化学品可以激化或抑制基因和通路。但是我们要弄清楚怎么把这些资料应用于科学之外的领域。比如,假如人们根据我们的研究结果决定诉讼化工公司,就产生了政治,甚至法律问题,如果我们发表不成熟的资料,人们会不会对这些化学品有错误的结论?对此我们很伤脑筋。每个人都有需要解决的问题。我们说,科学将告诉我们,这些化学品在微量时没有毒性,但是,有些人不认同。同样道理,我们可能发现这些化学品有毒性。我们是冷静寻找真理的人,但是我们并不是不知道工作中的政治和感情问题。我担心一些感情上的反应可能阻止完全相信资料。”

他继续介绍机器和程序,但是因为所有谈论的都是个体细胞,让我产生了一个想法。

“哎,能否用你们的程序测试我的细胞,可以吗?”

奥斯汀停顿了一下,用我从事“实验人”项目时常看到的熟悉的目光看着我:半是惊讶,半是怀疑。然后他微笑起来,看起来明白了我的问题:用我的细胞来测试数千种化学毒素,并用这个试验讲述他实验室的故事。

“当然可以,为什么不做?”他说,“我们正从一家公司订匿名者的细胞,但是我认为用您的也一样。”

但是,他警告我试验可能不会提供太多信息。“您的细胞一旦离开您的身体,我们把它们放在培养皿里,它们的活动与在您体内就有所不同。在您体内,它们是动态的,与其他细胞一起作用。这是这个试验存在的问题。我们需要弄懂怎么制止这些变化。而且我们会制止的,但就目前来讲,有点靠人工方式。但是,凡事总要有个开始。人类基因组工程花了很多年时间，开始也是小规模。”

接下来的几周里，我们设计试验，请了两名直接做细胞分析的研究者黄瑞力（音）和夏萌航（音）加盟。第一步是我要提供更多的血液。从血液里，技术员提取一种叫做血管内皮细胞的细胞，或 HVEC。这是他们测试列单上最早的一种人体测试的细胞。为了提取血管内皮细胞，我去了新泽西州卡姆登的柯瑞尔医学研究所。我曾在那里为柯瑞尔的非盈利性网站测定特定疾病的遗传风险因素，而测试了一系列单核苷酸多态性。柯瑞尔专长于为世界各地的实验室准备细胞系。在分离我的血管内皮细胞后，他们需要几个月时间来准备培养一些变成稳定和“不死”的细胞，这就是说，这些细胞只要维持和喂养好，它们就可以永远生长。

这可能是我的很小（极小）一部分可以永远活下去的唯一机会。

如果我们要等待细胞来完成不死的过程，需要有规章。如果研究者需要测试人体，他们需要向他们的研究所或主管机构的伦理审查委员会申请批准该试验。克里斯·奥斯汀不太确定是否需要获得一个许可，因为测试的细胞已经在我体外。为了保险起见，他为我的试验征求了了美国国立卫生研究院的伦理咨询服务部门的意见。该部门为每一个医学研究机构提供 24 小时伦理咨询服务，当发生伦理问题时为他们提供建议，比如说何时对一个临终患者撤除抢救设施，或者是否能在患者身上应用一种试验性治疗。美国国立卫生研究院的这一委员会多数由医生、伦理学家、宗教代表和护士组成。

几周后，我们得到委员会的答复。

他们不同意。

克里斯·奥斯汀和我很吃惊，不过我告诉他这已经不是“实验人”项目第一次遭到拒绝。我计划的大部分内容对研究者和研究机构来讲都是空前的：对一个健康人用一些通常只用于患者诊断和分析的工具，或用一些很新的、专家认为还不成熟的用于个体的技术。

当我的项目遭到拒绝时，我已经为此辩解过很多次：我的试验将见证新的方法和技术将会越来越多地用于健康人。我努力描述这些技术，评估它们现在的用途，或无用，以及它们未来的潜能。如同我在试验中迄今所发现的，很多都还不成熟，但是我相信用测试一个真正的人体来解释技术及其潜能，可以帮助理解科学和它的应用。它还可能帮助研究机构更注重对个体应用这些技术。

伦理审查委员会的拒绝与我听说的类似。它的官方“分析与建议”写到：

> 尽管测试一个记者的细胞系可以是一个很有趣的新闻故事的一部分，但这些测试对克里斯·奥斯汀博士的研究室的项目没有价值，基于此事实，咨询团队有若干顾虑，因此建议不要答应该记者的请求。

拒绝的理由是：1）有可能误用纳税人的钱；2）有公众可能因初期结果而被误导的危险；3）如果批准我做这些试验而拒绝其他人做，就不公平。伦理审查委员会还建议如果允许做这些试验：

对结果的理解：除了对公众可能因初期结果而被误导的顾虑外，克里斯·奥斯汀博士应该保证该记者理解测试和报道结果的利弊。

伦理审查委员会观点：根据我们对联邦法令第45条46款的理解，对该记者的测试不是研究项目，可能不需要申请伦理审查委员会的批准。但是，我们强烈要求如果奥斯汀博士测试该记者，应该得到人体研究保护办公室的批准。

欠缺对该记者发表试验结果的担保：如果奥斯汀博士的请求得到批准，他需要考虑他怎么样才能让公众不被该记者的报道误导，如果他不认可报道，他怎么样才能维持他的科学信誉。

该委员会还指出另外两点，一是如果做这个试验，应遵照联邦政府人体试验的实验室条例；二是如果试验和结果被误传引起公众和其他人困惑，克里斯·奥斯汀可能会被起诉。

我很赞赏该委员会的付出，从中可见像国立卫生研究院这样的医学研究机构进行伦理审查的内部工作情况。这种机制对保护患者和公众，以及全面地讨论新技术、方法和试验很有必要。我也很感激该委员会把大门为奥斯汀、他的研究室和我打开，容许我们继续和该委员会讨论我们的请求。我们的确在贝斯达的伦理部会议室这样做了。

会议室里有5名委员会成员，加上黄瑞力、我，正在加州出差的克里斯·奥斯汀用免提电话参加了会议。我先发言，简短地报告了"实验人"项目，提示这主要是一个教育项目，同时说明媒体的一个重要职责就是解释和评价包括国立卫生研究院在内的政府的活动。我辩解道，由于公众，甚至国会议员和其他领袖人物，有时也会对这种新科学感到困惑，所以找到创造性的方法来描述它很重要。

该委员会讨论了议题，归结为三个问题：道德性、合法性和我计划试验的科学性。没有人认为用人体做稀奇古怪的试验有严重的道德问题，因为细胞并不在我体内。经过讨论，他们同意我的意图可以被描述为教育活动，而不是研究。这样如果它能促进化学基因中心的工作，用政府的基金可能是有益的。

他们说问题是合法性，不在他们的工作范围内。

至于科学性，他们问黄瑞力，我的细胞对他的试验是否有价值。他回答说还在研究，对知道答案还为时过早，他们还在证明内容阶段，探索化学品对细胞的影响。他们对用哪种细胞还没有建立一个严格的标准。"我认为会有用，但是我们还得等等看，"他说。

委员会印象不错，剩下最后两个问题：他们怎能保证我的报道不会误导公众，或损坏克里斯·奥斯汀和他研究室的声誉？

一般来说，记者不允许采访对象阅读或评论有关他们的报道，这是不受政府或他人妨碍或操纵的新闻自由，但是这里，我说，我会和克里斯·奥斯汀一起工作（我的确这么做了)，来确保材料尽可能精确，不会损坏他的声誉。

最后，委员会同意做这个项目，前提是我们须征求国立卫生研究院法律办公室的意见，伦理审查委员会还要审核。

遗憾的是这个程序花了太长时间，结果来不及收入书内。不过，克里斯·奥斯汀保证继续该试验，一旦我们拿到最后的许可就做测试。结果将刊登在“实验人”项目的网站上。

但是，我可以报道我的细胞试验结果会像什么。黄和夏已经筛选了由国家毒理项目选出的对匿名者血管内皮细胞的1408种化学品。我的血管内皮细胞可能会有类似的反应。

这个研究室已经测试了50种细胞功能，例如杀伤细胞、损坏基因、蛋白质和通路，以及引起细胞膜降解的机制。这50种“分析”包括测试与乳腺癌有关的BRCA基因上的标志，与老年痴呆症有关的T形物，以及氧化负载。有些化学品对所有细胞和所有生物都有毒性，另一些则具有选择性，黄说，“有些毒素比其他毒素有更强的遗传性，”说明遗传因素起了作用。“我们要把毒性反应与基因型相比较，”她说。所有的细胞都在40小时内接触14种不同剂量的化学品。当然，化学品强度在一定时间内变化不定，有些小剂量短时间内就有剧毒，其他则短时间内毒性不强，但是储留在细胞内很长时间，可能引起损害。

黄强调一个试验上的重要说明：化学品直接加入细胞，而不是像体内一样地动态进入。实验室里的直接细胞侵泡可能引起在现实生活中不会发生的反应；细胞外机制可能会全部或部分阻止化学品进入细胞，由此影响单个细胞的接触。“体内对化学品与体外的作用并不相同，”黄说，“在一些情况下，我们测试的化学品没有毒性，但是在体内它可以转化成有毒的东西。”

黄给我看1408个测试的化学品的结果中两个我喜欢的：汞和多溴二苯醚。

汞毒性很强，48小时内就把测试的所有细胞杀死，包括研究室测试的匿名者的血管内皮细胞。“它很快就杀死细胞，没法测量怎么样发生的，”黄说。汞还引起大部分所做的分析的异常，包括影响谷胱甘肽的生成，但它不影响乳腺癌或老年痴呆症基因的活动。黄说研究者正在做汞对谷胱甘肽通路影响的其他试验，包括调查汞对脑细胞的影响。“这是我们研究的通路之一，”她说。

多溴二苯醚的毒性相对较弱。用14种不同剂量的五和八多溴二苯醚在48小时后对血管内皮细胞几乎没什么影响，而且几乎所有50种分析都没有异常。但是这可能因为这些化学品确实没有急性毒性，但是它们储留在生物体内许多年后可能会引起损害。“我们测试的多溴二苯醚对同一个细胞系作用类似，”黄说，“它们对人体细胞系比对动物细胞系毒性要强。”

“这显示化学品之间的差异，例如汞的短期毒性较强，”黄说，“有的在短期内有低毒。”她告诉我要做许多研究，才能决定每个化学品的时间和剂量以及它们造成的损害,如果引起损害的话。

"我想我们有一天会更加详细地了解这些化学品对细胞的影响,"她说。

我问克里斯·奥斯汀,这些试验能否提供有关我们大部分人身体中携带的微量汞、多溴二苯醚和其他化学品的很多信息。

"现在还不能,"他说,"但是这是目标,我们要弄明白。"

我问他这些科学,是不是欧盟立法者在通过 REACH 法时曾考虑的内容。REACH 法要求新化学品在批准前必须经过毒性测试。

"有可能,"他说,"不过欧洲人和我们的科学水平相当,这需要时间。我们的方向是正确的。"

同时,我的细胞在柯瑞尔实验室仍然活着,等待着。

环境遗传学的产生

我在硅谷一家印度餐馆里和一位新毕业的来自印度的博士,一位医学研究者和一位生物科技企业家一起吃饭。他们三人小组正在筹建一家秘密公司,计划比 deCODEme 公司和其他遗传测试公司正做的更进一步,把环境毒素和一个人的遗传风险因素结合起来。他们初期的商业努力还包括研究患者,他们非常希望能在一些单核苷酸多态性是否引起人体毒性方面,与我已非常熟悉化学品汞之间建立起联系。

我得承认,我和这个正在享用印度泥炉炭火烹饪和萨莫萨三角饺的商业巨头有关联,所以我不太愿意将它写入本书,因为它的领头人就是我的女朋友丽莎·康特。但是我不能不报道它,因为她正致力于环境遗传学研究,像 23andMe 公司以及 deCODEme 公司为遗传学所做的一样。

丽莎是纳珀制药公司的创始人和首席执行官。这家小生物科技公司从雨林地区和世界上其他地方收集药用植物,提取药物。我常常和丽莎提起我正在报道汞和遗传学,如同所有精明的企业家一样,她立即看到一个我这类作家不怎么考虑的潜在的商机:为消费者提供一系列测试,包括遗传学方面的,来决定他们对汞和其他化学品的敏感性,可能有市场。

丽莎在纳珀的工作,让她有机会接触可能对这些测试感兴趣的患者和全球环境健康拥护者。丽莎是一个活跃的全球健康分子,她公司的头牌药物正处于美国食品药品管理局人体试验阶段,用来治疗痢疾,一种每年夺取 270 万儿童生命的疾病。丽莎认为,联系汞和遗传学的环境遗传学测试,会很受像她一样担心孕期汞中毒的母亲的欢迎。因此她集结了一个小组,其中包括坐在印度餐馆中的这几位,建立一个网站,不仅提供汞水平和遗传因素的测试,还提供很多专家对其影响、利弊的看法。这将包括一个把汞用于疫苗的防腐剂引起婴儿自闭症的有争议的说法的专栏。一些有自闭症的婴儿的父母抱怨这种称之为硫柳汞的防腐剂，尽管汞已经被从该疫苗中取缔，但是许多公共卫生专家仍然认为两者之间没有联系。

“孕妇对汞的风险感到困惑，”丽莎说，“她们被告诫要小心，限制食用金枪鱼和大鱼，吃多了会有危险。妇女们也对与自闭症的可能关联感到困惑。要是我们告诉她们，她们和她们的孩子在遗传上对汞更敏感或较不敏感，会怎么样呢？”

我告诉她我所了解的遗传测试：许多与疾病或病征相关联的单核苷酸多态性在医学上还没有得到验证，需要测试更多的人群，等等。这就是为什么丽莎要做和瑞典凯伦·布隆伯格所做的类似的试验，在更多的人群测试更多的谷胱甘肽单核苷酸多态性。同时，她和那天参加午餐的同事，流行病学家乔治·盖勒特和遗传学家普拉迪普·巴布，正在创建一个叫做“我的汞风险”的网站，准备于2009年春天启用。

我预计现有的直接面向消费者的网站有一天也会提供遗传环境测试，但是至发稿时为止，他们尚没有。随着科学的进步，统计学可以算出相互作用的风险因素，环境遗传学也可能使遗传学公司因测试单一而黯然失色。尽管还需要进行和改善许多工作，在这些广义的许多化学品与环境因素的关系的信息可利用之前，有几个网站，比如“我的汞风险”可能在一两年内提供临床验证的测试。

作为一个独特的领域，环境遗传学第一次得到推进和资助——当2006年弗朗西斯·柯林斯和前任美国环境卫生科学研究院院长戴维·施瓦兹联合说服国会对一个新的基因、环境和健康的创始项目注资4000万美元时。从那时起，基因、环境和健康项目已经资助了一系列对汞、臭氧、柴油排气、杀虫剂等重要毒素的研究，以及饮食和紧张等其他环境因素对疾病影响的研究。这个项目还资助开发新的生物监测技术，包括寻找更好的方法来监控心理紧张对血液可地松水平的影响，以及体内排出邻苯二甲酸盐等化学品的速度。“我们现在要得到基因环境相互作用的资料，并把环境接触与遗传资料相比较，”基因、环境和健康项目的经理布伦达·韦斯说。“这个项目还很新，没人知晓我们会发现什么，或将得到什么样的数据。”

哈佛大学公共卫生学院的一项基因、环境和健康项目研究基因与个体对汞和硒的反应起什么作用。硒是另一种出现在鱼体内的化学品，可能减轻甲基汞的毒害作用，但是对此也有争议。哈佛的研究者计划调查遗传变化怎么影响个体对锌、铬和钪慢性接触的反应。这项研究会收录于护士健康研究的信息库中，护士健康研究自1976年起，已经随访了波士顿地区12万名护士。参加者要填写一份饮食习惯的问卷，汞和硒水平将从剪下的脚指甲中测定，遗传信息将从血液样本或口腔颊粘膜刮样获得。

“因为汞和硒对人类健康的相关性，以及先前的基因研究显示遗传性，我们预期会发现主要的遗传区域，从而大大提升我们对基因、饮食习惯和代谢相互作用的理解。”该项目的网站报道说。

克里斯·奥斯汀认为该项目需要付出类似于人类基因组工程一样的努力，也许要建立人类环境工程项目？他和其他一些人认为，唯一产生有意义的环境遗传学资料的方法是收集50万到100万人的DNA和环境因素接触的信息，随访许多年，进行大规模前瞻性研究。根据美国卫生及公众服务部部长的遗传、健康与社会顾问委员会的报告，这项研究需要投入大量时间、精力和资金，可能需花费30亿美元，接近人类基因组工程的开销，甚至可能更多。

这个项目会给政府部门和公共卫生官员，也许还有我早先提到的，对于希望自行权衡使用含有化学成分的产品利弊的个人，提供有价值的资料。其结果也会有助于澄清一些目前令人困惑的信息。

“这类综合研究也许会向我们显示一切正常，”波士顿大学的戴维·舍尔说，“但是我预计它会表明即使很小量的一些化学品也不安全，这会促使政府和化工公司采取措施。”

当我把所有环境试验做完之后，我带着体内最高40种毒素的结果回去见我的内科医生，乔希·阿德勒，他给我回电子邮件说：

> 在该化学报告上，我对人体内（包括您）可以检测出这么多种化学品感到十分惊讶。但是其数量只有十亿分之一，我猜大概无需太惊奇。不管怎样，除了低毒的聚氯联苯外，您体内的化学品水平都在人的标准范围内（不管它意味着什么）。但是，您的聚氯联苯水平出奇得高。
>
> 您知道这是怎么获得的吗？用这些来评估您的健康风险，我认为没什么帮助。但是，如果有一种化学品比其他人都高，提示我要追问它是从哪里来的。没有这些资料，我当然不会问您周围环境中的聚氯联苯情况。
>
> 对单核苷酸多态性来讲，如同大部分其他单核苷酸多态性资料一样，尚未有足够的影响（风险因素）来改变我们的生活。我们用任何扫描都看不见大脑或肝脏中的汞，所以这需要定期活检来监测。这里不存在利弊关系，因为活检有潜在的危险。但是，它是否提示您少吃旧金山海湾的鱼？这可能是个好主意。

由于缺乏相应的经验，乔希没有注意到阻燃剂水平的显著程度。当我向他谈及这一点时，他说他不知道怎么理解它，因为我体内阻燃剂水平的效应尚不知。

最后，乔希指出，我所有的测试都没有发现我体内的化学品引起任何严重的损害。但是谁知道毒素是否会缓慢损害我身体的防御系统，引起轻微的毒害。

乔希还想知道这些测试是否让我在心理上受到伤害，让我感到恐惧或焦虑。

有天夜里，我坐在旧金山家里屋顶的平台上沉思此事。我俯瞰海湾和下面城市中忙碌的人们，他们的很多活动都依赖于像我体内检测到的化学品。起伏的车流在州际280号公路和海湾大桥上游动；白色污水从一个半关闭的发电厂的高处流下来。再往北边眺望，山边有一个巨大的炼油厂和仓库。海湾内的船只来来往往，天空中有飞机掠过。我感到这样一个21世纪的城市美景既令人窒息，也让人轻松。我既不恐惧也不焦虑，但是我感到一丝不安，主要因为我没有信息，不知道这一切是否对我有影响，如果确实有影响的话。基因、环境和健康项目，以及“我的汞风险”网站的工作会给我更多的答案。但是现在，我比单纯做遗传测试时的心情更加矛盾。

不过，在我内心深处，我怀疑我们的文明有得有失，我们才刚刚开始去理解，而我们的技术刚开始提供线索。

这些信息的一个独特之处是这些都是我们自作自受的。这些化学品不是我们生来就有的，而是我们制造的。

从屋顶爬下来时，我产生了这样一个挥之不去的想法，如果我的环境遗传学特性不同的话，比如说我的DNA让我对毒素更敏感或不敏感，我会感觉怎样。迄今为止，我在做过的测试中都很幸运。但是就我所知，隐藏于体内的遗传变异可能被下一次呼吸的空气或下一次吃的绿菜花所激发。或者我的孩子们的基因可能会被现在刚刚投入使用的，未来将带给我们的身体未知危险的新的化学品所影响。

然后，我再次爬上屋顶平台，坐在一个巨大的地震带上。如果地震发生足以在数分钟内把整个美丽的城市摧毁。这个让人烦闷的想法把我带回一贯的宿命论：该死活不了。

如果我总这样说，我可能要抬起脚回堪萨斯了。

第三章

脑子

Brain

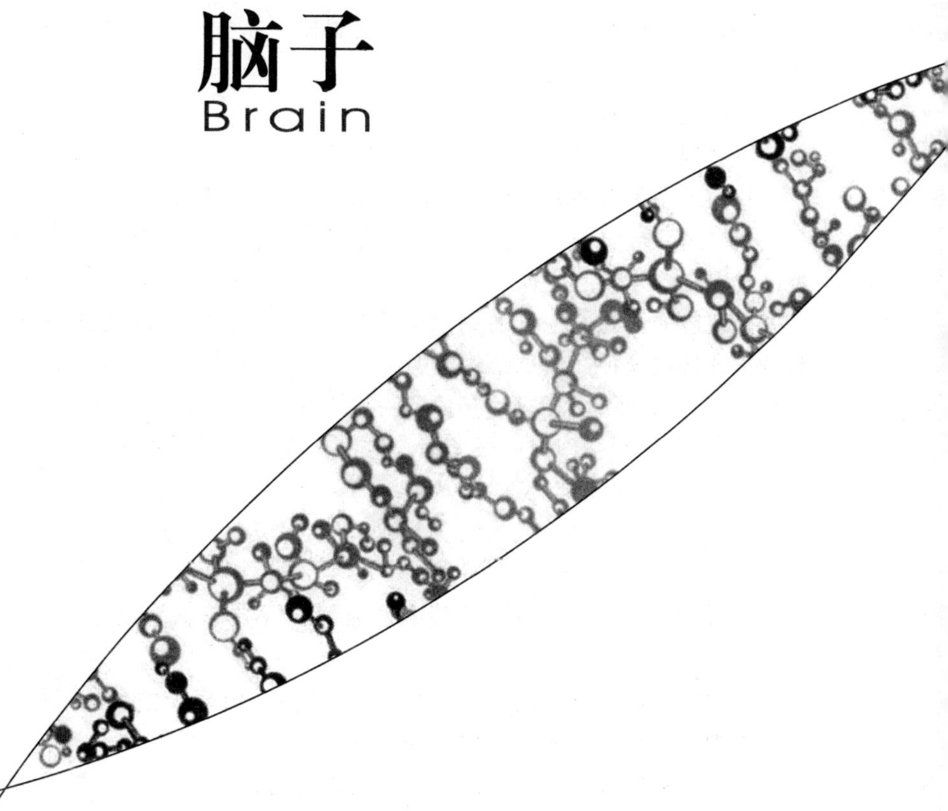

如果人脑是这样简单，我们可以弄懂的话，我们就太简单，不是我们了。

——〔美〕埃默森·皮尤

难以置信的萎缩的脑子

“您想先听好消息，还是坏消息?”詹姆斯·布鲁尔笑着问我，显然坏消息不怎么糟糕。

“我先听坏的，”我说。

“您的脑子在萎缩。”

我们坐在圣地亚哥会议中心的一家咖啡馆里，正参加世界上最大的神经科学会议，神经科学领域在快速增长，有3万名研究者到会。加州大学圣地亚哥分校的神经学者布鲁尔看起来像一个好奇、初学走路的孩子，他头顶稀疏，眼睛明亮，长着一副孩童般的面孔。他吃着一盘湿乎乎的中国面条，告诉我脑测试的初步结果。测试了评估我脑神经解剖结构的大小和特征，它们多以多音标的拉丁语命名，例如小脑，位于我脖子上面的后脑勺，控制我的感官和运动功能；海马，位于我脑子的底部，对短期记忆和空间定向很关键。他说为我准备了一份标出我脑子神经标志的“地图”，指出我哪些部位正常。

但是，我并未料到会这样：不会是我，我认为自己健康，还没衰老，至少，心智不老。

“人们的脑子从40岁开始萎缩，”他解释说，“您脑子萎缩的程度跟同龄人差不多。”

几周前，我在500英里之外的加州大学旧金山分校做了脑成像扫描。这是我第一次把头放进核磁共振扫描成像的机器里。

这种机器看起来像一个巨大的钢圈饼，长长的轮床把一个躺着的人送进洞里。一旦进去，机器用磁力冲击受检查的身体部分，可以形成三维影像。我曾经因椎间盘问题做过核磁共振，现在是脑子。

“躺着别动，”加州大学旧金山分校的神经学家亚当·加扎利说。“我们正在拍摄您的脑解剖影像，并下载到电脑中。”

他们用纱布把我的头固定起来时，我想他的话听起来让人有点害怕。但是，没有人下载我真正的脑子：我的思想、感情、知识和经验。技术员正在制作一个我脑子的影像图，然后，詹姆斯·布鲁尔分析这些区域和结构，还有，其他科学家还答应测试我脑子对恐惧、焦虑、信仰上帝等等的反应。

布鲁尔的试验称为“结构”核磁共振成像，制作我的脑解剖影像。接下来，他们扫描我脑子的功能：我思考时脑子的活动。这种功能核磁共振成像检查我脑子里的血流。当我对一种东西反应，或开始、经历一个活动，或考虑一件事情时，特定区域的脑子的血流会增加。神经工作时需要血液提供营养，功能核磁共振成像可以摄到血液和组织中的金属离子。这些区域的血流在电脑上呈现为影像上的彩色斑点，可以定位情绪、决策等活动，展现脑子中的焦点怎样与通路和过程相互作用。

健康人做功能核磁共振成像，比弄懂和应用基因组，甚至环境基因学，更加初步。“这些测试太早期，所以与个体几乎没什么关系，”加拿大英属哥伦比亚大学的神经科医生和生物伦理学家朱迪·艾乐斯说。“不过，我认为这里面有很多急待理解。”美国国立卫生研究院的神经科医生埃里克·沃瑟曼同意说。“脑成像的结果对个体来说很难分析，”他说。“我们有的大部分是群体资料，与一个年龄组或有没有神经疾病的人有关。”尽管如此，艾乐斯和沃瑟曼对我计划的试验都很乐观，把它看成一个机会，看一个非科学家来描述核磁共振成像仪和其他研究人脑的技术，能使我们从两个耳朵之间三磅重的多愁善感的脑组织，以及谜一样的称为“思想”的王国学到什么。

由于人脑的复杂性，以及一个人只能做几百次成像和其他神经试验，在本章我只讲代表性的一部分。我大脑灰质的活动，测试后我意识到，探索人脑比调查和分析我的基因以及环境影响更有趣味，但也带来更多焦虑。在几百亿神经元和一兆左右的神经胶质细胞里（胶质细胞的英文是 glia cell，glia 在希腊语中意为“胶”，这些细胞固定、营养并保护神经元），有我的希望、恐惧、爱、恨、愤怒、激情、记忆，甚至这些跃然纸上的字。没有我特别的细胞、组织、基因和经历的混合，就没有个体来做这些试验并试着弄懂它们的意义，也就不会有“实验人”项目。

我们每个人的脑子里都有秘密：希望忘掉的记忆，不良或难以控制的癖性。我写过我年轻时容易焦虑，我为抑制这种倾向所做的努力，这些都潜藏在我内心深处，偶尔使我苦恼和紧张，担心说错话或做蠢事。这些恐惧很常见，常常是陈腐的：我还在副食品店里为塑料袋或纸袋的问题而十分狼狈（塑料容易携带，不易裂；纸更自然，但是，纸破坏树……如果我选塑料，收款员会怎么看我，如果他或她在意的话）；尽管多年来我刻意让自己信服，我是一个果断的顾客，什么都烦扰不了我，但我的脑子会让我露馅吗？我是不是一个神经紧张的胚子，总会这样呢？

另一个引起关注的原因是脑子极其脆弱。太多故事描述头部受伤后引起人们失去关键的定性特性。例如，1933 年，作曲家莫里斯·拉威尔在法国的海边游泳，患了中风。如同科学作家斯蒂芬·约翰逊在《心思大开》(*Mind Wide Open*)中写到，拉威尔活下来了，但是在此后他死前的 4 年里，作曲家为他的只能在脑子里构思新的交响乐和协奏曲而痛苦，他的病变破坏了他把新创作的乐曲记成乐谱的能力。我有两个和我年纪差不多的朋友，都患了轻度中风，两个都活下来了，其中之一在电台工作，是个优秀的男中音，几个月才恢复声音。我们都担心他失音。

另一个朋友，作家凯瑟琳·莱明，写了一本有趣的书，描述她怎样在四十多岁时失去极好的记忆力。她追溯这个早衰是由于她 9 岁时头上受她弟弟的一击，当时他正转着圈拿着一个扫帚把跑着玩。“我站错地方了，”她在《在沙上雕刻：中年注意力涣散和记忆力减退》(*Carved in Sand：When Attention Fails and Memory Fades in Midlife*，中译本译为《拯救你的记忆力：如何应对中年人记忆力衰退》)一书中写道。“那一击把我打倒了。以后三个星期，我的眼肿着，前额呈现彩虹中的各种颜色。”凯瑟琳已经忘记这个事故，直到一个神经心理学家提示一个很久以前的头部外伤可能引起健忘。“想起来发人深省，头这样脆弱，我们常常伤到头，我们多粗心啊。”她写道。

而且，不像我的心脏或肝脏，我熟悉我的脑子。我50岁了，我非常熟悉它的许多反应过程，起起落落。但是这类知识很有限。我只能了解我能意识到的那部分。想象一个人在一间黑房子里，有些房间和走廊有亮度不等的灯，有的明亮，有的暗淡，不能移动，只是有时才发光。这些常常发光的区域容易了解，但是其他部分的房子呢？如果他所有知道的东西都在这房子里，一个人甚至要怎样才能知道他是在一座房子里呢？

我不再花更多的时间谈论这些哲学难题：如17世纪哲学家勒内·笛卡儿所提出的关于我的思想与我的身体是否分离的讨论；或更现代的观念，我们头脑中的一切可以通过物理来解释(哲学家称之为“唯物主义”)。但是我想指出一点，我知道我的脑子何时疲劳，何时热情洋溢；何时爱、愤怒或深思。有时，它怎么都行，有时，我不能让它做我想做的事情。我有时还感到不踏实，那时我同意诗人华莱士·斯蒂文斯说的“现实是最严酷的想象的产物。”

几个世纪以后，我们也许能从科学上理解所有这一切的含义，精确地找到每一个神经元和神经胶质细胞、质子和电子、夸克和光子，理解它们怎样工作，在脑子里怎样复杂地相互作用。不过许多神经科学家怀疑，即使我们译解了灰质的机械原理，我们仍然不能理解让人类独一无二的人脑的特性——意识。

这让我想起道格拉斯·亚当斯在《银河系漫游指南》(*The Hitchhiker's Guide to the Galaxy*)中的超级电脑。它花了数百万年来探索生命的意义，终有一天它得到的答案是“42”。这个答案没有意义，但毫无疑问，问题是有意义的。

就现在来讲，我只有一个简单的结构核磁共振仪来给我的脑子画图，在我一被推进这个棺材一样的巨大的磁铁洞里成像就开始了。尽管耳朵中有耳塞，我仍然可以听见像旋转风车似的呼呼的机器声。这是几吨重的磁铁，在我头周围的金属壳里转动。接下来，有一系列古怪的像钢碰钢的咔嗒声。

人脑被大致分为三部分，用进化的术语命名为老(背部脑干内或附近)、新(一般在脑中部)和最新(大部分在前脑和顶部)。已故的神经科学家、心理学家和前美国国立精神健康研究院的保罗·麦克莱恩把这三个脑亚区描述为爬虫脑(基本功能和情绪)、边缘脑(哺乳动物的脑，抚育后代，建立与配偶和群体的联系)和新皮质(理性的脑)。这三种脑有时在个体之间不一致，可能因为器官在千万年中许多功能的进化和环境条件的影响下，拙劣地拼凑在一起而造成。例如，一个妇女踩到了一个钉子，感到疼痛，立即把脚收回来；这是爬虫脑的反应。在妇女身后，她儿子快要踩上同一个钉子了，她转身把他推开，不致受伤：这是边缘脑的反应。这妇女把带钉的板子拣起来，用一块石头把钉子砸回去，丢到垃圾堆里：这混合了想保护他人的边缘脑的反应和找到最富理性的方法去除危险的新皮质的反应。

这三个区域里分布着与功能相关的结构。例如下丘脑控制体温、饥饿、渴感、愤怒和疲劳；大脑皮质对记忆、注意力、思想、语言和意识起关键作用。有些部分是以研究它们的科学家的名字命名的，犹如星座用发现它们的人的名字命名。两个区域对我作为一个文字作家很重要：布洛卡区，大脑左额叶的言语生成区，以皮埃尔·保罗·布洛卡的名字命名，他于 1861 年发现此区；另一个是韦尼克区，由卡尔·韦尼克于 1874 年发现的语言理解部位。这两个人研究言语或理解障碍的患者，活检发现特定区域有病变，之后这些区域以他们的名字而命名。（请登录 www.experimentalman.com 网站看详细的人体脑部位图）。

当我的扫描结束后，亚当·加扎利说把我推出管道，带我进另一边有着厚厚玻璃墙的控制室。"我给您看您的脑子，"他指着一个荧光屏说，荧光屏上布满从上到下切成两半的彩色头图像。我看见多绉褶棕色的大脑皮层，黑色的小脑，看起来像个小茄子的神经床（看下图）：

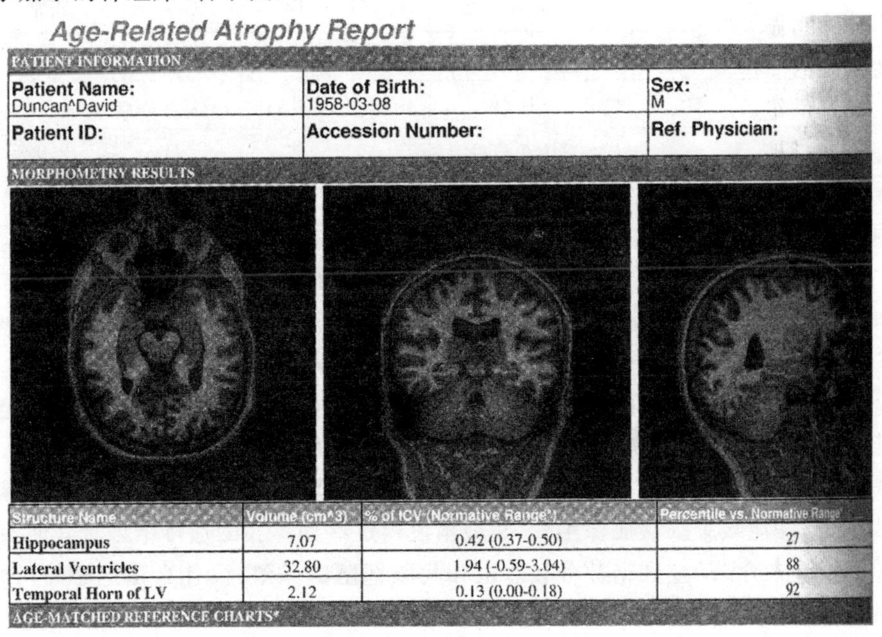

Age-Related Atrophy Report

PATIENT INFORMATION

Patient Name: Duncan^David	Date of Birth: 1958-03-08	Sex: M
Patient ID:	Accession Number:	Ref. Physician:

MORPHOMETRY RESULTS

Structure Name	Volume (cm^3)	% of ICV (Normative Range*)	Percentile vs. Normative Range
Hippocampus	7.07	0.42 (0.37-0.50)	27
Lateral Ventricles	32.80	1.94 (-0.59-3.04)	88
Temporal Horn of LV	2.12	0.13 (0.00-0.18)	92

AGE-MATCHED REFERENCE CHARTS*

作者的结果：核磁共振成像检查痴呆症。作者的脑部图像用来测定神经结构的大小以及任何痴呆的证据，检查结果是作者的脑子正常，没有患病迹象。

布鲁尔拿一个老年痴呆症患者的脑图像对比着看，两者有显著不同，病人的脑区域看起来明显有畸形和萎缩。

布鲁尔告诉我，脑其他部分的异常可以提供其他疾病已经发病，或将来可能发病的证据。例如，精神分裂症患者在左上叶回转和左中叶回转有明显变态，而注意力涣散/多动症在有些区域的脑体积变小。中度到重度酗酒的人比同龄正常人脑萎缩要严重得多。

布鲁尔把我脑子的其他几个解剖图综合起来，算出每个结构的相对百分比。他告诉我没有任何疾病，这个结果与我脑子疾病遗传测试的结果一致。我把我的遗传变化列于下表（几个也列在第一章基因），不过，我不理解这些变化与核磁共振上解剖结构变化的科学联系。

作者的部分神经遗传变化结果

特征	基因	基因标记	作者	风险因素
注意力涣散/多动症	CLOCK	rs1801260	AA	正常
肌萎缩侧索硬化症	DPP6	rs10239794	CT	1.3
老年痴呆症（阿尔茨海默病）	APOE	rs4420638	AA	0.51
躁狂症，躁郁症	DJKH	rs1012053	AA	正常
偏头痛	HCRTR2	rs2653349	GG	正常
多发性硬化症	IL7R	rs6897932	CC	1.8
	IL2R	rs12722489	CT	1.06
	HLA DRB1	rs9270986	AC	2.92
	HLA DRA	rs3135388	CC	0.66
	IL2 RA	rs12722561	AG	0.85
帕金森氏病	COL11A1	rs1676486	GG	1.0
	ADH1C	rs283413	CC	高
精神分裂症	GNB1L	rs2269726	CT	略低

如表中所示，我在遗传上对三种疾病有比正常人高的风险：多发性硬化症、肌萎缩侧索硬化症和帕金森氏病。这看起来很可怕，但是，在我的年龄，如果我得了这些病，该有症状了。从成像来看，我根本没得这些病。我的遗传结果对其他疾病如注意力涣散/多动症和精神分裂症也和我脑部解剖一致：没什么可担心的，因这些试验本身就很有限。几乎所有这些核磁共振上解剖结构和遗传变化资料信息都是试验性的，提供一个粗略的脑图像。最好的诊断工具是我感觉很好的这个事实，没有任何这些疾病的症状。

布鲁尔的脑体积表格中一个数据很突出：我的左半球比右半球大。我问这有没有任何意义。他说有些人认为作家是左脑优势，因为左脑包含主要的语言区，不过大部分科学家认为左脑右脑二分法只是流行科学，而不是真正的科学。如果能相信的话，左脑优势者更直爽，喜欢整洁、细节、事实、逻辑和现实。我认为我对这些方面都有健康的态度。但是，我也有很多与右脑有关的特点：想象力、"大方位"思考、感情、用标志和图像、哲学性、急躁和冒险。

左-右敏感性来自观察，我现在可以很容易地看到我自己的脑子：它分成两边，很相似，像镜子的两面。也有不同之处，包括如布鲁尔所指出的，大部分语言功能位于左边。用右手或左手的习惯、脚、耳朵、和眼睛也来自不同的半球，大约95%的右手优势者语言功能都在左半球，5%不是。损害任何一侧脑子或手术切除一侧脑子，可以显著影响一个人的说话、理解语言以及其他定位功能的能力。不过，也有受伤的人，特别是脑子还在发育有伸缩性的孩子，可以把一些功能用另一侧脑子来完成。

我又做了两个其他试验来进一步决定我的哪一边脑子是优势。第一个是个视觉测试，显示一个女子用左脚旋转的黑色影子。根据试验，右脑的人看人顺时针旋转，左脑人看这人逆时针旋转。受试者被鼓励试试他们能否看到人向相反方向转动。

我瞪着旋转的人时只看到顺时针旋转，说明我是右脑优势。我再仔细看看，看不到女子向反方向旋转。想知道这是不是有诈，我问我家附近一家咖啡馆里的每一个人来看图像，称他们"思想者"。瑜珈教练、摄影师和软件工程师和我看的一样：她在顺时针旋转。除了工程师，这组人好像都是右脑优势。但是，后来奇怪地事情发生了。数天后，我正干别的事情时，瞥了一眼我的荧光屏，发现她正逆时针旋转。我用眼睛从正面好好看她，又变成顺时针旋转了。

我还做了一个英特路思公司（Entelos，Inc.）提供的左-右脑优势网上测试。它问18个问题（部分试验问题如下）：

1. 当你走进一个戏院，教室，或礼堂时，（假设没有其他因素影响），你更喜欢哪一边？
□右　　□左
2. 当你考试时，你喜欢哪一种风格的问题？
□客观性（正确，错误，多项选择，配对）
□主观性（讨论）
3. 你常耸肩吗？
□是　　□不是
4. 你是不是每一样东西都井井有条，各在其位？
□是　　□不是

我得了18个问题的整整18分，是左脑优势。这证实了布鲁尔扫描我脑灰质的结果，但是与跳舞女子的结果相反，我感觉自己的确不是菲力克斯·安格，那个托尼·兰德尔在电视片《奇怪的夫妇》和杰克·莱蒙在1968年电影版里扮演的高傲的超级角色。

我相信两边脑子都用的争议性观点，这得到一项 2002 年杜克大学的称为“HAROLD”——老年人脑半球不对称性——的研究的支持。该研究表明老年人脑子的左右两边性下降。我愿意认为是老年人想用两边的脑子。在一些非美国文化中，这可能解释为什么老年人被认为睿智。不是因为他们真正的睿智，而是他们已经学会怎样更有效地用脑，即使脑子已萎缩。我给亚当·戈兹勒建议这个解释，他说大部分人不这样解释 HAROLD 的结果，况且我的脑子比起研究中的人还相对年轻。

“别太担心，”朱迪·艾乐斯安慰道。“您听说的大部分左右脑的差别都不是很好的科学。事实是我们大部分人是两边都用：我们用两边，不过总是有一边更占优势。”

我问布鲁尔和艾乐斯脑体积是否能提示人们的个性或倾向，是否会影响态度或特性，比如说，一个人想做作家的意愿。布鲁尔已经说过我的左脑略大，有道理，因为我是一个作家。后来他说这个评论意义并不大，除了作家用语言比其他人要多些，语言区中心在左脑多于右脑。“从核磁共振影像上，我根本不可能鉴别您是一个作家，或想当作家，”他说。不过，他提及英国有一个很著名的研究，发现伦敦出租车司机有很突出的解剖标记。

2000 年，伦敦大学学院报道 16 个出租车司机的与记忆有关后海马比对照组的显著增大。出租车司机的海马肿胀，长了更多的脑细胞，明显地因为他们需要记住数千个街道、小路和庭院。任何乘过伦敦出租车的人都记得出租车司机很熟练地带客人到“牛津街上的餐馆，您知道，靠近牛津马戏团的大书店旁边那个小巷里的印度餐馆”。研究者发现海马的体积与出租车司机从业的时间长短相关。“这些资料符合后海马储存环境中的空间信息，并可以延伸以满足需要大量导航工作者的需要，”研究报道，“看起来健康成年人的脑子为适应环境有局部伸缩性变化的能力。”

在分析出租车司机海马显著增大的文章时，该研究的带头人，伦敦大学学院的埃莉诺·马圭尔担心出租车里全球定位系统的使用会改变出租车司机的这种独特的脑结构。“我们希望他们不要用，”她告诉一家报纸，“我们认为这个区域的改变增加灰质体积，因为他们需要记住很多信息。如果他们都开始用全球定位系统，记住的东西少了，可能影响我们看到的脑改变。”

我无法把我的海马与这些伦敦出租车司机的相比较，研究者用的是截面测量，我的资料是整体体积。但是布鲁尔告诉我，我的海马大小在“正常范围”内，不大可能像出租车司机的那样大。所以现在我知道，如果有人研究我的脑成像，鉴定我是不是出租车司机，答案一定是否定的。

其他研究还发现魔术师、精神病患者和罪犯有脑解剖上的不同，但是，大部分这类研究都对识别人们的倾向性不够成熟，更不用说他们的职业。不过，朱迪·艾乐斯相信不久之后，核磁共振成像和其他设施会用于提供人们喜好的信息。“我们将有电信号、血流和基因方面的信息来确定癖性，”她说。“可能会有标志表明您有创造性、很整洁，提示您是一个作家。另一个人的标志可能很不同，提示他是一个银行家或视觉艺术家。”

我问艾乐斯雇主会不会滥用这些技术，扫描他们的雇员，检测他们的脑子是不是最适用于开卡车，或设计一座桥梁，或过份的执法人员检测人脑子的犯罪动机。艾乐斯同意这些技术有可能被滥用，但是她相信问题不大。“我估计到技术过关的时候，会有法律保护人们，”她说。

我想到最近人们对遗传测试日益浓厚的兴趣，现在做遗传测试已经很便宜，也很容易，允许像 23andMe 公司以及纳维基因公司这样的公司，在信息还不到位时就开始提供测试。这些公司在 2007 年底和 2008 年突然出现，的确促使国会通过了“遗传歧视保护法”，但是这个法令是否能真正保护人们不受雇主和保险公司的窥探还有待观察。

据我所知，立法者还没有向国会呈报“神经信息歧视保护法”，但是我估计在今后几年内，会有类似的提案。我比朱迪·艾乐斯更担心成像会用来识别癖性，这可能超出预测疾病和职业咨询的范畴。我怀疑会有《千钧一发二：脑子》，描述社会被脑成像和测试所迷惑，指导人们怎样生活、工作和爱。我还预计微型脑成像仪到处都是，家里、商业区、办公室、午餐室、机场都有，它们可能显示比任何遗传测试都精确地多的东西。

您可以想象这样一个世界，人们可以扫描他们的脑子，估计他们对大会的态度，或在考试前检查他们的孩子。服装店里的成像仪可以帮助店员，精确地为顾客提供合脚的鞋子号码，甚至引诱顾客多花钱。

我们的未来如果是这样的话，我们需要很谨慎，社会怎么用这些信息，特别是在以后几年技术趋于完善、科学日益发展、结果仍待商酌的阶段。

记住山上的月亮，忘记金发

在我的最初的记忆中，我父母亲在 1962 年我 4 岁时买了第一座房子。我记得我家后院里有一套漆成蓝色和红色的秋千。楼上，我和弟弟住一间刷成黄色的小房间。那时，我认为床底下有带毒牙的吃人魔鬼。记忆中最鲜活的一幕，我记得是有一天我帮父亲用割草机修草坪的情形。闭上眼睛，我似乎看到自己站在他前面使劲推，感到他的力量(他那时 31 岁)，并希望这个时刻永远留在我的记忆里。大约 46 年之后，回到记忆的另一端——现在，当我写这些时，我的记忆却是很庸常的:坐下开始写作前,我的家人还在睡觉,我就砌一杯法式烘焙咖啡作为我的早晨咖啡,浏览一下周日的报纸,那时 2008 年奥林匹克运动会刚刚结束,奥巴马宣布乔·拜登在总统竞选中做他的副总统。在我 4 岁和 50 岁的记忆之间,是一生的荣耀、忏悔、气味、爱、旅行、悲哀、无聊、兴奋、快乐、愤怒和希望;我的孩子们的出生和我爱的人的去世。

在我意识中的一个角落里,我怎么记得住这一切?我还想知道有关衰老的结果:我还能记得像以前一样好吗?我现在知道我的大脑在萎缩,但还没有老年痴呆症和其他明显的神经系统疾病。除此之外,我觉得我对有些事能很快回想,对有些事却很迟钝,就像过去一样。或者说这只是我对自认为相当健康而无需担心这些事情的半错觉的一部分?

那是旧金山一个风和日丽、温暖宜人的日子,气温在 60 多华氏度。我在加州大学旧金山分校的另一个实验室测试我的记忆能力。我戴了一个紧紧的有电极覆盖的帽子,十几条电线连着脑电图仪记录脑子的电活动。几分种前,帮助我测试脑解剖的神经科学家亚当·加扎利的学生们,在我的头上涂了些胶粘物,把电极放上。看起来就像一个游泳帽和一个疯狂的科学家用来击溃我脑子的装置连在一起。

加扎利的试验是期望证实人衰老时,记忆力并不下降,而是删除不需要记忆的能力降低。他正验证额叶——新皮质对爬虫类海马部位记忆的东西有重要影响。神经科学家把这称为"从上到下的调节",该过程用额叶来指导人们记忆什么,以及删除不需要储存在记忆细胞里的记忆。脑子也对听觉有同样作用。年轻人的耳朵(和脑子)在嘈杂的酒吧里,可以很容易地辨别另一边朋友的声音;随着耳朵和脑子衰老,他们不易从嘈杂的环境中区分朋友的声音。"我们认为是删除能力问题,"加扎利说。

加扎利的研究摘要如下:

脑电图用来检验两种主要的认知老化假设——抑制缺陷和加工速度——之间的关系。在记录视觉记忆时,我们发现老年人显示与主题无关的信息抑制能力有选择性地降低,但只出现在视觉加工的早期。因此,衰老时,并不是完全丧失应用抑制的功能,而是延迟,提示非相关信息选择性抑制的加工速度减慢。

脑电图波谱分析来自额叶区的信号显示,这一结果是由于视觉早期看到不相干信息时,对非重要信息过度注意。把老年人以工作记忆表现来分组,提示减退的非相关信息抑制与减低的完成任务记忆相关。因此,这些资料调和了两种认知衰老假设,提示抑制力下降和加工速度降低引起与年龄相关的认知障碍。

当学生们把我的头套进去时,加扎利解释说我做这个试验有点异常。我 50 岁,介于他的两个实验组之间:青年组年龄 19 至 30 岁,老年组,年龄 60 至 77 岁(我实际更接近老年组,但是他们不同意)。当他们让我把头往前伸,下巴放在一个花瓶样的装置上时，我想我的试验结果会更接近青年人，还是老年人？

试验让受试人看显示屏上的面部照片和风景图片1秒种，然后，显示屏关掉8秒种，再给像我这样的参试者看一张面部照片或风景图片，问我们：这是您看过的图像吗？我按我手中的盒子：是就按左边的按钮，不是按右边的按钮。为了测试删除功能，加扎利要求参试者在有些试验不睬面部照片，有些不睬风景图片。他还出示一系列只是被动看到的照片，来确定当一个人试着抑制或增强面部或风景时脑的基线（请登录 www. experimentalman. com 看有关亚当·加扎利试验的幻灯片、照片和脑成像的详情）。

我感到我的表现有些急躁。詹姆斯·布鲁尔告诉我大脑在萎缩时，对我尚未衰老的感觉有所打击。现在我想测试也许发现我早衰。我的DNA揭示记忆、智力和长寿的遗传线索，但是大部分遗传试验尚属早期，有待验证。这让我对多数都是好的遗传结果有些怀疑，况且我和《连线》的主编凯文·凯利都有一个不怎么聪明的标记。

荷兰的研究者用这个试验测试了300个孩子和276个成人，平均年龄37岁。要求他们完成“标准智力测定”。它是一个被称为SNAP－25的基因的单核苷酸多态性，根据研究摘要，该基因“对突触传递起重要作用”。SNAP－25位于新皮质、海马、内视神经核和其他与智力有关的区域。“最近研究表明SNAP－25可能与记忆和学习有关，两者都是人类智力的重要成分”，摘要说。在我对相关单核苷酸多态性的测试中，我的结果是比正常智商低3分。如果我是AA，而不是GG，我会比正常智商高3分（见下表）。

作者的初步遗传测试结果：智力、记忆、学习和长寿

特性	基因	基因标记	作者	风险因素
纠正错误	DRD2	rs1800497	GG	学会纠正错误
智力	SNAP－25	rs363050	GG	低智商（低3分）
长寿	APOC3	rs2542052	CC	高概率活到100岁
记忆	KIBRA	rs17070145	CT	记忆力强

其他所有来自23andMe公司的结果提示我会纠正错误；我记忆力比正常人稍强；我有高概率活到100岁的寿命。最后一个试验测试了213个百岁以上的德系犹太人和258个不到百岁人对照。百岁以上的人rs2542052单核苷酸多态性往往是CC，而不到百岁的人多数不是。

至于我的智商低3分，我感觉意义不大（请参阅“你让我看你的，我就给你看我的”章节，那里我更详细地描述了我的遗传测试结果，并把作者和技术专家凯文·凯利的结果加以比较）。这些年来，我的智商测试成绩一直很好。为了写这本书，我做了几个网上的测试，分数不等，可越做越高，提示智商测试不是与智力，而是与熟悉程度有关。我的平均智商比年轻时略低，这要怪我的右脑回答数学问题的能力下降或大脑萎缩。不过，我得补充一点，3 分智商差异对我来讲意义并不大，但对探索人口的智力健康的公共卫生专家很有意义。

当我谈及这些研究时，加拿大英属哥伦比亚大学的朱迪·艾乐斯警告道，“您要知道没有智力、记忆或纠正错误的基因，都是一些无所顾忌的公司建议有这些基因。”

遵从“实验人”项目的真实性，我也尝试收集环境因素对人脑记忆和学习影响的资料。一个答案是，在尽管并不肯定的许多可能因素中：从童年脑部受伤，到我吃了两条大鱼引起体内汞升高，有些汞可能沉积到我脑子里。对后者而言，我在遗传上对灰质汞中毒有些保护作用，但谁说得清？

现在我要开始做试验。学生们去了另一间屋子，在那里监控我脑电图的结果。他们把我房间里的灯熄灭，只有我面前几英尺远的电脑显示器发着光。我们开始了。

第一轮是记住面部，忘记风景。我很快意识到记住面部的最好方法是集中精力在面部的一两个细节上：浓眉、眼镜、厚嘴唇。对风景来说，是小溪中的水沫、石桥上的 V 型缺口、满月。因为想考好，我很想得到正确答案，错过一个我就会恼火。不过，随着试验的进行，我开始感到困乏。我很久以来都这样：如果坐久了，没有什么东西常规刺激我这个记者的大脑，则我这个人一定要干些什么，即使是读书或在屋里收拾东西。我还正在做一项试验，看我最低睡多长时间才能正常工作，这允许我工作时打盹。到 90 分钟试验进行到一半时，我已经很磕睡，要睡着了。但是，我还是坚持下去，只错过一两次按钮。

即使用我昏昏欲睡的脑子，看到照片我也能记住。记忆是怎样形成的机制还不清楚，但是科学家认为记忆发生于人脑的多个部位。某些记忆发生于特定部位。例如，海马好像是空间和演说学习，颞叶新皮质(位于颞部)是长期记忆。人脑记录不同类型的记忆：瞬时记忆，比如试验中我面部发痒，一会儿痒，一会儿不痒，然后就忘记了；短期记忆，留存更长久一点，例如我看到的面部照片，我记忆的时间足够让我接受完测试，然后很可能就丢弃了；长期记忆，我看到的面部照片和风景图片足以给我留下印象，如果您让我数小时或数天后再看它们，我可能还会回忆起来。

科学家们相信，特定的记忆和学习是通过神经突触变化而记录的。一个神经活化，产生一种称为动作电位的电脉冲，把信号通过脑内通路传递引起行动：一块肌肉运动、思想萌生，或在这种情况下，对一个我看到的面部照片或风景图片留下印象。我脑子里有个部位的神经元和神经系统激活，让我可以回忆一个留着金色短发的女孩，一幅风景图片让我想起安塞尔·亚当斯的挂在悬崖峭壁上的月亮的摄影作品。我把测试中其他图像都忘记了，唯有这两张一年后还记得。

我不知道我为什么只记得这两张而不是所有的照片，可能因为女孩很可爱，我总是喜欢安塞尔·亚当斯。我也不懂为什么我可以记住最含糊不清和最没用的日期和历史事件，但我对记忆人名很糟糕，即使已经认识很久只是最近没有看到的人。我还喜欢回忆暗红色或亮绿色的物品，但不怎么喜欢黄色和蓝色。我不喜欢大部分香水的味道，但是一闻到香奈尔 5 号香水，就会想起我母亲，当我是个小男孩时她用这种香水。我们中每一个人都有一个记忆和忘记的清单。

试验后，我把头发上的胶洗干净，然后到控制室与亚当·加扎利和他的学生们一起看结果。他们重放了我的一部分资料。看起来像荧光屏上跳动的线，还像测谎器上的多条线，呈现我记忆或抑制面部照片或风景图片时特定神经元的活动。这些记录如同我脑子里的电信号的乐符，一个极其复杂和协作的乐队，和百万神经元时高时低的合唱，在我们头里面演奏着神经交响乐，比任何现有的乐队的演奏都要宏大壮观。

将来有一天，我们也许会了解所有脑子里的的声音和乐器，将它们的乐符记载在由一些电脑完成的乐谱上，这些电脑的存储量和速度是我们现在所用的最好的电脑的数十亿或数兆倍(或者说这种超级电脑就是用硬件增强的我们的脑子)。但是，我们是否能真正了解这些声音是怎么样一起工作的？

同一天午餐后，亚当·加扎利带我到加州大学旧金山分校的脑成像中心，把我的头放进核磁共振仪钢罩里做脑成像，与此同时，詹姆斯·布鲁尔还在做结构-解剖研究。一旦布鲁尔完成成像，加扎利会操作机器进行面部和风景记忆测试。这些与我脑子连接到脑电图机上的测试类似，但是这次是机器产生的电磁波记录我脑子的血流，而不是测量电信号。这个试验测试我的额叶新皮质能否告诉脑后部的记忆中心来记忆面部、忘记风景，或者反过来(见下图)，结果将与加扎利的青年和老年试验组相比较。

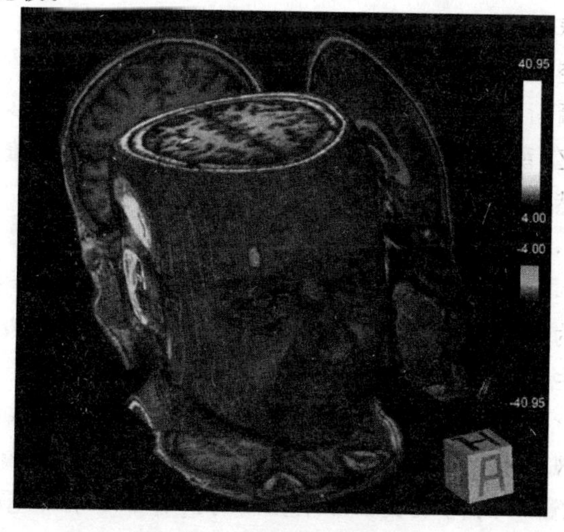

作者在记忆时的脑部图像

几周后，我到亚当·加扎利的办公室里见他。他的办公室就在梅申海湾的现代化基因技术大楼里。他告诉我，他没发现任何异常或不正常的结果。“您没有异常，没有任何疾病影响您的记忆，”他说，把我的部分结果在他桌上的一个大显示器上放出来。我头部前方、顶部和侧部的功能核磁共振图像显示出来，加扎利说红色斑点表示我脑子前部的区域的激活与后部记忆中心有联系，也同样被激活。

“应该是这样，”他说。

加扎利还把脑电图结果展示出来，指出一个电脉冲显示我怎样记住面部，另一个显示忘记风景。

他给我看我的分数与老年和青年试验组的对比。“您的反应时间和精确度很好，”他说，“比青年组还要好些。”这令人吃惊，因为我做试验时快要睡着了。

我对这些试验结果很高兴，不过，加扎利还没有透露该试验的关键结果：我记忆和抑制面部或风景的能力。对这一点，我做的不怎么好。“您的结果与预期的您这个年龄的人相似，介于青年的和老年的中间”。如同年老组，我可以记住东西，但是我的大脑欺骗我，我不能像青年人那样删除我应该忘记的东西。

“这说明您的脑子在衰老，”加扎利说，“很遗憾。”

我的功能核磁共振图像结果类似，反应时间和精确度都好，但我的分数在抑制不需要的记忆方面比青年人的要差些。

我的反应时间和精确度最佳分数几乎抵消了加扎利的遗憾：我的大脑不仅在萎缩，而且还不能删除不需要的记忆。加扎利试图安慰我，肯定我的大脑还不算糟糕，没什么大问题。“您真没什么可以担心的，”他安慰地对我说。

“只是现在还不用担心，”我说。

比我年龄年轻一半的大脑

如亚当·加扎利所述，我也许在衰老，但是我想再探索无情的光阴对我大脑的精确作用。所以在得知亚当·加扎利对我所做测试的结果几周后，我在我旧金山的办公室见了帕特·特克，他是认知药物研究公司的业务开发部主任，这是一家英国公司，用自动化试验精确计量我们的记忆和思想。在波士顿开会时，我碰巧遇到认知药物研究公司的另一个高管，他答应为我做有关注意力、记忆和管理功能的测试，并且不需要把我的头用磁波围起来或听我头里的电语言。认知药物研究公司会用电脑做一系列非成像性测试，并把我的结果，与该公司数据库里测试过的6000多名年轻些的或年老些的人相比较。

该数据库里大部分的测试项目都是在制药厂临床试验中评估认知或记忆水平，或者学术研究者测试新的神经药物治疗尼古丁成瘾、老年痴呆症等疾病时进行的。这些电脑测试产生的结果，被美国国家食品药品管理局认可为确定新的脑药物是否有效的"终点"，这就是说制药厂可能会因此获得数十亿美元的利润。

把我的测试结果与其他受试者的结果相比较，还会得到一个我的"脑年龄"分数。这是获知有关我的大脑正在衰老的信息的又一个机会，虽然我可能并不愿知道它有多衰老。

帕特·特克，和我以后会通电话的认知药物研究公司的首席执行官和创始人基思·韦斯尼斯，解释说笔和纸用于测试认知或记忆水平至少已有 80 年；研究者于上世纪七八十年代开始用电脑。韦斯尼斯是一位英国心理学家和神经科学家，于 1986 年用他为学术试验开发的电脑测试程序创建了该公司。

除药物试验外，认知药物研究公司还测试开胸手术的患者，看手术是否会影响患者的认知能力。此外，他们还测试服用降胆固醇药物的患者、化疗后患者、从伊拉克战争回美国的头部受伤士兵的分数。对食用含糖谷物早餐和更健康早餐的孩子也做了测试，结果毫不奇怪，糖会引起功能下降，并因为肥胖而引起认知能力的下降。认知药物研究公司的竞争对手，澳大利亚的卡歌斯塔特公司(CogState)，提供一种叫做卡歌斯塔特的运动产品，监测运动员脑震荡后的恢复。其客户包括英国橄榄球联盟和澳大利亚足球联盟。

韦斯尼斯告诉我，他最近的项目是创建一个进行脑测试的 23andMe 公司。他认为认知测试的市场正在向网上商务扩展，可以直接对消费者、厂商或其他任何人进行测试。对健康人来讲，这个网站可以用来做一些自我测试，例如比较一个人听卡洛斯·桑塔那和巴赫音乐会，或是骑自行车前后的认知能力的差别。价格不会太高，也许 40 到 50 美元，韦斯尼斯说，但是他还没有做商业分析来制订价格。

我们在"康泰纳仕证券财产"(Condé Nast Portfolio)网站的部分专栏里，对这个主意做过一个小试验。在一篇介绍认知药物研究公司和我的测试的文章里，在认知药物研究公司的帮助下，我们提供一个标准测试的简化版，任何人可以用来测试。将近 14000 人做了测试，数十人写了评论。测试出脑年龄比实际年龄更年轻的人非常满足，测出脑年龄比实际年龄更老的人可能会不安，或感到苦恼。帕特·特克对这些评论回复了一封电子邮件："脑年龄分数，反映一个人与各种年龄的典型的健康人相比，完成三项任务的能力。换句话说，如果一个 60 岁的人有 45 岁的脑年龄，此人(年龄上老些)在认知上和一个 45 岁的人相似。因此，较低的脑年龄意味着更好的认知功能。这并不完全反映全貌，还与个体的注意力和信息处理速度有关。"

基思·韦斯尼斯又在另一封电子邮件中补充说："我们的数据库表明当人们衰老时，他们对需要集中注意力的反应速度下降。这种下降在 18 到 80 岁之间呈线性关系，主要是由于对信息的处理和反应能力下降。在很小的年龄差，例如相差小于 5 岁，就可体现出这种下降。这反映了人口中一个普遍规律。但是，很显然，不同的人这种下降的速度可能会有差异。”

根据帕特·特克的资料，在网站上测试的13836个人中，男性比女性多两倍以上，反映网站登录有人口统计的差异，或者说男性对他们是否聪明更在意。但是，男性反应时间更快，平均快9毫秒（做选择的反应时间：男性：443毫秒；女性：452毫秒）。平均年龄35.7岁，甚至还有生理年龄103岁的老人。脑试验分数只到80岁。这些报18～20岁的人比报60～70岁的人平均快64毫秒，差别很显著。这个差别可能反映在电脑上玩游戏的时间长短，或认知能力下降。下表列出测试者与其他成千上万个受试者之间的一致程度（请您登录 www. experimentalman. com 网站，自己做这个试验。每个栏目的数字显示那个特定实际年龄组的从20至80岁人的百分比。例如，8.6%的50岁的人有一个30岁的“脑年龄”）。

“脑年龄”测试结果：13836人受试

脑年龄	实际年龄					
	20	30	40	50	60	70
20	60.8%	52.7	41.2	25.3	27.5	11.1
30	7.3	9.9	11.8	8.6	3.4	3.7
40	7.3	6.5	6.7	14.2	9.4	7.4
50	6.4	8.2	9.7	12.6	9.4	7.4
60	5.2	6.8	4.6	6.5	7.7	7.4
70	3.5	4.1	6.7	11.1	11.2	7.4
80	9.3	11.6	19.0	21.3	31.0	55.5

这个网上测试引发一系列有趣的伦理问题，包括雇主和其他人将用这些测试来歧视人，或者说测试的人会对结果感到苦恼。“对这些不是临床试验的测试，试验只是为了娱乐，”加州大学伯克利分校研究记忆和认知的神经科学家西尔维娅·班奇说，“不要对它们太认真。”不过，我仍然预期，在建立直接对消费者的神经测试网站时，会遇到与网上遗传测试类似的问题，例如：结果是不是由有经验的人签发？这些测试结果准确吗？还有，如我先前提议的，这时国会应该考虑制定《神经信息歧视保护法》。

帕特·特克计划几周后返回来，做我们试验的第二部分：如果加入对许多人都很普遍的环境因素，我的结果会有什么变化。这不是什么污染物或吓人的毒性化学品，而是我喜欢的饮料：红葡萄酒。

那个试验以后再做。现在，我自己坐在桌子前，上面是特克的电脑，有电线连着一个小盒子让我用拇指按“是”或“不是”的按钮。

为尽可能模仿真正的临床测试，特克记下电脑在我桌子上的设置，以及我怎样拿按钮盒，这样我们以后可以用同样的条件重复试验。然后，他给我读第一个试验的说明，解释我会在显示器上看到15个词汇，每2秒钟看到一个。接下来，特克给我纸和笔，要我写下尽可能多的记住的词汇，以测试我的记忆力。

“您准备好了吗？”

我迟疑了一下，又一次问自己为什么要做这些测试。我真的想知道(1)我是一个傻子，或者说至少我不像自己想象的那样敏捷或睿智？(2)我的脑年龄比我的实际年龄老吗？我不得不承认这不是小事，关系到我的自我形象和我认为自己相当睿智的感觉。不管我对问题是不是开明，但是这关乎自信心。如果它被动摇了，可能会影响我的自尊心，或更糟糕。

“我们开始吧，”我说，深吸了一口气(我读了认知药物研究公司的材料，增加氧气摄入能改善分数，所以我尽可能吸进更多的空气，希望能到达我脑部)。

词汇快速又随机地出现在显示器上：诗人、海滩、服务员、陪审团、山洞……总共15个词。我看它们一个个快速地闪过，看得有点紧张，担心我记不住。大约30秒后，特克给我纸和笔，要我尽可能凭回忆写下尽可能多的词汇，我有60秒时间。

我很快写下3个词，然后，又一个。难以置信，我只记得这么多。我闭上眼睛试着回忆印到神经元里的看到的词，在大约50秒时，我又想起了一个，总共5个词。

“这太糟糕”，我说，“我不相信我只记住这么点，它们就在我嘴边上。”

“事实上，这已经很好了，”特克说。

“真的？”我问，感觉他一定是在幽默。

“我们接着做，”他说，给我做另外20分种的其他试验。这里是几个例子：

图片展示：连续20个图片以每3秒一个的速度出现在显示器上让受试者记忆。

简单反应时间：受试者被指示每次听到“是”时尽可能快地在显示器上按“是”按钮。共有50次，间隔时间很短。

空间工作记忆：一座房屋出现于显示器上，9个窗户上有4个亮着灯。受试者需要记住哪个窗户亮着灯。下面有36个房子的图片，受试者需要决定亮灯的窗户是不是最初亮的。受试者作出反应，尽可能快地按“是”或“不是”按钮。

延迟词汇回忆：再给受试者1分钟来回忆第一次词汇展示中出现的尽可能多的词汇。

识别词汇：第一次词汇展示中的词汇，加上15个干扰词汇，一次一个地随机出现，对每个词汇，受试者需指明他从前是否见过这个词，尽可能快地按“是”或“不是”按钮。

识别图片：第一次图片展示中的20个图片，加上20个干扰图片，一次一个地随机出现，对每个图片，受试者需指明他是否从前见过这个图片，尽可能快地按“是”或“不是”按钮。

在此后的试验中，我对自己的表现感觉好些。但是，我要等收到认知药物研究公司的一封电子邮件，还有一个来自基思·韦斯尼斯的电话，才能知道测试的结果。我对结果很担心。要是我的脑子很衰老怎么办？事实上，结果是我的脑子或者没有被测试吓倒，或者我不需要担心。韦斯尼斯的评语是：

> 这个50岁的男性轻松地完成注意力和工作记忆的任务，分数在正常偏上的范围内。情节记忆在正常范围内，除了词汇识别，与其他分数不符合，建议重做。

韦斯尼斯还报出了我的脑年龄：令人吃惊的25岁！

“您反应很快，而且通常很精确，”韦斯尼斯说，“但是，这并不代表您比您20多岁时更聪明。我们都有自己的标准，我们的脑功能都随年龄而下降。”

如果我的脑功能不得不下降，这种下降我还能接受。

不过，以防我的结果更糟糕，我不想再做这个试验了。但是，几周后，帕特·特克再次返回，我发现自己又一次面对认知药物研究公司的测试。我们计划做红葡萄酒试验，但是帕特坚持先做果汁。我不知道为什么，我在测试中表现不理想，很生自己的气。在第一部分的测试中只记住15个词汇中的3个词汇。特克在30分钟测试结束后，让我回忆时，我只记得4个。这表明，我那天的即时记忆很糟糕，但延迟记忆要好些。但是，我还是记不住第一次测试时的5个词汇，可能是因为我这次是傍晚测试，而上次是下午。“一天内不同的时间会影响认知试验结果，”特克说，“这也是为什么我们在做严格控制的临床试验时，尽可能在一天里的同样时间做。”

特克坚持两个测试之间的几周内我记忆力的下降可能很偶然，不过我不全信服。但是，我的表现在下一部分喝一些便宜波尔多葡萄酒的试验中有所改善。特克做测试时，也和我一起喝了一点。我喝了一杯半，等了20分钟。然后特克把机器又调好。我没感到什么不同，但是我放松些。我在第一次试验中甚至可以快速记起4个词汇，不过特克曾告诉我喝葡萄酒不一定改善我的即时记忆。

如同我担心的一样，我的结果返回后，我的果汁试验结果显示比25岁老一些的脑年龄。但是，除了词汇识别试验，我其他结果和第一次测试的结果类似。如同预期的，我的反应受波尔多葡萄酒影响。根据韦斯尼斯的报告：

> 试验于喝下一杯半葡萄酒20分钟后进行。受试者注意力对酒精的影响很敏感。由于酒精的作用，戴维在警觉心测试中显示典型的反应速度下降。这个结果可能把他排除于同龄人的正常范围外。精确度影响不明显，这很典型，他可以识别靶物，但需要更长的时间来反应。
>
> 简单反应时间和选择反应时间也下降，提示完成任务时注意力地下降，但是，如上所述，最突出的损害是需要持续注意力地警觉性任务。这很正常。工作记忆和情节记忆不受酒精的影响。对后者的影响可能延迟发生，或需要更多的酒精才能形成。

韦斯尼斯给我送了一张表(见下表),包括我的三次测试的结果,列在“你的分数”栏目中(评语是指葡萄酒试验)。

作者的综合认知试验:果汁和醉酒

方面	试验	您的分数	可以吗?	正常分数	标准差	少些还是多些更好	评语
注意力	简单反应时间(毫秒)	236 * 242 # 287 ¶	是	261	37	少些	集中注意力正常
	慢性反应时间(毫秒)	421 454 483	是	459	63	少些	正常范围内,集中精力,并迅速作出决定
	警觉,精确度	100 100 100	是	97	4	多些	正常范围内,正常的持续关注
	警觉,速度(毫秒)	421 392 459	是	411	43	少些	反应速度正常范围内,所以当集中注意力完成任务时,决定时间没问题
短期记忆(工作记忆)	数字工作记忆敏感性(0—1)	0.94 0.83 0.75	是	0.83	0.17	多些	在该年龄组的正常范围内,留存信息的清晰度正常
	速度(毫秒)	627 653 609	是	914	253	少些	短期记忆中检索的速度位于正常范围的上限
	空间工作记忆(0—1)	1 0.84 1	是	0.79	0.24	多些	在正常范围内,有能力维持正常的空间信息
	速度(毫秒)	668 541 536	是	1047	289	少些	短期记忆中空间信息检索的速度位于正常范围的上限

* 第一个数字:第一次原始测试分数

第二个数字:“果汁”测试分数

¶ 第三个数字:“葡萄酒”测试分数

对某些试验，我喝酒后做得更好些，不过，总的来说，我的脑子在少量葡萄酒的影响下，反应准确，但是缓慢。显而易见，这让我的脑年龄衰老了几年，可能在三十几岁，我依然可以接受。但是，认知试验结果提示畅饮葡萄酒，可能让我的脑子比实际年龄衰老。尽管在一定程度上，中度或重度饮酒情况下，不能表示一个人的年龄，但是我可能会颠三倒四或语无伦次。

在“实验人”的这个阶段，我打算更进一步做脑测试，我觉得想喝一两杯酒。特别是下一轮对焦虑和恐惧的测试，让我……**焦虑**。

极度焦虑和长着獠牙的主编

我们都有过手心出冷汗、心跳加速像正敲的牙买加钢鼓的经历；当神经磨损时，正是我们需要敏锐、策略和深思来救自己的时候。不过，进化已经给了我们每个人硕大的脑子，可以对付我们的祖先们面临过的危险：长着獠牙发出可怕吼声的老虎或草原上的闪电。我们的脑子没有造就对付其可恶程度与此相当的一些其他事情，如一个暴怒老板的谩骂，或者突然意识到不得不在公司主管面前对一个天价客户作一个即席演讲。

在斯坦福大学的另一个核磁共振成像仪里，我正经历我职业生涯中最焦虑的时刻。它发生在很多年前，当时我是《生活》(*Life*)杂志的一个年轻记者，在参加一个由执行主编丹·奥克伦特主持的员工会议。奥克伦特是一位传奇式的杰出编辑，编辑过很多书、杂志和报纸。我们正讨论我早期的一篇主要报道，它有可能成为封面报道。我当时已经辛苦地工作了几个星期，帮助组织了一次复杂的摄影。同事们认为我干得很好，摄影师乔·麦克纳利拍得照片棒极了。那时，我在这种高级编辑会议上很腼腆，但自我感觉很好。然而，奥克伦特可能既粗鲁又武断，冲口说出由另一个记者来写这篇报道，并署名。

这一突然变故就像遭遇晴天霹雳，足以烧灼我。让我难以相信。《生活》，像它的姊妹杂志《时代》(*Time*)一样，过去曾经有过一个记者采访，另一个记者写报道，但是现在已经很少这样做。随着会议的进行，我感到心跳加速，胃在抽痛。我感到很尴尬，我的脸肯定已经通红。我知道我应该对这位主编说点什么，他看起来就像一只戴着眼镜长着獠牙的老虎。我应该站起来为自己辩解，但是我内心最深处的愿望却是静静地什么也不说，遵从执行主编的命令，并不抗议。我的一部分也在问自己还有没有什么法子让我把自己固定在座位上，或什么更好的主意，以便不让自己站起来离开、消失。但是，我还知道这对我作为一个希望成就事业的记者和成年人是个关键时刻。我必须控制自己。

在核磁共振成像仪里，当我听到磁铁围住我的头和金属的磨擦声时，很久以前那个下午的感觉又回到我脑海里来。在一个显示屏上，我写的《生活》杂志社会议室的故事正在以回忆录的形式播放，这个试验由斯坦福大学的科学家来做：菲利普·戈尔丁是一个研究员，凯利·沃纳是一个博士后，两个人都在斯坦福大学的心理学家詹姆斯·格罗斯的实验室工作。戈尔丁和沃纳向我询问有关个人社交上曾经尴尬而非常损伤自信心的故事。他们要用功能核磁共振成像，检测健康人、恐惧症患者以及不敢和别人相处的有社交恐惧的人处于社交尴尬时的反应。

恐惧和焦虑对人类生活很重要。它们在亿万年的进化中对我们是一种保护工具：警告我们见到长着獠牙的老虎要快跑到山下，以及担心儿子或女儿生病，以好好照顾我们的孩子。但是，我的线粒体或 Y 染色体的祖先，缓慢地从非洲迁移到远东、俄国，后又向西到欧洲，从来没有受过像《生活》杂志执行主编这样的侮辱。

不过，从前在意大利或法国的原始村庄里，上了年纪的祖先也可能有类似受辱的时候。比方说他打算用一种新的改良方法来做矛头。他部落的人们祝贺他，但是部落首领把真正制矛头的任务交给了一个更年长更有经验的猎手来做。我不知道他是否也会同样焦虑，想站起来离开。

如果是这样，功能核磁共振成像，如果那时存在的话，可能会显示类似于我的模式，血流在杏仁体和海马加强，这两个区域是与社交恐惧症有关系的主要脑结构。

杏仁体——即希腊语的“杏仁”，缘于该结构的形状——是边缘系统的一部分，接受情绪信号，并产生反应。杏仁体把信号传送到脑子的其他部位，包括前扣带皮层和眶额皮层，处理情绪投入。这激发大脑皮层的其他部分，唤醒自觉性和思维过程，告诉我们事情有偏差，并考虑适当的反应行为和行动。杏仁体还触发下丘脑激素变化，以增加身体应付当前威胁和未来压力的的资源。杏仁体损伤引起感情淡漠，用电刺激动物杏仁体可以增强愤怒、进攻和恐惧等情绪反应。

下丘脑产生生理反应：心率增加，呼吸加快，出汗。同样的交感神经系统也形成性冲动。下丘脑还激活或抑制我们不了解的身体功能：例如，把长期功能的能量重新分配到短期紧急需要的功能（被咆哮的野兽攻击或狂欢的夜晚），引起免疫反应和消化功能都下降很多。杏仁体和下丘脑的冲动引发一种行为模式，医学生学过，称为 4F：进攻（fight）、飞行（flight）、惊骇（fright）和性（sex，我估计是用“sex”替代了那个不太文雅的以“f”开头的词）。

尽管我对这个测试神经紧张的试验很紧张，我还是被作为“正常人”来测试的。但是，我了解对正常人做图像分析，在 8%～10%的情况下会有临床上有意义的发现，“常常有紊乱”，斯坦福的法律和生物伦理学专家亨利·格利列说。我家族中母亲那一边有从轻到重程度不等的焦虑症。母亲有时会很担心她的事业、孩子以及她偶尔呼吸不畅的健康问题。她现在还偶尔在半夜有阵发性焦虑。她的妈妈，也就是我的姥姥，有时容易担心。她在我们孙辈们面前掩饰得很好。如同我的母亲一样，她是一个成功女士，幽默的演讲者，在她的教会和所属俱乐部里很活跃。但是，她还是会对真实的或臆测的一些疾病大惊小怪，常打电话给我母亲说她的溃疡病又犯了或她得了癌症，她很快就会死了等等，让我母亲发狂。

人们对有关焦虑的遗传学了解尚少。基于从前动物研究的基础，最近的关联研究发现，有些单核苷酸多态性可能增加一个人焦虑的风险性。去年，波士顿的一项研究发现，4 个单核苷酸多态性与焦虑有关。“我们发现这个基因的变化与腼腆、儿童行为抑制、成人内向性格以及脑子里处理恐惧和焦虑的区域有关。”这个研究的带头人、麻省总医院的心理学家乔丹·斯穆乐在麻省总医院的一份出版物中说：“这些特性的每一个都是社交恐惧症这一美国最常见的焦虑症的风险因素。”

这篇报道中报告的单核苷酸多态性影响一种叫做 RGS2 蛋白质的生成，“这种蛋白质调节神经介质受体的活性，是许多抗抑郁药和治疗精神病症药物的靶子。去除 RGS2 的小鼠表现出增加的恐惧行为。”科学家们测试了测过社交抑制水平的 119 个家庭和 700 个填了个性特征问卷的大学生的基因型。“还有一组 55 个大学生，在完成甄别焦虑和情绪异常而做的标准的面谈后，做了功能核磁共振成像。在成像仪里时，受试者看一系列各种面部表情的图像，这项测试曾经表明影响杏仁体功能。有抑制或内向型位点的受试者，杏仁体活动增强，另一个与焦虑有关的脑区域——脑岛的活动也增强。”

我的测试显示，迄今为止我们有资料的我的所有焦虑基因都正常，我家人也是如此。我母亲是个例外，她有一个单核苷酸多态性是焦虑高风险。我还有两个与社交焦虑症关联的强迫症有关基因的单核苷酸多态性资料（见下表）。根据一个单核苷酸多态性，家里除我父亲外的所有人，都有轻度升高的强迫症风险。但根据另一个单核苷酸多态性，我们都有较低的强迫症风险。再次说明，这些结果都很初步且自相矛盾，可能与我们实际对这些行为异常病症的遗传易感性大相径庭。

焦虑和强迫症的基因标记：作者和母亲的结果

病症	基因	单核苷酸多态性	作者	风险因素	母亲	风险因素
焦虑症	RGS2	rs6428136	TT	正常风险	GT	较高风险
		rs1819741	TT	正常风险	CT	较高风险
强迫症	DRD2	rs4570625	GT	较高风险	GT	较高风险
		rs1800497	GG	正常风险	GG	正常风险

在成像仪里，《生活》杂志社故事的图像还在我眼前晃动。我需要按我手边的一个从 1 级到 5 级的按钮盒，决定我对每个陈述所造成的焦虑分级。

回到纽约，在每周员工例会上，执行主编祝贺我——然后把报道分配给一个老手去报道。

我按了 2，说明这让我很焦虑。显示器清空，又出现一行大写的黑体字：

我是个失败者。

后来，戈尔丁告诉我这些句子由研究者根据我的故事而写出。他们希望诱发“消极的自我信念”，然后检查我脑子的变化。

没有人喜欢我。

“有些人会激发一系列消极的自我信念，”他说。“我们要检查发生了什么。”

我对执行主编所说的感到很恐惧。我很不安，但我很腼腆，说不出话来，害怕尴尬，或者我根本就无法说话。当会议中间休息时，我知道我不得不说些什么，但我想逃走。

然后，测试要我努力调整这些消极的自我信念，用一种告诉自己我并不那么糟糕的策略。这是测试的第二部分：看人们的调节能减轻他们多少焦虑。我然后再按按钮，评估我在安慰自己后感觉如何。

人们会认为我是一个窝囊废。

“有些人可以调节他们的消极的自我信念，有些人很难做到，他们还激发一系列消极意识，整夜都在焦虑，”戈尔丁说。

戈尔丁和沃纳在成像仪里还对我做了另一个试验，给我看演员使用面部表情并做评论的录像。

“每个人都喜欢你，”录像中一个男人带着热情的微笑说。

“没人喜欢你，”一个女子冷笑着说。

我再一次被要求用适当策略调整这些消极的信念。“令人欣喜的是脑子可以发生变化，”戈尔丁说。

“大部分发生于前额叶皮层和杏仁体的连接。可以调节它用来学会适应。尽管人们已经研究过情绪活动或调节，这是首次用自传性描述、消极自信心和录像片断做试验，研究我们成人的脑子在社交障碍时怎样对社交反馈调节情绪反应。”戈尔丁已经发表文章论述，当看到录像上的演员说他们没有价值或棒极了时，人们怎样调节行为，以及在喜悦或难过的瞬间脑子里的变化。研究者希望在 140 个诊断为社交恐惧症的患者和对照组身上做我参加的这个试验。他们计划于 2010 年完成这个项目。

戈尔丁和沃纳是数千名年轻的神经科学家中的成员，他们用功能核磁共振成像研究各种活动时的变化，从看色情录像到凝视郁金香的花海。不过，戈尔丁和沃纳在我没有参加的试验里还加入临床方面的研究。要求每个试验个体参加三个调解疗法之一：心理疗法、沉思冥想或运动，观察这些能否引起功能核磁共振成像上的脑结构改变，希望能改善社交恐惧症。

做完功能核磁共振成像后，研究者要我在电脑上回答几个关于我的故事的问题(例题见下面)。我第一个问题答“7”，第二个问题答“8”，第三个答“5”。下面的问题问我是不是希望避免类似情况，我是不是对任何人谈起过这些，等等，

(S1.1)你**现在**还能多强烈地重新想象或经历那个事件?

1………2………3………4………5………6………7………8………9

根本不想　　有一点　　中度　　　强　　　很强

(S1.2)**当你正在那个事件发生时**,你感到多少污辱,尴尬或羞愧?

1………2………3………4………5………6………7………8………9

根本不想　　有一点　　中度　　　强　　　很强

(S1.3)**现在**回忆起来,你感到多少污辱,尴尬或羞愧?

1………2………3………4………5………6………7………8………9

根本不想　　有一点　　中度　　　强　　　很强

斯坦福大学的恐惧与焦虑试验的例题

我不知道我的测试结果如何,但是我记得我那天在《生活》杂志社发生的事。一直等到所有员工都离开了会议室,我站起来,走到丹·奥克伦特面前。

"丹,"我鼓起全部的勇气说,"我可以说句话吗?"

"当然,"他说,停下手中的事情,看着我的眼睛。我想大概我的语气中有点不是本意的怒气,引起了他的注意。

"有关布瑞德写那篇报道的事,"我说,(布瑞德是另一个记者的名字)。"我很辛苦,这是我的创意。我认为应该由我写这篇报道。我认为您没有征求我的意见,就在大会上当着众人的面宣布此事不合适。"

奥克伦特听着。当我说完时,他上下打量着我,好像从没注意过我。

"你说的对,我在会议上宣布此事的确不合适。下次我会征求你的意见"。他停顿了一下,接着说,"但是还是由布瑞德来写那篇报道。不过,下一篇,会由你来写。"

我谢过他,沿走廊过去,进了男盥洗室,我跑到厕所,以为我会呕吐,可是我没有。

这个经历是早期的许多经历之一,我努力"调整"我的恐惧,很明显需要杏仁体来调整。花了几年时间,最后我可以在公众场合轻松自如。我偶尔还会惴惴不安,但是已经学会了控制。

我的测试结果显示了我与焦虑犬牙相错的斗争。我表现为肯定焦虑,但是我也表现出我能缓解它。下面的图像是我脑子对我讲给菲利普·戈尔丁的《生活》杂志尴尬故事的反应。回忆这个故事,让我的杏仁体、视觉中心的楔前叶、舌回和楔叶,都"着火"。"这说明您的杏仁体告诉您的视觉中心要注意。它们可能从视觉上回忆这个事件,或让您这些部位的脑子警觉起来,"戈尔丁说。我的梭状回,以及处理色彩、脸和身体识别、文字和数字识别相关的领域,和抽象思维的区域也"着火"。

作者在做焦虑测试时的脑影像

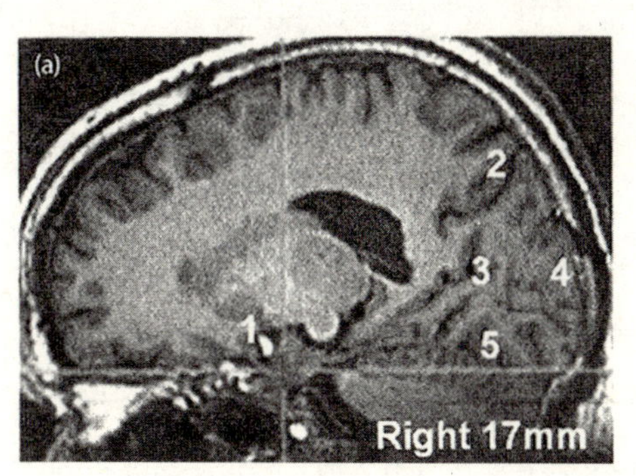

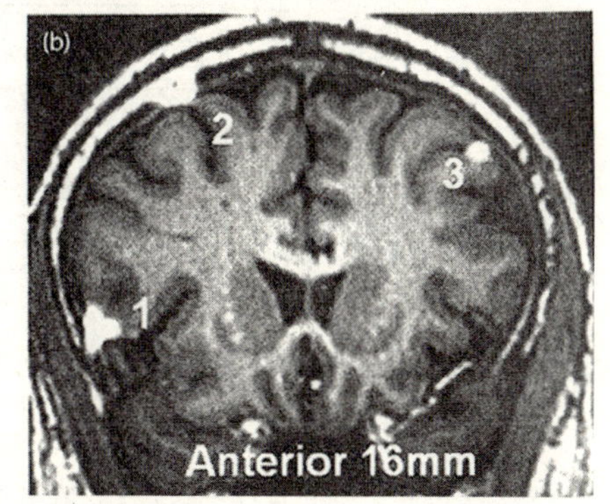

(a)作者在回忆尴尬故事时的脑影像。1＝右杏仁核;2＝楔前叶;3＝舌回;4＝楔叶;5＝梭状回。(b)作者在调整尴尬故事时的脑影像。1＝左外侧前额叶皮层;2＝左额中回,3＝右额中回。如想看这些成像的彩色版本,请登录 www.experimentalman.com.

第二个图像显示我的额叶和当我命令脑子平静下来时的变化。我的左外侧前额叶皮层是语言中枢,在那里我们自言自语,告诉我们调节信仰。"它是自我言语区域,"戈尔丁说。当一个人应用调整策略试图改变或监控一个消极性情绪时,左额中回会"着火"。当一个人实行策略,分析或试图调节行为时,右额中回也"着火"。

下面两个图表比较我和其他受试者:健康对照组和社交恐惧症患者的结果。

焦虑试验:作者的结果

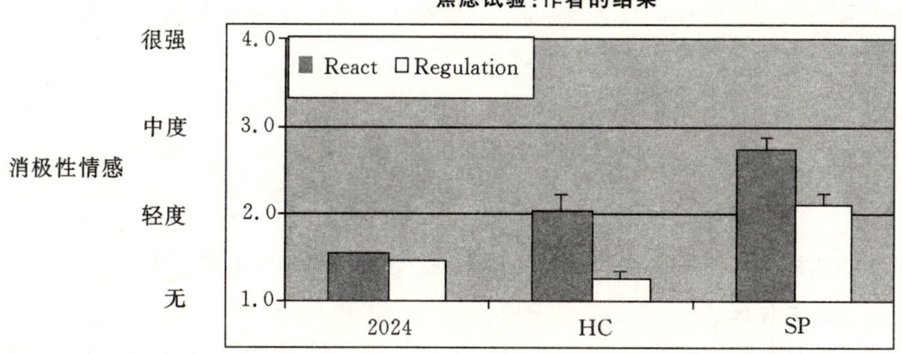

2024＝作者;HC＝健康对照组;SP＝社交恐惧症

严峻的面部表情:消极情绪评级。受试者如何对消极的情绪反应,并试图在看到严峻的面部表情后调整。

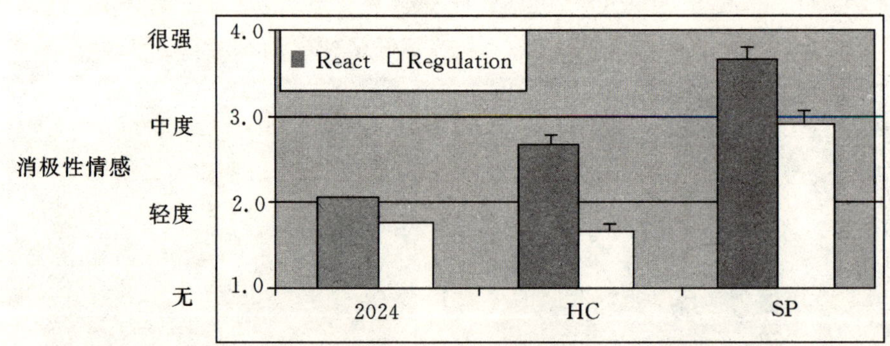

个人故事和消极的自我信念：消极情绪评级，受试者如何对消极的自我信念反应，并试图调节他们的反应。

戈尔丁告诉我，我对情绪刺激反应（严峻的面部表情）比健康正常人和社交恐惧症者都较弱。“您可以很好地控制情绪，这很好。有些人情绪反应激烈，”他说，“看看社交恐惧症者。对他们来讲，这些都是很强的无法控制的情绪。”

对我自己的故事，包括丹·奥克伦特办公室里的事件，我表现出缓和消极情绪的影响，并调整自己的能力。

我告诉戈尔丁我对自己控制情绪的能力感到吃惊，因为我年轻时容易焦虑。

“您的岁数让脑子学会应付焦虑，”他说。“人们应该这样。您各项测试都显示正常。”

这太好了。但是我不认为这可以减缓我的紧张。当我写这些时，我在最喜欢的咖啡馆“思想家”里看着周围的人们，沉思默想。他们中的一些人是不是比我还容易焦虑？或者说我的脑子更会掩盖而已？

我的脑子相信上帝吗？

在功能核磁共振成像仪内的荧光屏上，这个问题的答案不容含糊：

上帝存在。

我有几秒种的时间按我手边的盒子来回答“是”或“不是”，但我不知道应按哪一个。

我想有关的宗教信仰时，血液涌上我的头部，这个问题对我来说可能是无法回答的。我基本上不信教，也很少去教堂，我发现自己同意山姆·哈里斯和克里斯多弗·希钦斯的观点，有组织的宗教，比如基督教，很大程度上是古时候前现代文明时期人工创造的，用强大的神来解释和处理未知的东西。狂热虔诚导致恐怖，如宗教裁判所和教条，有时变得非常僵化，公然违背科学证据，有时候甚至违背常识。但是，宗教明显地能给人以安慰。研究表明，常常祈祷的患者比不祈祷的恢复得更好。几乎所有长期延续的宗教的哲学基础，抛开教条、偏见以及贪财受贿的上层人的腐败、残忍、贪婪，它劝诫人们要过良善的生活，要照顾弱小者，并寻求启示，从而提供与各种文化相一致的生活道德框架。我也不能否认，灵性说是重要的：一个人的目标可以不只是一个人而是更宏大的一种感觉。但是，我不认为这是来自那位看起来像查尔顿·赫斯顿（Charles Heston）在《十诫》（*The Ten Commandments*）中扮演的有白胡子和火眼睛的摩西的上帝。

有上帝。

这些字勾起我童年的记忆。那时我的爷爷邓肯是堪萨斯城威斯敏斯特公理会大教堂的牧师。他是一个思想家，撰写了一些有关神学和宗教哲学的书籍和文章。爷爷也是国际高级教士，是共济会里的最高主教，还做过国际底莫雷协会以及里纳青年协会的国际秩序大牧师。他是一个知识分子和神学家，不宣扬字面上的神迹和天使，但他对自己的宗教有道德信仰，认为强大的神主宰信徒和非信徒的个人生活。

我还记得当我还是小男孩时，在懒洋洋的星期天早晨，坐在我母亲身边教堂的长椅上听他布道的情形。有时不得不坐这么久，感到坐立不安。爷爷在讲台上，穿着黑色长袍，挥舞着他的双手，声音抑扬顿错，节奏很动听。他给人们讲他知道的从历史融入圣经的故事。后来当我读这些布道时，我看到他的主要议题通常是同情和帮助其他生活十分艰苦的人。在教堂的长椅上，我记得轻微发霉的气味，赞美诗和我母亲的香奈儿 5 号香水味，还有太阳透过彩色玻璃窗户撒进圣殿的亮丽色彩。

这里是爷爷在 1952 年 1 月 27 日，在美国全国广播公司（NBC）下属的堪萨斯城 WDAF—AM 广播电台"每周电台讲话节目"中的一个布道："基督信仰给予积极、坚定、实在的最终帮助，度过各种困扰、沮丧以及复杂的逆境……拿撒勒的船长天父关心他的孩子，所以他叫'日头照好人，也照歹人；降雨给义人，也给不义的人'，所以我们都应遵从他的旨意。"

但这些诺曼·罗克韦尔式的记忆，不足以说服我在功能核磁共振成像仪内按"是"。他们无法越过我的底线：我没有证据，证明上帝存在，抑或宇宙只是由随机和盲目的原子组装和分装而成，而没有设计或创造者。

几秒种过后，我需要做出决定，我的拇指放在"不是"的按钮上。

不过，我也没有证据证明上帝并不存在。有可能他（她或它）确实存在。不是那个留着大胡子的男人，而是一种我们的脑子无法想象的力量。如果有 0.0001 的可能确实这样的话，我能说"不是"吗？"客观证据和确定性无疑是非常好的想法，"哲学家威廉·詹姆斯说，"但是在这如月光般朦胧和如梦一般虚幻的宇宙上，何处能觅得它们的踪迹呢?”

时间到了,我的拇指往“是”划去,并按了“是”。几乎同时,我的内心产生怀疑态度,我的答案可以被视为无知,烧掉所谓异教徒的希望,并以上帝的名义打一场虚荣战争。

难以置信,所有这些想法在几秒种内同时进入我的脑海:一个好像很消耗神经的过程。它一定点亮了我的脑子,就像从35000英尺高空看到夜色中的一个城市。

这就是这个试验要做的,位于贝塞斯达的美国国立卫生研究院神经所的神经科学家迪米特里奥斯·卡普基纳斯说。卡普基纳斯和他的研究小组,用功能核磁共振成像仪分析40个受试者对同样的关于上帝和宗教信仰的问题的反应:20个人自称有宗教倾向,其他20个人自称无宗教倾向。研究的目的是探寻潜在的宗教信仰认知结构(弄清楚认知过程发生时,有宗教信仰和无宗教信仰的人们对宗教的思考)。卡普基纳斯在一封给我的电子邮件中写到:“然后我们希望辨别出每一个过程发生时活化的脑区域。”

他还写到,他和他的研究小组专门测试人类的下面三种行为:

上帝的介入程度(即:人们倾向于自发地思考,他们的信仰系统是否包括一个超自然的代理介入他们的生活,以及与眼前问题的关系如何)。

上帝的愤怒和爱的程度(即:人们倾向于自发地思考,他们的信仰系统是否包括一个超自然的爱和愤怒的代理,以及与眼前问题的关系如何)。

宗教的教条与实际应用方面(即:人们倾向于自发地思考,眼前的问题是否涉及一个不证自明的、无可置疑的原则或一个实际问题,因此有必要根据以往的经验想一想)。

在这个试验里,卡普基纳斯与美国国立卫生研究院神经所的认知神经科学部主任乔丹·格拉夫曼合作。格拉夫曼长期以来,对研究人们识别文化现象和宗教信仰时脑子怎样活动有兴趣。2006年,格拉夫曼的实验室做过一个有关政治信仰的试验,让受试者看约翰·肯尼迪、希拉里·克林顿、罗纳德·里根和约翰·麦凯恩的照片(当时巴拉克·奥巴马尚未崛起)。研究发现,受试者对特定候选人和政党有很强的固定的联想,表现为情感和反应很迅速;接下来当被问及他们是否会投票选某人当总统,或他们每个人是否曾经或正在担任他或她所在政党的一名高级领导人时,受试者则会有更多深思熟虑的想法。受试者也被出示带有消极和积极言辞的上述面孔,他们的大脑反应往往认同自己的政党:共和党对反对他们的领导人的言辞有不良反应,民主党人反之亦然。格拉夫曼小组发现,血液在大脑特定区域的流动模式,表明一定的思想倾向。“脑的核心保守”,格拉夫曼告诉我,“脑的外层开放,负责玩乐和尝试。”

格拉夫曼和蔼可亲,长着一双大眼睛。他愿意使用大脑成像仪来窥探脑子中纠缠不清的大问题,如政治和宗教,以及,在另一项研究中,为什么会有人喜欢芝加哥小熊队。格拉夫曼出生于芝加哥，最近为丹·戈登主编的《球员和球迷头脑深处的小熊队》(*Your Brain on Cubs: Inside the Heads of Players and Fans*)贡献良多。这本书意在解释为什么会有人崇拜一个一百年都没赢过世界职业棒球大赛的球队。在其中一章里，格拉夫曼写到在少数球迷追随失败者和棒球是使人感觉良好这两者之间存在的本质上的"悖论"。"有证据表明占多数的人(非小熊队球迷)，其反思性思维就降低了……科学文献显示，与粗心大意的赢球队球迷们相反，输球队的球迷们往往是更好的决策者，能更好地处理发散思维。"格拉夫曼说小熊队的崇拜者与宗教信徒类似，在这些球迷的忠实信仰里每年都是"来年"。他说这个思维活动发生在额叶皮层，脑子的这个区域负责高一级的认知活动，如策划、论证、建立内容，以及，毫无疑问，为棒球常年输家寻找开脱的理由。

其他科学家怀疑这些试验能否告诉我什么。"他们都是印象派，"朱迪·艾乐斯说。"我不能肯定他们能对您的宗教信仰有什么启发。但是，他们也许能对一个人在思考或体验宗教时脑子里发生了什么基本改变提供一些启发。"

卡普基纳斯承认类似他所做的特定试验的研究尚不多，即识别当一个人被问起有关宗教信仰的尖锐问题时，哪部分脑部位被激活。但是，许多其他研究已经深入研究了脑子在信仰、上帝和宗教中所起的作用。例如，加拿大安大略省劳伦森大学的神经科学家迈克尔·波斯格尔的研究表明，在他的一些患者中，一些视觉的宗教经验与癫痫发作有关。他曾经用脑磁场做了一系列的实验，以确定他是否可以诱发视觉。波斯格尔在给我的一封电子邮件里，这样解释他的工作：

> 我们的实验和临床研究都表明，视力(或者更精确地说，经验)与电力不稳有关。有时诊断为边缘性，或复杂的部分颞叶内癫痫发作。右颞叶比左颞叶更敏感。颞叶活动与经验有关，而额叶的功能主要是组织经验，这是信念。我们给颞叶加载微弱的短暂性复杂磁场。磁场通过嵌入人戴的头盔或一个有尼龙搭扣的设备上的小螺线管[载流导线或开关，电流通过时像磁铁一样有磁性]产生。约80%的受试者，包括无神论者，报告感受到各种其他经验。这与轻度激活颞叶功能有关。

在另一个实验中，研究人员安德鲁·纳伯格和尤金·德阿奎利对佛教徒和祈祷中圣方济各修会的修女的脑子做了成像研究。在信奉体验中，他们清楚地看到脑活动，"不是错觉，或只是一厢情愿的想法，而是一系列可观察的神经活动。"纳伯格说，"换句话说，信奉体验具有生物性的、可观察的，科学的真实性。"(该试验实行双盲，即试验者和受试者都不知道谁在做激活试验，谁在做安慰剂或相关的对照。)

马萨诸塞州惠顿大学的心理学家戴维·乌尔夫，结合脑功能成像研究获得的证据，推断世界各地信奉体验的一致性，"表明有一个共同的核心，它可能是结构和进程在人类头脑中的反映。"这种现象的一个解释是宗教信仰和超越经验可能是进化的产物，有助于人类生存的适应行为。但是，乌尔夫表示，他更倾向于心理学家李·柯克帕特里克在《依恋，演化和宗教心理学》(*Attachment, Evolution, and the Psychology of Religion*)一书中提出的观点，宗教"有可能是进化过程中的副产品之一，但是，不一定适用于每个人。"(引自乌尔夫对柯克帕特里克的观点的总结)。

英国的进化生物学家理查德·道金斯，在《上帝的错觉》(*The God Delusion*)一书中毫不掩饰他对宗教的反感。他从理论上认为，他命名的"弥母"，一种类似基因的不断进化与竞争的文化遗传单位，是形成持久和广泛的宗教习俗的原因。

比较孪生子异地成长的研究表明，宗教和诸如传统主义和对权威的顺从等其他行为，50%源于遗传性，其余50%由环境、文化和教养决定。这可能会解释为什么将近90%的美国人说他们信上帝，欧洲信上帝的比率还更高。怀疑论者协会进行的另一项研究结果令人吃惊，显示他们的会员中，35%也相信上帝，这个发现让协会的怀疑论大师和主席迈克尔·舍默感到很意外。一种解释是遗传起相当大的作用，对怀疑论者也不例外。

2004年，美国国立癌症研究院的遗传学家迪恩·哈默出版了《上帝基因：信念怎样连接到我们的基因》(*The God Gene: How Faith Is Hardwired into Our Genes*)一书，讲述他辛苦分离人对宗教显示易感性的一个或多个基因的工作。综合文献资料和他在国立癌症研究院进行的一项无关的研究，哈默锁定VMAT2基因，它与脑内运输多巴胺、去甲肾上腺素、五羟色胺、组胺等神经介质有关。哈默认为这个上帝基因改变这些神经介质的水平，引起情绪改变，造成意识的自我超越。

哈默因不在同行评审的科学杂志上发表他的结果而遭受批评。科学作家卡尔·齐默尤其持怀疑态度，在《科学美国人》(*Scientific American*)杂志上撰文指出，"在行为遗传学领域，许多对特定基因与个性特征之间的研究都失败了。这些所谓的关联性起初看起来很强。但是，当其他研究人员试图重复这些试验时，他们如统计噪声一样销声匿迹。例如，1993年，有科学家报告说，X染色体的一个区域与男性同性恋有遗传关联。这篇报告引发媒体大张旗鼓的宣传，但其他科学家在试图重复该研究时失败了。该科学家的名字叫迪恩·哈默"。

哈默在一封电子邮件中告诉我，他们正在进一步研究VMAT2以及其他基因，它们可能是10号染色体上一个遗传基因块(连锁不平衡块)的一部分。

我马上查对我的结果里那个哈默建议的"上帝单核苷酸多态性"rs33050。但是很遗憾，我没有测那个单核苷酸多态性。"它可能不是一个有功能的单核苷酸多态性，但是，它与好多个其他单核苷酸多态性都有连锁不平衡，"哈默说。他的同事、约翰·霍普金斯大学神经学家乔治·乌尔补充说："我们正在研究所有这些单核苷酸多态性的功能效果。"

回到功能核磁共振仪里，问题还没有结束。迪米特里奥斯·卡普基纳斯和他的小组问了我70个问题，在题材安排上，从上帝生气、愤怒，到上帝的爱，还有一些问题介于它们之间。我对“上帝的愤怒”之类的问题的回答是“否”。

每个人都是罪人。
上帝是愤怒的。
人们要下地狱。

显示器上出现的其他句子格外令人厌烦：

宗教总是杀人。
上帝惩罚人的错误。

我对把上帝和政治与社会政策混为一谈的问题也答“否”。

宗教要指导政府政策。
宗教提供堕胎问题的答案。
宗教决定对同性恋的立场。

不过，下面的语句让我自己的内心再次斗争：

上帝已从世界中删除。

如果我承认也许有上帝，或者我不能排除上帝存在过，那么，他、她或它，依我来看，已经早就删除了。但是，我还是徘徊在语句上，疑问到底有没有上帝。

最后的一些语句问上帝是否拥有爱和同情心：

上帝是仁慈的。
上帝关心世界的福利。
人们要升天堂。

我希望有一个仁慈和体贴的好上帝，有让好人安息的天堂。但是我不能证实。也许是因为我缺少 VMAT2 基因上让我获悉或感觉上帝仁慈、残忍或中性的相关标记。所以，我回答“否”、“否”、还是“否”。

随着更多测试语句的出现，我感觉到测试是一次很刺激的经历，也有一点点不安，因为语句的“是”或“否”的结构，以及我对一些语句的微妙不同的观点。但它们吸引了我的注意力。到现在，我已经在功能核磁共振仪里做了几个小时的测试。大部分时候，我在克服乏味和嗜睡，这一定影响了我的大脑模式。但是，对这个问题，我对接受上帝存在的中心学说感到踌躇和难以接受，还有我童年记忆中的困扰，一定也在我的脑子里引起一些冲击。不过，最后当我和迪米特里奥斯·卡普基纳斯以及他的小组道别后，我才意识到，我的脑子又回到不思考上帝存在与否的常态。

几周后，卡普基纳斯把我测试的结果，包括我脑子的照片和他对结果的解释，寄给我。他是一位来自希腊的年轻科学家，认真且有思想。他警告我，他的观点只是解释我一个人的结果,他和他的小组还没有结束所有受试者的测试,用以与我的加以对比。"解释可以商榷,"他说,"不过我认为我的解释可以经得起任何人推敲,因为我搞这项研究有相当一段时间了。"

第一个是我的脑子对上帝介入我的生活的观念的反应(见下图)。

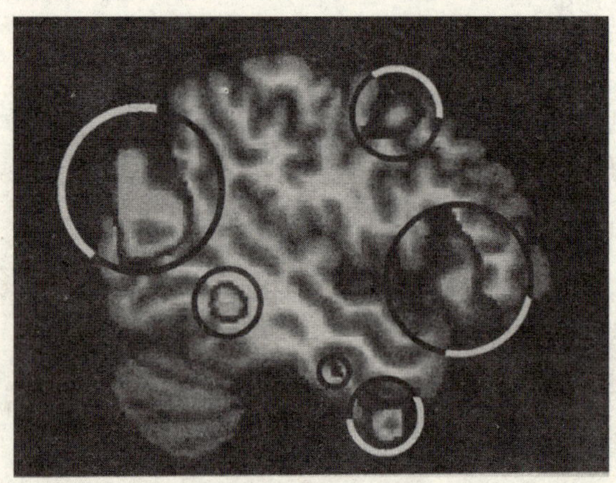

上帝的介入:作者的脑成像

当被问道上帝介入他的生活和世界时,作者的激活了的脑区域(粗黑线圈住的淡灰色区)

迪米特里奥斯·卡普基纳斯在电子邮件中对这个图像评论说:"您激活了左侧额叶……它涉及观察和了解(或弄懂)其他人的行为。您还激活了后左颞中回,接近一个更广泛的涉及'心理理论'的领域,例如,理解他人意图和观点的能力。看来当您想象超自然的力量时,您会自然考虑其行为,弄清它的意图,作为思维过程中的重要组成部分。"

当我和他通话时,他解释说这个图像显示我右脑行动定向领域的电活动增加。"上帝的存在激活您的颞叶,"卡普基纳斯说。"您积极地认为上帝在行动,想象上帝的参与和干预。"

"但是我对有关上帝参与和会干预的语句都答了否,"我说,"从根本上来讲,我不相信这些,除非我自己的脑子撒了谎,它想象上帝在行动,而我并不知觉。"

"这只是一种解释,"卡普基纳斯说。

我告诉他当我回答"有上帝"的问题时,我脑海中接二连三的想法。"是否因为我看见我爷爷在布道,或者我很努力参与了我的思维过程,并试图采取行动,就按是或否的按钮?"

"这有可能,"他说,"重点是回答这些问题引起您脑子中行动部分的强反应。这些是您脑子中进行的可视化行动。您是在宗教环境中长大的,而且您的确思索了宗教。也许因此让您有反应。"

他提醒我"这都是尝试性的,有些特别不成熟,"这种说法我比较同意。

下面是我对上帝愤怒的语句的反应。卡普基纳斯在电子邮件中告诉我,他对这个图像的评论(见下图。如果想看更多的这个试验中的彩色脑图像,请登录 www. experimentalman. com)。

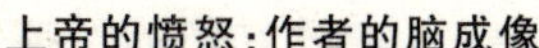

上帝的愤怒:作者的脑成像

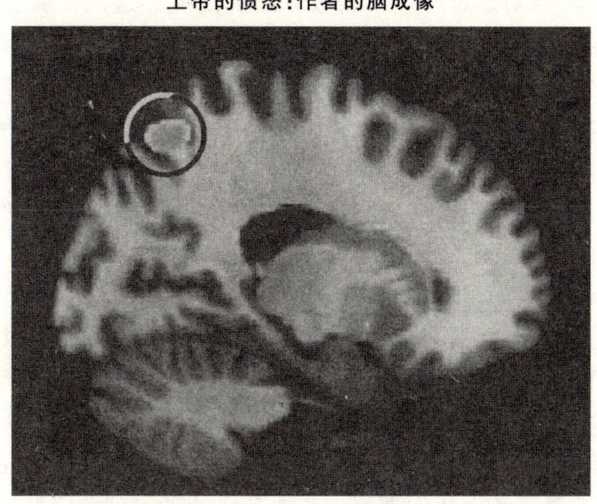

在这个试验里,作者脑子里除了图像中左上侧的脑部有少量活动外,没有激发其他大的活动。

至于上帝的爱(如果想看更多的这个试验中的彩色脑图像,请登录 www. experimentalman. com),卡普基纳斯说,"奇怪的是,您激活了一级视觉皮质,该区域涉及感知疼痛、冷、热、触摸和其他身体的感觉……几乎所有这些上帝的爱的语句被理解为生理上的接触。也许您在生理上,只想到这样一个抽象的、超越身体的爱。"

我不能肯定我是否同意这些解释。不过,卡普基纳斯说与其他问题比起来,上帝愤怒或爱的观点并不引发多少活动。"这些问询不引起活动增强。这种模式也见于其他宗教性不强的人。这些图像表明您也许相信上帝,或上帝的观念,但是,上帝对您很遥远。"

下一个是我对教条的反应。"在有关宗教对政府的堕胎和同性恋政策的影响问题中,"卡普基纳斯写道,"这又是头顶的实际区域。您在想像对一个道德问题怎样采取行动,赞同或反对某事的行动。您激活了双侧基底节。解释是推理性的,但这个区域也行使复杂的计算,约束情绪和行为的认知。看起来您的认知结构可以弄清楚一个抽象或令人费解的意义,并考虑意义的情感。"

但是,他不能通过阅读我的脑子,揭示我是否赞同对同意或反对堕胎和其他特定事件采取的行动。"您的脑子特别活跃,"他说,"您想要采取行动,而其他我们测试过的人们只通过视觉想象,想象采取行动。有些人或作为旁观者想象。您几乎没有视觉想象。”

所以我的脑子是一个活跃分子。我母亲曾经是一个环境活跃分子，听到这些会很高兴，不过仅通过这个成像，我们还不能确定我的脑子要怎样活动。

最后的试验是“我对道德和应用宗教方面的反应。这激活我左侧额叶和顶叶网络，”卡普基纳斯说，“这些网络通常调节注意力和我们所说的工作记忆，在一系列行动地规划和实施中，一个问题的许多方面都展现在眼前。它可能意味着当您在考虑一个道德问题（如堕胎）时，您想结合原则以及从前的经验等很多种观点。这归于我们宗教神学方面的研究：一个人怎样理解很抽象的上帝存在、转世、和复活等概念。我们还没有看到很多像您这样的情况。您似乎结合了理性和感性。这一点让我费解。”

从前就有人说过我即理性又感性，不过不是有关上帝。

我认为卡普基纳斯的工作很让人着迷，我不怀疑他的研究可以帮助我们理解宗教怎么在我们的脑子里起作用。但是，迄今为止，最好的解释似乎仍然较粗略，最差的解释比细细研究茶叶好不了多少，他承认这一点。我不愿意过度批评。我尊重卡普基纳斯和格冉夫曼提出的这些问题。就乔丹·格拉夫曼在他电子邮件中所解释的，“这些结果将帮助我们理解一些人怎样处理和理解宗教内容和信仰。很显然，您的特定脑区域与我们发现的参数有关联，表明您脑子的不同部位（大部分脑子）对处理信仰起作用。因此，我们认为这些结果提示不同方位的思考可能很必要，帮助个体信仰体系的建立。它们包括通过理解能力，通过推理理解别人的情绪，领会他人的情感，获晓他人的感觉、意图、以及概念上的信仰组织。您表现出了所有这些。现在您是一个具体的个人，我们预期个人的信念和信仰体系，决定个体活动上的差异。”

我可以肯定我爷爷会赞同，我们的信仰在基础水平上一定为我们的生活提供了保证：苦难、成功、和我们爱人的命运；还有我们的部落、国家和物种。也许爷爷让我蒙受了一个基因、一个弥母、或早期的记忆，或者所有三方面，已经大体且充分地证明给了我一种信仰。但是，我在阅读自己的“神经茶叶”时，我清楚地看到，弥母没有教给我需要通过上帝和有组织的宗教来表达这一点。

我做完这些试验，思索我对上帝和宗教的想法，决定如果我再做这个关于信仰的测试，我更希望回答乔丹·格拉夫曼的有关球迷热衷于崇拜输球队的问题。不是关于小熊队，而是我家乡每况愈下的职业棒球队：堪萨斯市皇家球队。他们成立还不到一百年，1985 年赢了世界杯。但是，从那时起，他们年复一年如同棒球史上最糟糕的球队，输的很惨。但是，我检查了他们的成绩，每天都不错。我常常暗暗地如同不怕嘲笑的狂热球迷，衷心地希望或祈祷明年我家乡的球队大获全胜。不是赢世界杯，那意味着皇家球队二次夺魁，而是最忠实的球迷所能祝愿的：一个.500 赛季。

贪婪，赌博，还有我的大脑为什么喜欢闪避球和电影？

艾法特·利维告诉我，我是风险规避者。这是人所共知的我：我从事一个相当安全的职业，写书，或写报道，偶尔报道暴力冲突，骑自行车到非洲和亚洲长途旅行。但是，纽约大学的艾法特·利维研究我的脑子和行为后得出结论：我避免投机，尤其是对那些我不知道确切成功几率的机会时会模棱两可。

接下来，我告诉她，我的生活一直处于模棱两可和危险的情形中，这些我在后面会写到。要我选择一些稳定可预见的，或者有趣但模糊的东西，比如说为这本书所做的试验，我几乎每次都会选有冒险性的。如同我们所知，DNA 测试也可以揭示冒险性的遗传倾向。我携带一个 DRD3 基因上的高风险标记，不过，当然这是基于既初步又模棱两可的研究。

利维很瘦，留着短短的黑发，面部表情紧张，行事严肃认真。即使我试图对她的发现和我涉世之初的生活观相悖表示幽默时，她也不露笑脸。她固执地认为，根据我在功能核磁共振仪里做的涉及赌博的测试和她对我的脑成像结果的分析，结果显示我比一般人冒险性低。

“好吧，”我说，知道我不能为自己脑子的行为辩解。

我的观念和利维的结果的明显差异提出一个关系到所有这些研究的关键问题：好像我脑壳里有时有两个完全不同的“头脑”。一个类似于笛卡尔的心/灵魂和肉体的划分，尽管我同意现代哲学家的观点，即心/灵魂不是一个漂浮在乙醚里的脱离生理的脑子的一个实体。我所说的心/灵魂是我的意识，当我想到，相信，或做某些事时我所知晓的“心”，而不是一个研究人员做什么脑子成像，并像解释夏天雷暴中的闪电那样，来解释我脑组织中模式和通路的激活。

有时候，这个我更愿意称之为思维/意识的东西是和我的脑灰质中的特定活动同步的。有时候，它们又不同步。这引起许多有趣的问题，包括当两个似乎相互矛盾的意念在我的头脑中时我该相信其中哪一个。或者说，这种对立性所描述的，也许仅仅是额叶有意识地告诉脑子的一些较老的部分来干这干那，这一过程神经科学家称为自上而下的调制。例如，当斯坦福大学的菲利普·戈尔丁要求我驱除我的焦虑时，他在功能核磁共振仪成像图上能够看到我的额叶、杏仁体和其他焦虑和情感中心的神经集结。在那种情况下，额叶劝说或要求我脑子中恐惧或焦虑的部分平静下来，确实静下来了。在许多其他脑内的“争论”中，比如强忍不吃巧克力曲奇饼，我的理性大脑想让我保持健康和苗条，可以轻易抑制埋藏于非理性大脑深处喜欢甜食的不合理的部分。

对我脑子激活模式的了解还受科学和功能核磁共振现状的限制。除此之外，人们有好心情和坏心情，情绪波动，以及其他许多影响因素，都可能影响神经图像的变化。

“我们将会看您明天做的怎么样，”利维说。她计划次日早晨让我在纽约大学神经科学中心的核磁共振仪里作第二轮扫描。

那是纽约的1月，刺骨的寒风吹进我厚厚的滑雪夹克，这是我在缅因州因穿薄外套受冻后采取的预防措施，但穿了这个夹克也没帮上什么忙。利维和神经学家保罗·格利姆切实验室的的两位研究人员和一名学生在进行一项功能核磁共振测试，总共历时3天，12个小时，在我的脑子里做几个很尖端的试验，研究人们怎样决策。

在3天的核磁共振试验中，除了第一个利维的冒险性试验外，第二个试验测试我在赌博中输钱或赢钱时脑子的变化，第三个试验测试我在考虑我喜欢或不喜欢的消费品时脑子里面模式的变化。

我最初遇到保罗·格利姆切是在圣地亚哥的一个会议上，那时我正坐在詹姆斯·布鲁尔旁边听他说我正在萎缩的脑子。格利姆切是一个新兴的被称为神经经济学的神经科学领域分支的带头人。这一新学科用经济学原理，用以价值和利润的竞争为标志的日常状况来描述复杂的思维过程。也许更重要的是，它也在探寻我们脑子里的一个生理基础，以揭示为什么人们做出他们的某一选择以及怎样有可能更好地预测行为。这项工作的重点，是试图理解为什么人们会在诸如恐惧或嫉妒等情感支配下，做出不理智的决定。这种倾向长期困扰着总是试图建立更加复杂的假定人们在决策时都是理性的经济学理论的经济学家们。例如，格利姆切问道，“为什么有这么多的股票交易员高买低抛?”

问得好，我想，同时忆起我在上世纪90年代末期几乎正在泡沫顶峰买的一支技术股票。许多经济学家在2008年秋季的银行垮台之后，对此也迷惑不解。

格利姆切认为，一种解释是经典经济学理论不能检验或真正理解人们的价值观是多么不同，以及怎样判断因这些价值产生的结果的概率。他说这对理解我们怎样做出选择和怎样落实决策很关键。“比尔·盖茨看待一美元的价值和我的不同，”他说，“当他决定怎么花那一美元时，他和我的脑子里的变化有什么差异?什么情感对他起作用，什么又对我们起作用?”

“我不知道，”我答道，想着希望自己能像比尔·盖茨一样来看待那一美元。

“还有，一个人的价值观和他脑神经元回路里的决策通路怎样影响冒险性，我们的脑灰质怎样记住有相对价值的重复经历?”

神经经济学是行为经济学和认知神经学的分支，它会做一些试图鉴别人们的经验怎样影响他们的决策的试验。最有名的试验是“最后通牒博弈”。给两个人一些钱，比如100美元，不过两个人都拿不到现金。第一个人必须决定他怎么在两个人中分配这笔钱。第一个人可以对半分，也可以留多半，或如果他或她够慷慨的话，把大半给另一个人。第二个人需同意分配，如不同意，两个人都得不到任何钱。从理性上来讲，第一个人应该尽可能少地分给另一个人，以便自己得到更多，而第二个人应该接受第一个人所给予的无论多少，因为再少也好过没有。但是，科学家发现第二个人如果分到不足一半的钱时，常常拒绝接受，理由是第一个人分给他或她更少是不公平的。一种解释是第二个人报复第一个少给的人，让他什么也得不到。

神经经济学家要求受试者做这样的游戏，在功能核磁共振成像仪里，与脑电图和其他研究脑的装置连接，完成各种决策任务。他们发现拒绝现金引起脑内位于前脑的背纹状体的活动增强，该区域涉及奖励和处罚的决策，而如果行为理论家正确，这正是第二个人想惩罚第一个人时应该发生的。

在纽约市那个寒冷的日子里，我没有做"最后通牒博弈"。但是，我将参加一个类似的试验，测试为什么对不同选择有情感上的反应，我与其他人为什么在决策上不同，以及在我脑子里这个过程是什么样子。

"我们神经经济学界有许多人相信，我们处于一个重要的用脑活动来解释经济行为的新理论的边缘，"格利姆切说。他认为这种超级理论可以融合神经学、经济学和心理学，这三个学科在 19 世纪是紧密相连的，但是在上个世纪分成了不同的领域，交流不多。

格利姆切的热情并不为所有经济学者所赞同。纽约大学和特拉维夫大学的阿里尔·鲁宾斯坦批评这个领域过度渲染自己，理由是其实验仅依托于少数受试者，以及核磁共振成像仪存在着不能准确检测大脑决策速度的缺陷。根据决策的复杂程度的不同，人脑使用空间尺度大约为 0.1 毫米的一小簇神经元，通常在 150 至 1000 毫秒内做出决策。但是，大部分核磁共振成像仪每 2～3 秒钟才成一次像，测不到小于 1.3～3 毫米以下的任何东西。"核磁共振成像仪只是一个巨大的烤面包机，"格利姆切承认这一点。"我们有这个可怕的工具，它速度不快，环境很糟糕，产生很多模糊的图像。"另一个问题是受试者来源多数是学生，很难代表更广泛的人群。

神经经济学还研究贪婪、利他主义和乐观主义。离保罗·格利姆切的实验室不远处，华盛顿广场旁边就是神经经济学界的另一个重要人物伊丽莎白·费尔普斯的实验室。在 2007 年的一项研究中，她和前研究生塔利·沙罗特用核磁共振成像揭示，如果我们对未来充满信心，而不是怀着消极情绪，我们的脑子会活跃得多。

科学家早已知道人们常常对未来发生的事情过分乐观。办婚礼的一对新人相信他们不会离婚，建筑承包商总是说他们会马上换屋顶，可很少兑现。费尔普斯的小组扫描了 15 个志愿者的脑部。受试者被要求想象各种可能的包括积极的和消极的生活事件，以及一些过去曾经发生的或将来要发生的事件。该小组提出讨论的问题有：人脑同样阐释坏的和好的结果吗？评估这个问题的一种方法是观察一个人乐观或悲观思维时,脑中哪个部位被激活。"我们想弄清楚当人们考虑未来事件时,在过去积极或消极事件中被激活的脑中的同一部位是否也被激活。"

栩栩如生的记忆点燃了杏仁体和前扣带皮层,费尔普斯说。这似乎有助于调节理性认知功能,如奖励、决策和同情。而消极的回忆在这些脑区域引发的活力要少得多。令人好奇的是,当受试者预测未来行动时,反应类似。这表明大部分人的脑子可以减弱预料中可能的烦恼事件的影响。"由于过度乐观将导致低估风险和计划不周,因此它是有害的,"研究者们在《自然》杂志上发表的文章中写道,"相比而言,悲观与抑郁症症状的严重程度相关,这一点比起积极的未来事件和所有过去的事件之间的相关关系,更可能被一个局外人想到。"

我不直接测试乐观性,但是,我的乐观程度将在我所玩的游戏和我被要求做的决策中起作用。因为许多决策和选择和我对冒险或不冒险的可能结果的热情相关。理解人脑在赢钱时的欢欣和输钱时的痛苦,是我第二天在位于格林威治村的纽约大学成像中心所做的第一个测试的要点(我当天下午做艾法特·利维的第二部分试验)。"我们要看您输钱时脑子里有什么活动,"博士生罗伯·拉特利奇把我推进核磁共振成像仪时说。

当他把我眼睛上方的荧光屏装置锁定后,我开始想这种涡流磁场对我的脑组织是否有害,因为我这个星期在它里面呆了好多个小时。

"你们肯定这家伙安全吗?"我问。

他很轻松地微笑着,说"保证安全。"

他是一个黑头发的年轻人,三天都没刮胡子了,穿一件黑色T恤,沉着,睿智。在格利姆切的实验室网站上,所有研究者除了名字和通讯地址外,都有玩世不恭的像年鉴一样的有关研究和个性的评论。有关拉特利奇的评语是:

> 最佳编码;
> 花花公子,高效率生活方式;
> 为什么要匆忙或站得笔直?

拉特利奇开始做试验,首先从他自己钱包里拿出100美元现金,交给我,说这是给我做试验时赌博用的钱。"这是100美元,您自己的钱,"他说。"如果您赌博赢了,我给您更多的钱,如果您输了,我就把钱收走。"

我仰躺在管道里,手里拿着按钮盒,荧光屏在我眼睛上方。他们给我两个用饼图代表的彩票选择,每一个提供赢钱或输钱的机会。一个饼提供一个对半的机会挣到或输掉5美元;另一个饼提供75%的机会挣到5美元,或25%的机会输掉10美元。(这个例子图示于下)。很显然,我选择第一个饼,按了相应按钮。然后,电脑决定我是否赢了,各种结果的机率取决于我选的饼。这个试验也计时:如果我在一秒钟内没有按下选择按钮,我输10美元。

彩票试验:测试示例

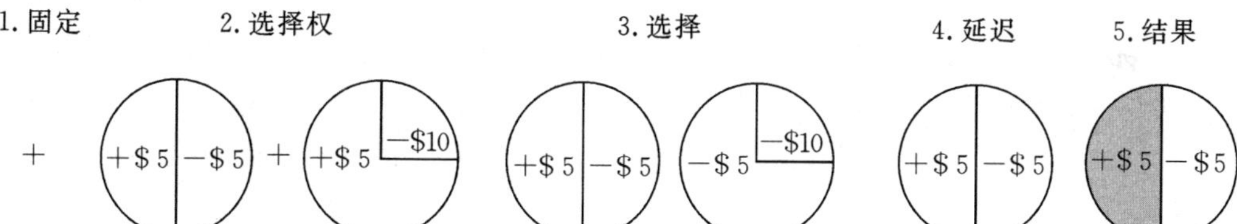

罗伯·拉特利奇的试验:1:指示受试者要注意的地方;2 和 3:给受试者 2 个饼图,要求选择其中 1 个;4:受试者的选择;5:电脑选出赢的数目(在这个例子里赢了 5 美元)。

"罗伯正在研究人脑怎样评价不同的价值,"格利姆切告诉我,"这一研究是把一些主观性的东西,比如一美元的价值,转换成对每个人来说都是客观的东西。我们试图用脑科学来理解和解释这些。我们希望能做出一个有关人们怎样反应的预测。"部分解释也许是学习的时序差分理论,它追踪预期会赢但却没有赢时人脑的反应。

拉特利奇研究一个叫做纹状体的脑区域,它接收来自中脑多巴胺神经元的输入。当一个人有奖励感时,脑子把更多的氧气送到纹状体,在核磁共振成像上可以看到。"我们认为这个活动不仅反应了游戏的实际结果,也取决于您对游戏的预期值,"拉特利奇说,"我们假设您的经历用来更新您对游戏的期望,学会体会行动的价值,所以将来您可以做更好的选择。"有一会儿,我的纹状体一直都开心,因为我往往赢钱,一次我赢到了 120 美元,赚了 20%。不过,试验进行到一半时,我开始瞌睡。盖着毯子仰卧于一个舒适的管道里,这一场景让我的脑子想着"该是打盹时候了!"我打了盹,错过了一两个赌注,每次罚我 10 美元,这让我想办法振作起来;我也活动我的脚和脚趾,我做的时候很小心,保持头部不动,也不错过荧光屏上的字。然而,在最后几个回合的赌注中,我输惨了,我挣的钱在数分钟内都输掉了,只剩下 25 美元。我可以感觉到多巴胺从我的纹状体中逃走,它不喜欢这个突然的损失。

现实生活中,我在输剩 50 美元时会停止,拿住我的钱。因为起初的 50 美元不是我的,我还继续赌,直到输光为止,那反正也会终止这个游戏。但是,在管道里,我被迫继续,有点折磨人,像一个人拥有的股票在下滑,可又做不了什么,只是留着它,希望它能回涨,或亏本卖出。我的中脑现在一定亮了,甚至在想象假设的情形,但是,我不知道如果知道我的神经模式,是否能对选择有帮助。不过,有一天,它可能会帮助经济学家理解我为什么会在 20 世纪 90 年代花高价买了那家科技公司的股票。当然,在它大涨前亏大本卖出了。

我们结束早晨的试验午间休息时,我顶着寒风,去了附近街边的一家小咖啡馆。我接到保罗·格利姆切的一个电话。他和罗伯·拉特利奇和艾法特·利维一起在他实验室里。他在电话中笑着。

“怎么了?”我问。

“罗伯和艾法特都在这儿,他们不想让我给您打电话说这事。但是,我告诉他们您是一个专业人士,可以承受。”

“怎么回事?”我问道,担心自己犯了什么大错。不过格利姆切的笑,说明不太糟糕。

“他们告诉我,您是我们见过的人里面动得最厉害的一个,”他说,“因为您动了脚,所以图像不够清晰。”

我感觉不爽,因为我之前以为动动脚不会碍事。格利姆切说任何轻微的扰动都会动到头,这些每小时花费几百美元的测试就作废了。不过,并非一切无法挽回,只要我保证下次会保持绝对静止就可以。《纽约客》杂志作者约翰·卡西迪写了一篇文章,描述了他 2006 年在同一个成像中心由研究生彼得·索科尔-赫瑟测试赌博场景的经历:

> 在机器内呆了一小时后,我想离开机器比想赚几美元钱更迫切。(索科尔-赫瑟说我的头动得太厉害,所以脑成像结果不能用。)“这是核磁共振成像的弊端,”索科尔-赫瑟承认。“您在一个长管子里,可能会感到疲劳或幽闭恐惧。里面除了正做的试验外,肯定还有别的活动。我们需谨慎解释试验数据。”

那天下午我又回到核磁共振成像仪做艾法特·利维的第二个试验,躺在机器里像死人一样。我又在赌博,不过这次是给我看一些用来模仿装满红蓝扑克牌的透明容器的长方形盒子的图型。荧光屏上的盒子有的是红的,有的是蓝的,每个盒子的红色或蓝色程度都不等。每种色彩都和一个数字相连,这个数字表示如果盒子里的牌是真的,而该颜色又被随机选中的话,所能赢得的钱数(其货币是虚构的“法郎”)。例如,如果电脑抽中“红”牌,某个盒子可能会赢 180 法郎;而如果电脑抽中“蓝”牌,则它什么也不赢。做游戏时,受试者在选择 1——180 与 0 的情形,或者选择 2——比较相似的情形之间做出选择。这实际上和红蓝牌各占 50%,抽到蓝牌赢 50 法郎,抽到红牌则什么也不赢的“参考彩票”(reference lottery)是一样的。

再讲一遍,游戏中有两种选择,一种常常带有较大风险(尽管不总是),但是提供赢大钱的机会,另一种通常风险性小,在一段时间里,受试者应该能取得平手。

这还没完。游戏中另一个难点是有些盒子里面的一部分牌被蒙起来,红牌和蓝牌的比例看不清楚,但是给出可赢的钱数。这就是说受试者知道,比如说选红牌,会赢 180 法郎,但是他或她不知道盒子里有多少红牌,或赢的概率有多大。利维会衡量我的脑子对风险和含混性的反感水平,扫描我的额叶皮层和基底节(脑的中下部分),该区域已知与决策有关。“如果您的前额叶皮层受风险、含混性、延迟满足或失败的影响很强，那么您就是那类人，"利维说。他所持的论点是，以我的情况，我会是"安全玩"先生，我希望在生活中遇到的事，不会延续比这种用小盒子里虚拟的红蓝色彩票赌博赚"法郎"的游戏更强的风险规避。

受试者可以赢到真正的钱：一次赢 10 美元，基于他们在核磁共振成像中的选择，他们还可能赢更多的钱。

我对这种测试存有偏见，因为我不喜欢这种很难控制结果的投机性游戏。我喜欢赌博，但偏爱扑克或 21 点，它们至少要动点脑筋，赢的机率不完全取决于电脑选数或纯粹的运气。在核磁共振成像仪中无法活动脚趾，我觉得时间过得很慢，我在这个长管子里得想办法呆住。如同为《纽约客》撰稿的约翰·卡西迪，我急于做完出去，这两个小时让我度时如年。

那天下午，我在格利姆切实验室的会议室里见了他和他的小组。就是那时利维告诉我，根据我前一天她做的第一轮试验的结果，我是个风险规避者。这个结果让保罗·格利姆切面带微笑，尤其是我以"Risk"（冒险）就是我的别名进行抗议时。

在纽约大学的第三天也是最后一天，我的脑子被直接扫描，以衡量我作为消费者怎样决策，以及我喜欢或厌恶什么产品。这是一个快速测试的王国，在这里营销专家们用核磁共振成像和脑电图来评估特定人群，例如男性或女性，或者不同年龄段的人，对特定产品的喜好程度。这个新兴的神经营销学里，一个著名的试验是 2004 年对可口可乐和百事可乐所做的对比测试。贝勒医学院的里德·蒙塔古让 67 个受试者分别喝可口可乐与百事可乐，但不知道自己喝的是哪种饮料，然后从中选出口味最佳的。一半的人选了百事可乐，也就是它比可口可乐在大脑腹内侧前额皮层引发更强的神经反应，神经科学家认为该区域与处理奖励感有关。当后来告知受试者他们喝的是哪一种饮料时，三分之二的人说更喜欢可口可乐，认知区域被激活，记忆中心的活动增加。这个试验告诉我们的是百事可乐本应占据一半的饮料市场却并没有达到，其原因是可口可乐在品牌和记忆方面的优势压倒了对百事可乐口味的认可。

保罗·格利姆切的研究生斯蒂芬妮·拉扎罗对我进行了另一个试验，看我的脑子对喜欢的产品怎样决策，比如在《闪避球》(*Dodgeball*)影碟或嘻哈（Hip-Hop）艺术家阿肯的音乐光盘之间做出选择，或在贝多芬的音乐光盘和一本新的策划书之间取舍。"您将被动地看到成像仪里的物品，"拉扎罗说，"我们看成像中您脑子的活动来甄别您是否喜欢那样东西。我们给您一个您最喜欢的物品的分级，基于这些分级来预测您的选择。"

我在核磁共振成像仪里又呆了一次，英雄般地一动不动，看这些影碟、音乐光盘、书或海报。然后，在成像仪外面的电脑上，我在显示屏上每帧画面里出现的两个成对物品中选择一个。

几周后，研究者把结果用电子邮件传给我。第一轮试验结果来自罗伯·拉特利奇。他给我看当我在他的彩票形式的游戏中赢钱或输钱时脑子的反应(如果想看这些及更多的脑图像,请登录 www.experimentalman.com)。“您从 100 美元现金开始,”他在报告中写道。“在每个 30 秒的试验中,您在两个彩票中选择一个。总共 200 个试验,看您赢了多少次。”对照着我脑成像的结果,他描述我脑子中活动增强的区域:“这些区域在您赢钱时比输钱时反应较强(血氧增加)。但是,这些反应也取决于您期望赢多少,如果您预期会赢很多钱,它们的反应就较弱。”

“纹状体和内侧前额叶皮层接收脑多巴胺神经元密集的信号输入。我们认为纹状体信号特别携带‘奖励的预测误差’信号,等于您‘实际得到的’减去您‘期望得到的’,如果您实际得到的比期望的多,是正数;如果比期望的少,是负数;如果您得到的和期望的一模一样,是零。您可以使用此信号,以了解您怎样评价物品和做出选择。例如,如果您得到的正是期望的,您的预测很准确,您的预测误差是零。”

拉特利奇说我的结果正如预期的:当我出乎意料地赢钱时,我的脑子会涌出多巴胺,当我预期会赢也确实赢了时,脑神经反应则较弱。毫不奇怪,我的脑子不喜欢输。拉特利奇还送给我一些我与其他 12 个受试者比较的脑图像。他说我在 12 个受试者的范围内。“两个图像中,右侧的图像是携带‘奖励的预测误差’信号的纹状体区域,您的和 12 个受试者的平均数差不多。您可以看到您的和试验组的奖励的预测误差信号区域重迭……在所有受试者的资料中,我们仔细研究了纹状体的活动,它产生我们期望的信号:赢钱多时信号增强,高期望值(当您期望赢)时信号减弱,当您得到的正是您期望的时,信号保持不变(例如肯定输 5 美元)。

他解释说由于功能性核磁共振成像的精确性限制,个体受试者很难得到充分信息。“我们在分析试验组的结果时发现,在赢钱或输钱时血氧可以增加或减少两倍。这可以解释‘反感失败’,现在我们可能通过看您脑子对不同结果的反应,准确地衡量您多么厌恶输钱,它也让我们更好地预测您会怎样吸取教训,对彩票做更好的选择。”

我不能肯定我是否看出我的纹状体的激活模式和试验组的相符,但是我相信拉特利奇说的话。似乎很明显,大部分人的脑子都喜欢赢钱,特别是意外之财。不过,后者可以解释为什么一些人,如股票交易者?企业家?作家?面对未知结果反复冒险。在意外发财时,就像吸毒一样,让他们的脑子释放出大量多巴胺。

下一封电子邮件是斯蒂芬妮·拉扎罗把她做的试验结果发了过来。根据某个物品激活多少或不激活我脑部与奖励感有关的内侧前额叶皮层,她列出了一个我最喜欢物品的单子(见下图)。

消费者产品测试:作者喜欢和厌恶的物品

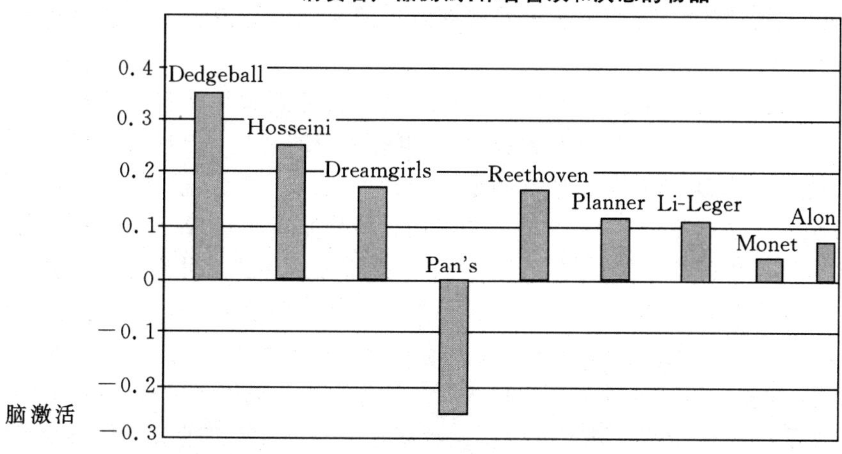

有意识的排名

该图显示两种东西:垂直列显示作者脑喜欢物品的程度(与有意识的选择无关;从左至右水平列显示他是如何有意识地排名物品。

产品按顺序:《闪避球》(影碟),卡勒德·胡赛尼的书《追风筝的人》,《追梦女孩》(影碟),《潘神的迷宫》(影碟),贝多芬的音乐(音乐光盘),策划书,唐·李-莱杰的装饰画印刷品(海报),克洛德·莫奈的绘画(海报),和 Hip-Hop 艺术家阿肯的专辑(音乐光盘)。

拉扎罗的一些发现:

• 与其他物品相比,我总是选《闪避球》(影碟);

• 《闪避球》(影碟)是所有物品中脑激活强度最高的;

• 除《闪避球》外,与其他物品相比,我总是选卡勒德·胡赛尼的书《追风筝的人》;

• 当两种物品分开选时,我一次选了《追梦女孩》(影碟),一次选了贝多芬的音乐(音乐光盘)。两种物品激活的程度相似。

拉扎罗发现了一个令她迷惑不解的试验结果:我的脑子对《潘神的迷宫》(影碟)的厌恶。该片是一部由吉列尔莫·德尔托罗制作的黑色幻想恐怖影片,讲述在西班牙内战的血腥镇压后,一个小姑娘怎样应对弗朗西斯科·佛朗哥时期的西班牙。"我不明白您为什么这样厌恶《潘神的迷宫》(影碟),拉扎罗说,"但是比起图上它右边的物品,您确实选了它。也许您不喜欢影碟的封面?"

事实上,我说我喜欢这部电影时,我的有意识的大脑在撒谎。这是我通常喜欢的那类电影,也许更重要的,我的严肃的电影界的朋友认为电影很精彩。所以,我也说我喜欢。其实,我的大脑最清醒,我不喜欢这部电影。电影难懂,画面黑暗,可怜的小女孩不得不生活在军国主义和佛朗哥政权的恐怖之中,还有她奇怪生物迷宫式的幻想世界，不真实可信，我不能把两者联系在一起。这种情况下，我表面上充满了艺术气息的智慧，可事实上我的有意识的大脑未能说服我厌恶的大脑来喜欢《潘神的迷宫》。

我的大脑能出卖我意识的这个新发现，既让我感到欣喜又有一丝不安。如同我已经提出的，我们都寻求维护自我形象，也有相应的观念与这些形象相对应。我往往支持独立电影，喜欢他们做出的最好的智力挑战。但是，很显然，我的大脑可能更喜欢一个动作片，或本·斯蒂勒的喜剧。我想知道脑成像是否还能揭示一个人脑袋里其他矛盾的主题，比如政治，或更令人不安的种族或种族性。许多人脑子里对这类问题都有复杂的感觉和情绪，一方面知道什么是对的和合适的，例如民主党人职业性地喜欢他们的总统候选人。他们会投他或她的票，游说他们的朋友也投支持票，但是，私下里，他们真的喜欢这个候选人吗？或者更准确地说，他们脑子里的快乐和奖励区域喜欢他或她吗？或者额叶试图掩盖更多的基础情感？当我们意识到我们的额叶理智地喜欢一样物品，可纹状体不喜欢时，就更难办了。一个人真正的感觉是哪个呢？我们能说清吗？

当利维的第二轮试验结果传来时，我高兴地看到我的风险厌恶已经不那么严重了。不过我还是倾向于注重安全，避免冒险，尤其是我会规避不知道确切成功几率的风险。“与多数受试者类似，您既有冒险性也厌恶风险，”利维报告说，“第一轮里，比起正常对照组，您非常厌恶风险……您对含混性的厌恶与其他人差不多。在第二轮里，您更愿意冒险，但是，从另一方面来讲，您更不情愿面对捉摸不定的彩票。您的行为很‘合法’，就是说您选择了在显示屏上赢得多或更可能赢的选项，这正是我们期望的一个理性受试者应该做的。”

利维说神经经济学者们希望用这类试验结果来预测一大批人的行为，不过，利维说一个人在他或她生命的不同阶段可能有不同的行为。“这提出了这个试验能代表多少现实生活中的行为的问题，”她说。确实，我不能确定与其他人相比是否不同，但是，我的结果表明或者我这么多年都误会了自己的脑子对冒险性的认识，或者这个试验不能最好地评价我的整体行为。试验中打瞌睡和乏味也会影响受试者对冒险性的真实表现，因为这组人被定义为需要通过令他们感到兴奋和真实的挑战才能刺激起来，不然的话，他们就会感到乏味。

我在纽约大学做功能核磁共振成像的经历强调了一种观念，我们大脑里的思想和观点有时相互竞争，建议采取的行动并不完全一致，它是大脑的不同部分在不同的时间得胜的混合物。由于爬虫脑（吃、喝、性），边缘脑（爱、教养、社会交往），以及新皮质（逻辑、理性、决策）的兴趣竞争，这似乎应该是一个更令人费解的过程。不过由于我的大脑很典型，我可以决策，也吸取教训。

当我离开纽约大学成像中心时，我发现自己想买只要能买到的哪怕最差的动作电影影碟，毫无疑问，这是我的杏仁体在作怪，说不定是纹状体？我还吸取了一个教训：不在功能核磁共振成像仪里赌博。不过，更重要的是，当寒风掠过街巷呼啸时，我的大脑里“我冻坏了”那部分发出一个响亮的声音。它告诉我需要买一条暖和的围巾和一双手套，现在就得买！如果我能选择的话，我更喜欢黑色的皮革衬里的手套，不过因为是急用，其他颜色或质地的也行，但是最好不要粉红或鲜亮的橙色。

或者，我的脑子隐秘地渴望这些颜色？

我可能永远不会知道答案了，因为就现在来讲，我已经在功能核磁共振成像仪里呆了太长时间来回答类似的问题。

造一个新的超级大脑

那是一个星期二的下午 2 点，我在马里兰州的贝塞斯达，感觉迟钝又焦躁。此前一周我刚从欧洲旅行归来，时差还没有倒过来，前一夜又从加州飞过来。当时，我坐在美国国立卫生研究院神经所脑兴奋科，在研究信仰者和非信仰者脑活动的迪米特里奥斯·卡普基纳斯所在的同一座楼里，前额上联着电极。过一会儿，神经学家埃里克·沃瑟曼领导的实验室的研究人员会打开一个像小半导体一样的物件，它会把微弱的电流送到我的前额。在 40 分钟里，电流会产生电场，让有认知和情绪功能的神经元更容易被激活。

对“实验人”项目，我曾经定过几项规则，其中之一是不要伤害受试者：我自己。但是，我无法抵抗要做这个试验，而且它不大可能引起太多副作用，只是会有些头痛罢了。一个杂志的编辑建议我写一篇综合报道，像写书评或影评那样评价两种平和又安全的脑增强方法，一种电子的，另一种是化学的。我为本书中“人脑”这一章所做的大部分试验都是我脑子内部的一系列快照。不过，大部分将来要做脑测试的人们可能不满足于简单的现状照片：他们想利用这些信息来改善自己。

我们已经这么做了，吃维生素，打预防针，饭前洗手。我喝咖啡保持兴奋，不过我有咖啡因快速代谢基因，喝好几杯才会感到很兴奋。所以我现在联上这个脑兴奋的物件，感觉怪怪的，它会刺激我的脑子，是这样吗？

沃瑟曼已经告诉我，他的装置不会把我变成爱因斯坦。他希望对脑部受伤或脑部病损的人，通过刺激脑认知中心来改善功能。“我们刚开始测试健康人，建立一个测试的基础值，”他说。

两天后，我准备通过服用一个脑增强丸再进一步调整我的脑子。它被称为不夜神(Provigil)，似乎只帮助大脑负责警觉性和记忆部位，而不会像咖啡或更强的兴奋剂，如安非他明一样弥漫到整个大脑，往往引起一切转速。不夜神由宾夕法尼亚州弗雷泽的法隆(Cephalon)公司出品，美国食品与药物安全管理局只准许它用于由于嗜睡症引起的过度睡眠，或因倒夜班引起的睡眠障碍。但是，2006 年一年里，共开了 260 万张不夜神的处方，远远超出仅被美国食品与药物安全管理局准许的相对少见的病症的使用。事实也是这样，80％的处方据说是用于“标示外”用途。医生可以开处方用于美国食品与药物安全管理局准许的标示外的病症，例如治疗注意力障碍或抑郁症。去年，由于法隆公司向市场投放不夜神等 3 种“标示外”药物，它不得不赔偿联邦和几个州政府 4.25 亿美元的罚款和手续费。

在脑兴奋科，一个医学生在从事这项试验的博士后迈克尔·柯尼希斯的监护下，打开了开关。当电流增加到微弱但足够引起作用的 2.5 毫安时，我感到头皮有点发麻，发痒。几分种后，我感到嘴里有金属的味道。柯尼希斯警告过我这种情况可能会发生。数百人都已经安全地做过这一测试，这是他们报告的几种副作用之一。

在从前的健康人试验中，沃瑟曼和其他人发现这个叫做经颅直流电刺激的程序，可以改善运动和认知功能。在一个试验中，直接刺激左额叶可使受试者在 90 秒内说出特定字母开头的单词的能力提高 20％。沃瑟曼的研究小组正在测试带不同电荷电场的不同作用，以及对对照组的作用，对照组受试者开始时有刺激，然后在毫不知情的情况下，机器被关掉，他们一直被测试而并没有刺激。研究者然后用衡量认知、记忆和情绪的试验来比较两组受试者的反应。电流直接作用于头皮，极化下面的脑组织，在电极附近产生正或负电荷。体外细胞试验研究显示微弱的电流可以显著改变神经元发射率，取决于电场里带正或负电荷，神经元发射率可能增大或减小。有证据表明，神经元发射率增大可以加强局部脑功能，减小则相反。

刺激脑子这一招并不新鲜。早在上世纪 60 年代，低水平的直流电已被用于治疗精神病，但是，研究者渐渐沉迷于化学疗法。直到最近，神经科学家和临床医生才开始寻找比药物更少副作用的脑功能增强疗法。沃瑟曼认为有一天我们能买一个可控制的小装置，插到帽子或头巾里，当我们想要增强脑功能时就打开开关。

我感到有点兴奋，如同喝咖啡引起的中度兴奋，让我的疲劳慢慢地减轻了一些，但是，我并不感觉自己更聪敏了。我坐下来，在电脑上做认知和情绪测试。大部分是荧光屏上 4 张虚拟的面朝下扑克牌赌博游戏。当我点到牌时，牌翻过来，取决于不同的牌，我或赢或输。荧光屏顶端有个自动记数器记录我的成绩。起初，牌好像是随机出现，然后，开始有规律性：我需要观察哪一张赢的比输的多，反过来也是一样。几分种后，我起初的脑增强已消散，我输了赌博。这个游戏比纽约大学的彩票游戏有趣一点，但也没好太多。次日早晨，我睡了一夜好觉后，感到头脑清醒，精神焕发，回来做第二轮试验。再做刺激后的赌博试验，我赢了不少虚拟的现金。

还是第二天的下午，我参加了第三个试验。不像第一次做的那样，把负电极接到我前额上，这次柯尼希斯接了正电极。这引起我额叶有明显的放松感，降低了我玩赌博游戏的欲望。我感到好像刚刚洗了个蒸汽浴或桑拿浴。很奇怪，我又赢了不少。当我对研究人员说话时，我开始组句，但是没有欲望结束句子。我还感到一种奇怪的感情。柯尼希斯说这正是他的试验要说明的：脑功能受不同的电流调节。我怀疑，今天头脑清醒与昨天疲劳可能更多地影响了我的结果，但是，电生理也测到我脑子中意识的变化，这是重要的一点。

几天后，我来到斯蒂芬·拉姆位于纽约的办公室，他赞成医生给某些但不是所有睡眠有障碍、持续性疲劳或有严重飞机时差的人用不夜神。“我想开更多的不夜神，”他说，“但是因为它只允许用于严重睡眠障碍的患者，大部分患者都不能在保险公司报销。”当倒飞机时差或睡眠不足又需要头脑清醒时，拉姆自己也服用不夜神。“睡眠不足不利于健康，”他告诉我，“但是有时不得不用些。”拉姆检查了我的血压，问了我的病史，又向我介绍了药物，然后开了5片200毫克不夜神的药方。

莫达非尼是不夜神的化学名称。该药对睡眠障碍的治疗作用已经被深入研究，但有关它对认知有增强作用的研究不多。英国剑桥大学的研究者发现，服药的男性志愿者短期记忆和计划能力突然增强。其他研究者发现，骨疲劳受试者服药后用直升机模拟试验时保持清醒；其他试验也证实该药可以改善计划性和增强记忆长串数字的能力。

大学生们告诉我，他们在很疲劳需要考试时，服用不夜神让他们在课堂保持清醒，它比阿得拉(Adderall，一种安非他明)效果好。阿得拉是这些年来负荷过重而睡眠很少的学生们常用的强力药物。

我下午两点种左右服了第一片不夜神，大概与我在埃里克·沃瑟曼实验室做第一个试验时的时间相同。我在明亮的春光里，顺着第五大道往前走，没感到什么异样。我接了一个电话，刚开始通话，就感到常有的午后迷糊。再后来，我乘飞机回我在旧金山的家。吃药3个小时后，我睡着了。

在旧金山，我在次日早晨8点又吃了一片不夜神，还喝了一杯我早晨常喝的法式烘焙咖啡。这次不一样，15或20分钟后，我感到单单咖啡达不到的清醒效果。这种感觉持续了3个小时，低调，但不断上升，我开始工作，感到效率很高，思维敏捷。有一阵子，这种感觉很强，我的脑子像上足了劲的发条，停不下来。

那天早晨，还能感觉到药效时，我给法隆公司研究开发部主任杰弗里·沃特打了个电话。他告诉我这个药是轻度兴奋剂，如果人很困，还是会睡着的。“对嗜睡症患者，”他说，“不只是一点效果，它可以改变生活。”沃特说莫达非尼的药理机制还没有完全搞清楚，但是科学家知道它影响脑子的具体部位。“它影响让您醒来并集中精力的醒觉通路，”他解释说，“莫达非尼可以激活这个通路。”咖啡和安非他明也可以激活这个通路，但是同时也激活其他脑区域，引起抖动、食欲不振、急躁情绪等副作用。

那天下午，我开始给杂志社写报道，感到有点烦。但我很平静。不过，我意识到没有不夜神的作用，当我写作时，我的思路起伏不定，有时轻度低落，我就休息一会儿。这与我吃药后那种单纯的药物作用不同,让我想起索玛,奥尔德斯·赫胥黎的《美丽新世界》里的几乎每个人都为幸福感服索玛,可能就是这种感觉吧。在赫胥黎的未来主义社会,每个人都可以从生物学上加以修饰,适应他或她应该做的。索玛与其说是脑增强剂,倒不如说是麻醉剂,因为持续均匀地服用这种化学品,能让他们即使生活乏味或看不到希望,也会开心愉快。我不是在说不夜神或咖啡因会导致我们在全面改善的道路上滑坡或导致大众麻木,但是,随着我们对人脑更好的理解,以及对能够越来越精确地改变人脑的化学品更多的了解,这样的事情有可能发生。

事实上,我吃了斯蒂芬·拉姆开的最后一片不夜神后写了此章中最后一段。您来判定吧,您看出有什么不同吗?

元神经系统科学和难以捉摸的整体

如同我所做的基因标记或环境毒素水平的测试,我可以继续花很多年时间测试我的脑子,但还是做不完。神经科学家正在测试数千人,把他们的头放进核磁共振成像仪里,连上脑电图或脑兴奋的电极,进行数百种试验,从我们看肥皂剧或新闻,到我们恋爱时脑子的状态(我也想做恋爱的试验,但是,找不到研究人员做这项测试)。我做的试验的确提供了一些广义的现有脑成像和分析研究的例子。但是,我不能肯定这些测试可以让我增加对自己的了解。我很高兴研究人员根据我的脑成像,没有发现我脑部有任何病变。至于测试,如同研究人员所述,这个新兴技术试验对测量个体脑子尚不成熟:许多图像难以捉摸,主要是凭印象解释。

“一个问题是这些研究多数只出自一家,”朱迪·艾乐斯说,注意到很少有随访研究来重复最初的试验,或在更大样本中验证,不过她预期这种状况会改变。“神经科学现在需要一个元手段,把一切连结起来,”她补充说,也许一个类似于人类基因组项目的神经项目会启动,不仅建立脑图谱,还研究脑通路和不同部位的脑组织怎样连结。当然,这些研究还要综合遗传和汞以及其他污染物的影响,不过,我很难想象这个项目的名称,是否称之为人类神经环境基因项目?

在加州大学洛杉矶分校,神经学家约翰·马齐奥塔和阿瑟·托加领导的一个项目正在尝试建立艾乐斯建议的一个综合脑图谱,他们说将会提供一个目前所知的关于脑子的形状、变异和功能的模板。在这个与加拿大、欧洲、日本、加州大学旧金山分校和得克萨斯州立大学的合作项目中,脑图谱协作组已经扫描了 450 个“正常”脑子,用来自世界各地的几千个人体的成千上万的脑成像来构建三维图像,他们说可以展示所有脑解剖结构的大小和不同年龄、种族、性别、教育程度、遗传背景,以及其他显著特点的差异。马齐奥塔和托加还研究尸体的脑子,切成 2500 个超薄玻片，在上面染色并拍摄数码照片。这些玻片比活人脑成像提供了更详尽的信息，因为核磁共振的分辨率只有1.5毫米。每个玻片的断层剖面只有60微米厚，大约是一根人头发丝的一半。马齐奥塔说完成的脑图谱的确应该具有像人类基因组项目对遗传学者们的功能一样，提供一个详细的脑框架，研究者可参照它做试验。

多层次的解剖图包括大脑功能，如记忆、情感、语言、演讲以及他们如何复杂地相互作用，涉及人们经历思维和感情时多个区域和线路的变化。“我们经历感情或唤回记忆的过程涉及复杂的线路，它总在变化，而且我们越来越意识到这一点，”托加说。“当扫描一个个体时，只是获取了那时那刻的脑图像，下一分钟里，图像已经改变。”

“您不能指着一个区域说‘这是语言中枢’，”马齐奥塔说，“例如，脑子以不同方式来处理思考和初识一个词，以及理解这个词的任务。这些任务的执行涉及整个大脑复杂的电路。这是难以置信的艰苦工作。”

“我们所了解的大脑还不能回答所有这些关于人类精神性质的古代哲学问题，”托加说，“但是，我们对这个项目的研究是一个让我们理解难以接触的复杂概念的方式。它是一种帮助理解这些奇怪的功能组合、给了我们丰富体验的生活的方法。”

假设我是正常的，我请求马齐奥塔让我加入他的“正常人试验组”来测试我的脑子。他答应想办法安排，可是无法进行，因为内部审查委员会不批准，它只准许该研究的所有结果都隐去姓名或匿名，所以所有的研究者、受试者，还有本书的读者，都不会知道个人的测试结果。我几乎要参加了，但是我的脑子最近想避免核磁共振，非常强烈。

这让我在结束我的大脑扫描时，思考的不仅仅是我个人的结果，而且还有这些测试方法广义上的意义。正如保罗·格兰姆切和其他人所提出的，所有这些神经活动可能有一天会形成一个统一的理论。如爱德华·威尔逊所述，人类行为默契配合的研究，不仅包括神经学家、经济学家、心理学家和精神科医生，而且还包括社会学家、人类学家和其他“家们”。我猜测这里面还包括医生、遗传学家和环境科学家，组成一个巨大的“您想知道的人类一切”的项目。

“科学统一的思想不是徒劳的，”威尔逊在他著的《论契合》(*Consilience*)一书中写道。该书专门寻找科学、宗教和人道之间的结合，他相信几个基本法则，我们正在解开联系在一起的各种边缘学科的自然法则之谜。威尔逊认为启蒙时代有很多束缚，在西方古希腊人争取一套统治宇宙的简单优雅的规则时得到解放。我赞成这种观点，但是距离发现这些法则仍然很遥远，更谈不上如启蒙时代希望的那样，证明它们事实上既通用，又简单。

我脑子的思维从实际的角度出发，预计科学将继续发现一个不仅不简单、不全相同，而且比我们想象的更复杂的宇宙。尽管有伟大的思想家建立了一些普适的定律，掌控着大部分物理学和生物学，包括相对论和自然选择理论，科学探索会继续发现这些理论的例外，例如不确定性原理，这提示更多而不是更少的复杂因素。

这几乎意味着，我们应该放弃通过理论和类似人类大脑图谱及人类基因组项目的宏伟设计，来连接复杂部件形成整体的努力。近一个世纪以来，科学家们一直用剖析、划分、细切的方法，把整体分成微小的还原论的碎片。这对人的身体提供了有关基因、器官、细胞、通路、系统、环境因素以及脑功能的浩瀚信息和知识。这种发展还远远不够。但是，也许有足够的资料组装一个人的大体框架：把迄今为止我们知道的串起来，看“实验人”是什么样子。我不敢说我收集的拼板等于一个完整的或接近我本人的成像，或者说如果您做了这些试验，那就是您本人。但是，到了做完所有这些测试看看会出现什么的时候了。

第四章

身体
Body

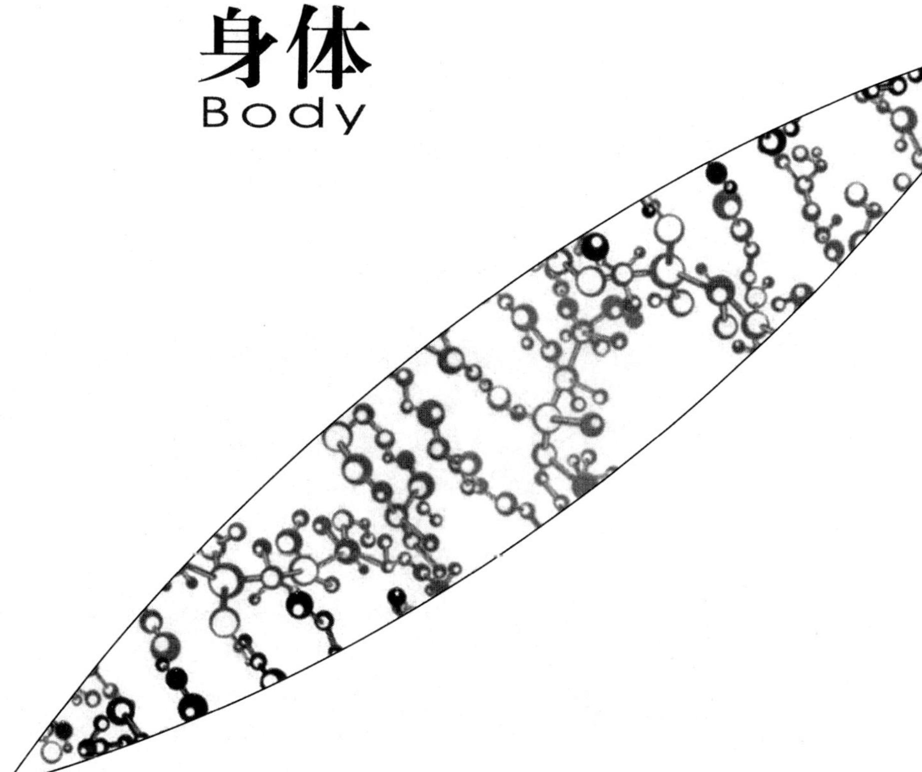

唯一真正的发现之旅，和唯一真正令人重新焕发活力的经历，不是前往陌生的土地，而是拥有他人的眼睛，通过他人的眼睛来看宇宙，一百个他人，可以看到一百个宇宙，他们每个人所看到的，都是他们所在的那一个宇宙。

——〔法〕马塞尔·普鲁斯特

预言:2017年心脏病发作?

这不应该发生。

在硅谷的一个会议室里,生物计算机分析器的研究者告诉我,如果我按 40 岁以上的男性平均增重,体重每年增长 1 磅,到 2017 年我心脏病发作可能性为 60%。墙上一个投影片,展示结合我的基因和环境等个人风险因素用精密公式算出来的我的未来风险。我看到 2023 年,预言甚至更令人惊骇,说我 100%会有心脏病发作。

"这么说,我肯定会心脏病发作,"我说,停顿了一下,似乎接受了这个说法,"当我 66 岁时?"

"如果您依此增加体重的话,我们的模式是正确的,"英特路思公司(Entelos, Inc.)的首席创新官兼联合创始人汤姆·帕特森说。帕特森的公司于 1996 年创建,为制药公司开发计算机仿真和模型,预测候选药物在人体临床试验前后的结果。帕特森体型匀称,留短发,戴金丝边眼镜,他的微笑显得有点不安,显然他不情愿这样说。

与往常不同,我说不出话来,不知道该说什么。

如果我每年增重 5 磅的话,结果更糟糕,帕特森说。我在 66 岁之前就有 100%的可能发作心脏病。如果我像猪一样肥,6 年后,我 56 岁时,就会有心脏病。

英特路思公司的预后与我的内科医生乔希·阿德勒预测的差别极大。阿德勒告诉我,我在十年内心脏病发作的概率只有 4%。他的数字是把我的胆固醇水平、体重、年龄和其他一些基本因素,输入公式而算出,这个公式由"弗雷明汉心脏研究"项目的医学研究者建立。该研究项目于 1948 年始于马萨诸塞州弗雷明汉镇,随访了数千名住在弗雷明汉和其他地方的个体和他们的家系 60 年,通过比较像我这样的个别患者的危险因素,检查我的个人资料和谁比较相近,来建立模型。大部分医生认为弗雷明汉心脏风险因素评估是保健的标准,但是,对我而言,英特路思公司的模型可能更准确,弗雷明汉的差得太远了。

"我没想到会这样,"我最终脱口而出。

"我们也没料到,"帕特森说。

"我们也认为您应该正常。但是,坦率地讲,很糟糕,您的情况和患者差不多,"英特路思公司的首席技术官兼联合创始人亚历克斯·邦斯补充说。他看起来对这个消息也很不安。

我听到这个很担心:这是我想把多方面试验联系成一个全身完整图像的第一个"实验人"项目,结果却是这样。尽管他们强调该模型需要调整和进一步试验,但是如果他们正确，那么，至少我为这本书所做的一部分花哨的测试，包括遗传测试，实际很有用，提醒我自己有很大的心脏病风险因素，不然的话，我根本不知道。看着墙上投影片中陡峭的上升图形，我能在真正心脏病发作前就了解这一点太好了，我能有时间为它做点什么，如调整饮食，甚至服用降胆固醇药他汀，帕特森的图片显示他汀可以大大降低我的风险。下一张图片有些好消息，图上的风险线平坦多了，显示如果我保持体重稳定的话，我的心脏病发作的风险因素在 10 年间可以降到 23%，20 年间，风险增加到 40%。这也不太好，但是比其他选项好些。

"我想我得节食减肥了，"我微笑着说，尽量做出平静的样子，许诺自己要永远有运动员一样的健康身材。最近一些年，我看到自己的体重有些上升，40 岁时还很瘦，慢慢胖到现在，竟然需要节食。

为了建立预测模型，英特路思公司的研究者们综合我测试的几十种血中的化学标记、CT（电脑断层扫描成像）、超声波，还有 deCODEme 公司的卡里·斯蒂芬森要我认真对待的 rs10757278 的单核苷酸多态性等遗传资料。大量的资料输入公司建立的电脑模式中，公司在过去十几年里建立的这些模型已经用于制药公司客户，例如辉瑞公司、强生公司和礼来公司，模拟特定药物在试验动物和人体心血管系统的作用。英特路思公司的研究者们已经同时与数千例真正患者的临床试验研究者协作，结合大量资料分析，不断测试和调整心脏病、贫血、Ⅱ型糖尿病、类风湿性关节炎、哮喘和药物引起的肝损伤等几种疾病的模式。他们分析新陈代谢、心血管、免疫、炎症和呼吸等身体系统。他们只做了我的心血管系统分析。

英特路思公司用比制药公司的科学家们用于研究成批患者更新的计算方法，为我建立了用于个体评估的模型。英特路思公司计划在一两年内，把它作为比弗雷明汉心脏研究和其他传统测试更有效的预测工具推向市场，包括医生和消费者。英特路思公司打算把这个"个体健康模拟生理实验室"定价低于 1000 美元。这包括颈动脉超声检查等测试费用。听起来有点贵，不过如果测试准确，对于心脏病高风险的老年人，如果能预防致命心脏病发作，这个花费还是值得的。英特路思公司可能还提供简化的生理实验室模型，试验少些，价格低些。"我们还在制订商业细则，"亚历克斯·邦斯说。他说他们为建立我的模式花了 5 万美元，还不算他们为大制药公司建立模型所投资的数百万美元。

帕特森和邦斯是工程和生物信息学专家，事业起步于航空工业，他们参与罗纳德·里根时代的反导弹防御系统，保卫美国的"星球大战"计划模型，只取得了有限的成功。"我们做一系列电脑模拟，让战场上的指挥员理解怎么综合正在射来的洲际导弹的威胁等大量信息，"帕特森说，"帮助他们决策用什么击落它。通过这些经历，我们熟悉怎么建立大规模信息系统，综合信息和其他方法，模拟帮助决策。"

我问他怎么从导弹防御转行到了人体生理。

"航空航天装置和人体之间实际上有一些相似之处，"他说，"飞机是自容的，在一定程度上，它们自我平衡，您不能改变一部分而不影响其他部分。”

英特路思公司的试验不外乎以我的更多的血样本开始。这次，我的血浆用来测试甘油三酯、血糖和载脂蛋白 A－1 等几十种天然化学品。我还做了最近才由心脏病学家启用的一系列胆固醇测试，比现用的只测总胆固醇、“坏”胆固醇低密度的脂蛋白(LDL)和“好”胆固醇高密度的脂蛋白(HDL)水平的标准测试要详尽得多。我的更详细的分析还包括测定不同大小的胆固醇分子水平，包括大的、小的和中等大小的 LDL 和 HDL。胆固醇并不是静态分子，而是处于动态体系。

胆固醇由肝脏产生，是一组体内循环的脂蛋白“包”的一部分，以甘油三酯(脂肪)的形式为全身上下从头到脚的细胞提供能量。随着脂蛋白分发产品，他们从大分子，到中分子，最后小分子。当它们足够小的时候，它们再运回肝脏，重新生产脂蛋白。特定时间循环于血液中的各种大小的分子数量反映体内脂蛋白太多、太少或正好。太多 LDL(坏胆固醇)不健康，与其他因素一起可能引起血管内皮斑块。太少 HDL(好胆固醇)也不好，因为好脂蛋白可以像吸尘器一样吸取坏脂质，把它们清除出我们的身体。

我在英特路思公司测试的大约 50 种血液化学品几乎都在正常范围内，呈舒服的“绿”色(如想看完整的结果，请登录 www. experimentalman. com)。有 4 种物质水平异常(见下表)，呈“红”色，不过，其中之一，HDL 是好消息，因为这个高些有益。其他 3 个指标，总胆固醇、LDL、LDL 类分子脂蛋白 A，比正常只高一点。它们可以沉积在血管内，阻塞动脉。这 3 个指标让我烦闷，特别是我的总胆固醇在 5 年前，比现在要低 30。不过许多人的胆固醇水平要高得多。

作者的心脏化验结果：比正常高的水平(异常)

化验项目	作者的结果	正常范围
总胆固醇	220	＜200
LDL	134	＜130
HDL	65	＞40
脂蛋白 A	91	＜75

我的心脏测试之行的下一站是旧金山南部的圣马特奥医学中心。我躺在了轮床上，脖子上糊满了水基凝胶。一个护士在我左边的下巴下面接一个电动牙刷把大小的超声探头，由电线连着电脑。

小房间很黑，我可以在电脑显示屏上看见我脖子里面跳动的灰色图像。高频率声波显示我的组织肌肉以及颈动脉的图像。颈动脉是一条较大的血管，直接源自心脏，供应脑子氧气和血液，还通过一个分开的通路，供应面部。颈动脉一侧一支，用超声检查颈动脉可以推断不方便超声检测的心脏内大动脉的情况。超声波比 CT 花费少，又无放射线。医生在颈动脉分叉处看有没有胆固醇斑块。护士给我看显示屏上的分叉点，我很吃惊地看到一个小的灰白色隆起物，像一座小山。“这里有些斑块，”护士说，她不做更多评论。“医生会告诉您怎么回事。”

当她在电脑上给我的颈动脉和那些小隆块拍照片时，我看着显示屏，心中有一种做这个项目时不常有的感觉，这个灰蒙蒙的图像实际是我的一部分，这些黑色的东西似乎正流在我的血液里。更触目惊心的是小刺状的斑块，像一个个可恶的寄生虫呆在那里。这些是不是源于除了吃太多汉堡包外还健康的饮食？至少，我认为健康。看到这些小斑点让我对自己感到恼火，不过后来我听说，我的小斑点状况在我的年龄段是完全正常的。

我得横过海湾，到对面的伯克利山丘的沃尔纳特克里克纯住宅社区，做英特路思公司的最后一个测试。这个社区里有一家独立的CT公司，为迎合富有的不怕花费的人们突发好奇的需求，想检查他们的心脏、肺、腹部和其他身体部位怎么样，几年前新成立的。CT技术在20世纪70年代中期结合传统的X射线和电脑技术而日趋成熟，可以提供一个人胸部或头部的超薄切面详情，再用程序连成三维图像。我们后面还会详细介绍CT，现在，您只需知道我会再在另一个钢罩里再呆30分钟，不过，这次我可以睡觉，也会安静些。他们扫描我，从脖子到大腿，结束后，他们会友好地叫醒我。

这个心脏病调查的最后组成部分是我在deCODEme公司测试的基因标记结果。它们整合到资料里后，帕特森的小组开始工作，6个人花了几百个工作时，才能完成我这一个客户的分析，这种分析曾经只用于制药公司为大批受试者设计药物试验。

在英特路思公司的会议室里，汤姆·帕特森开始发言，讲述有关我的可怕预言，让我感受到电影《千钧一发》(*Gattaca*)中的那种芯片。它突出了遗传学的潜在力量，但结果可能会糟糕。我后来对帕特森和邦斯有所了解，他们很有幽默感，他们深知，如果有人像《千钧一发》里的社会滥用精确预测模式将产生的可怕的潜在社会效应。但是，强调这种异位的可能性看起来有些奇怪，因为公司正试图出售电脑驱动的有关人体健康的水晶球，它有一天可能像电影中描述的世界发动机。不过，我想这不会发生。

帕特森解释他的小组如何解析我的数据，制定计算机预测，他将之比喻为生产飞机、汽车等复杂的新产品前进行的模拟。我不在乎我的身体被比喻为一个新产品，不过说明他用了分析喷气发动机燃油流量和分配所用的相同精确度和算法，来评估更亲近的一个人体机器未来的表现。

他说，关键是把我的资料与数千名大规模心脏研究的受试者的资料相比较，包括一个详细的涉及数千人的社区动脉硬化风险长期研究。社区动脉硬化风险研究记录可能引起心脏病的因素，例如总胆固醇、HDL、血压和抽烟(如果想做社区动脉硬化风险研究的网上测试，以及更多了解您10年后心脏病发作的风险，请登录

http://aricnews.net/riskcalc/html/RC1.html)。英特路思公司的工程师们把社区动脉硬化风险以及其他真正和虚拟患者的资料结合起来,建立了数千个模拟项目,根据不同情况(胆固醇增高或降低、患者体重增加)预测未来状况。然后,这些模型利用这个虚拟患者的宇宙,寻找一个模拟血液化学、生物标记物、超声、CT扫描和遗传分析最接近我的群体。从所有这些可能性中,他们创造一个称为"虚拟戴维"(Virtual David)模型,一个他们可以用来虚拟试验的"我",设立将来不同情况下不同结果的可能性,例如如果我不注意节食或服用他汀会怎么样。

英特路思公司网站这样描述"心血管生理实验室"模型:

> 生理实验室模型就像一个飞行模拟器,但它模拟的是身体。它包括与某一疾病相关的关键生理因素,让科学家尝试回答"如果怎么样就会怎么样"的问题,能帮助人们了解疾病的过程,以及最佳治疗手段。心血管生理实验室模型综合心血管疾病涉及的生理,包括胆固醇代谢、炎症、动脉粥样硬化斑块形成以及斑块破裂,如何导致心脏病发作。这个模型包括数千例虚拟人体,每个人在生理上都略有不同,我们称之为"虚拟人口"。

帕特森还有另一个类似应用。他说他电脑里的虚拟人口可以像碰撞测试假人一样试验药物。他们可以反复试验不同药物和剂量,却不会受伤。

帕特森在宣布有关我将来的可能病状后,恢复平静,继续展示他的投影图片,所作出的结论是模型中的"虚拟戴维",即我,或多或少有心脏病发作的高风险,因为我的LDL胆固醇水平对体重增加异常敏感。这是由于我的肝脏异常,一旦脂质包好交付给身体的细胞做燃料后,不能很好地重新摄取小颗粒LDL胆固醇。根据他们的分析,如果我体重增加,会引起LDL水平增高,心脏血管内的斑块会急剧增加,造成炎症,最终会导致心脏病发作。

他说,影响这个模型的另一个因素,是卡里·斯蒂芬森从雷克雅未克打电话告诉我的那个deCODEme公司遗传标记。模型分析师所用的资料来自这个标记以及第9号染色体上与这个标记相接近的两个基因,如果您还记得的话,这个单核苷酸多态性位于一个实际基因外的垃圾DNA区域,但它与CDK2A和CDK2B基因很相近。这两个基因可以抑制肿瘤形成,在脂质和炎症状态下,它们还可以使累积斑块不稳定,从而导致重要的心脏血管动脉瘤,最终导致心脏病发作。不过,帕特森要我们谨记,这仅仅是假设。"我们并不完全了解这些标记的功能,"帕特森说,"我们的假设给出的是纯粹的相关性,因为这个单核苷酸多态性引起心脏病发作的机制尚不清楚。"

"但是,在您的模型里,这个基因标记起很大作用?"我问。

"的确起很大作用,"帕特森肯定地说。他给我看图片,显示如果我这个基因生来只有低或中度风险的标记,而不是高风险因素的情形。如果我有低风险标记,在今后十年里心脏病发作的可能性将降低20%以上。

帕特森在宣布更多的坏消息时，脸上又出现了那种不安的表情。我吸了一口气。

“事实上，您有双重的晦气，”邦斯说，指的是除了我的不祥的单核苷酸多态性外，我的肝脏摄取胆固醇也有问题。

“但是，您说的因素包括家族健康史吗？”我问，试图保持镇定，把我有最健康心脏的家族史搬出来。迄今为止，家族健康史让我并不在乎斯蒂芬森和其他人对我心脏病的警告。

“我们包括了，”他说。

我第一次注意到英特路思公司的会议室里，咖啡壶旁边还摆着百吉饼、奶酪和甜圈饼。我喜欢这些东西，但我们休息时，我向他们建议下次我再来时，他们应该放些水果和坚果，因为现在我知道吃百吉饼和甜圈饼可能要我的命。帕特森有点紧张地笑了一下，我对他微笑表示我只是在开玩笑。邦斯插话道，“您不能再吃甜圈饼啦！”

除了我在核磁共振成像仪里做的焦虑试验外，直到现在为止，在“实验人”项目里，我大部分时间里都是一个以各种方式测试了自己身体的记者。在某种意义上，是一种体外经历，只轻微地影响到我自己的核心意识，和我对自己健康的笃信。但是，当我离开英特路思公司，开车上高速公路回旧金山时，我意识到我需要认真对待这些类似前星球大战的电脑模型，因为他们采用的大部分参数都是传统试验，已经测试了成千上万的患者，再加上一个得到越来越多证实的遗传标记。

我也在思索我近5年来的饮食习惯：高蛋白饮食方式，大部分都是肉、坚果、绿色蔬菜，几乎不吃碳水化合物。我健身房的一个教练曾经建议过，一些书也是这么写的，包括著名的饮食医生罗伯特·阿特金斯的书。不过，我不太喜欢读节食方面的书，没有读推荐的大部头书，只是随便地照教练说的换了一点饮食方式，也很快减了几磅体重。所以，我保持下来，不碰大部分面包、土豆、甜点心和加工的食品。此外，为了摄取蛋白质，我尽可能多吃肉，有时还吃蛋白质棒。这种饮食方式实行起来不太舒服，因为我在两次饭之间很快就饿了，可能因为很短时间里，我身体就需要补充糖分。这使得我更频繁地吃肉类东西和蛋白质棒。但是，体重一直都稳定，所以我保持这个饮食方式，直到成为习惯。

保罗·格兰姆切实验室的研究人员可能会提供一个神经经济学分析，解释为什么我的脑子可以坚持一种非常规性的饮食方式，它让我经常感到饿，所以我想我吃的肉里面的脂肪是不是增高了我的胆固醇：它是阿特金斯的饮食方式中受到批评和有争议的一点。该饮食方式鼓励低糖、高脂肪、高蛋白。但是，我并没有严格地遵守这种饮食方式，有时也吃粘糖的油煎饼、饼干、花生酱曲奇饼和意大利辣香肠比萨饼。

我现在知道胆固醇对我的健康是最严重的威胁，推测是我当时的饮食方式导致我的胆固醇水平升高，于是我立即开始实行新的饮食方式。我减少了吃肉，增加了格兰诺拉麦片、全麦面包、意大利面条和其他似乎健康的碳水化合物，这个改变也减轻我的饥饿感。我每周做五到六次运动，每次一小时，很快就减了 5 磅体重。

当我开始实行新饮食方式时，英特路思公司的研究小组要我回到福斯特城，听他们对起初结果的修改和更正。我又回到那间会议室里，这次桌上摆了健康食品。汤姆·帕特森和亚历克斯·邦斯解释说他们已经修正了分析结果，“您会更喜欢这个结果，”帕特森说。

他把投影仪打开，给我看修正后的风险图，显示如果我每年增重 1 磅的话，10 年内心脏病发作的风险概率降到 28%，20 年降到 70%（看下图）。这还不算太好，不过，最棒的消息是如果我保持体重衡定的话，我 10 年内心脏病发作的风险概率降到 2%～3%，比我的弗雷明汉评级还好。

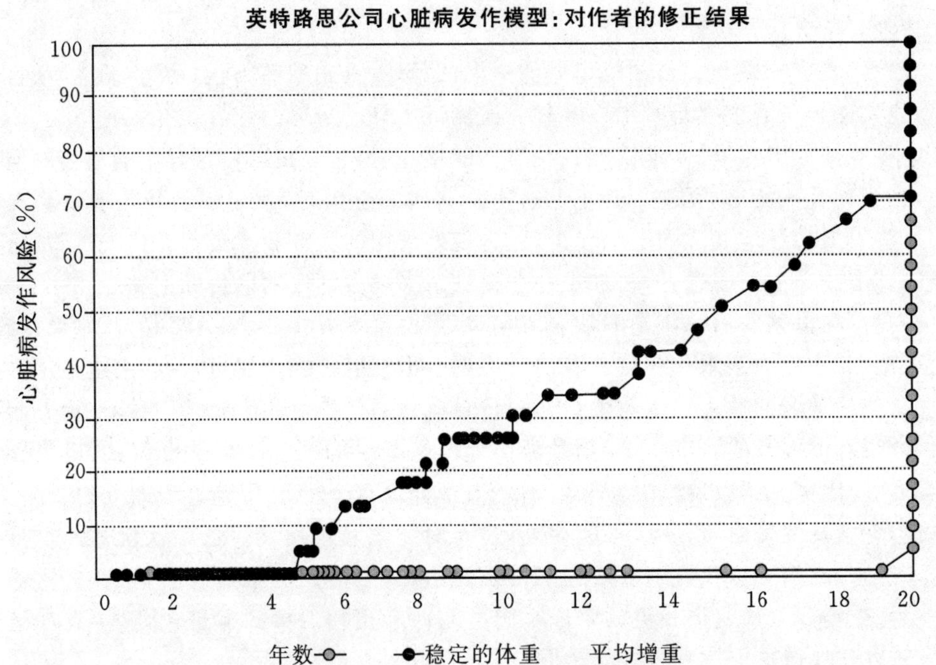

带点的黑线显示如果作者每年增重 1 磅，10 年内发病的风险概率为 28%，20 年内为 70%。如果他不增加体重，风险概率只有 2%。

这是个安慰，不过，核心信号没有改变：如果我哪怕增重一点点，我就可能会心脏病发作。

帕特森对上次告诉我的吓人结果向我表示歉意，再次解释说目前进行的研究是首次试验。我提醒他的确告诉过我结果是初步的。但是，他和邦斯认为现在这个分析精确得多，再进一步地修正也不会有更大改变。

我问这一版本的模型改变了哪些参数。帕特森解释说几个模式已经做了修正，包括他们用来与我的资料相比较的虚拟人口的数量。“上次的人口数量太分散也太小，”他说，“上次我们说稳定体重情况下的差别很显著。从那时起，我们建立了一个更密集的虚拟患者样本。”研究小组还发现，我的结果以及虚拟患者的结果与真正患者的结果密切相关。他说，他们起初在数千种可能性中，发现 53 个虚拟患者的资料与我的很接近。修正后，他们在数万种可能性中发现 420 个虚拟和真正的患者。“用更多的信息，我们把您的变化范围缩小了。”

他说上次模拟师也没有把我的超声波检查结果和血脂水平计算的因素准确包括在内。“您超声波显示的斑块不强，这降低了您的风险性，”他说。另一方面，我对脂质反应很强，意味着我的胆固醇水平与体重异常地相关。吃太多奶酪汉堡包和土豆片可以让我的血胆固醇比正常人升得更快更高，假设意义上的“双晦气”可以很快导致心脏病发作。

帕特森在结束发言时作了一个预测：如果我 6 个月后再做超声波检查，我颈部那种小的胆固醇隆起斑块有 90％的可能性会增加，不过，增长会比较缓慢。他出示两张图片显示两种将来的情况：一种是我增加体重，风险很高；另一种是体重不增加，风险只增加一点。

这次我离开英特路思公司时，多吃了一根香蕉，更强化了超级健康饮食方式的重要性，竭尽全力避免“邪恶”的胆固醇。帕特森还邀请我几天后和他们一起到奥克兰，他们将在那里把我的调查结果告诉一个著名心脏病专家和研究者——罗恩·克劳斯，他是儿童医院奥克兰研究所动脉粥样硬化研究室的主任。

克劳斯的实验室研究基因和代谢怎样影响动脉粥样硬化血脂异常症。该病患者有高甘油三酯、低 HDL、高小分子 LDL，如果我对自己的健康不加注意，很容易得这个病。克劳斯的小组研究表明低脂高糖饮食可以引起脂质血症更加恶化，也就是说不吃肉，用大量意大利面条代替，并不是一个好主意，尤其是对像我这样的“双晦气”的人。他的实验室和其他研究者已经发现几个候选遗传标记可能影响与改变饮食方式有关的脂质血症。“这些研究结果证明遗传代谢引起 LDL 的变异，”克劳斯的网站报告说。

阅读克劳斯和其他试图解开脂质系统遗传学之谜的研究者的成果，让人对身体的这一关键系统的复杂性深怀敬意。从科学家们刚刚开始整理出来的用以描述其通路如何工作的基本框架来看，可能有数十种或许数百种基因和遗传标记在相互作用着。我仔细研读了这些研究论文，想看看是否能从引证的文献中整理出一个有意义的总结。我的结论是资料太初步。但是，我的确发现几个诱人的例子，说明脂质基因的变化有一天可能会给人们提供很多他们的个人 DNA 档案影响他们选择食物的细节：可能比大部分人想知道的信息还多。综合多个遗传变异对类似英特路思公司的电脑模拟师们是极大的挑战。英特路思公司只分析了我的一个基因——deCODEme 公司心脏病发作标记。想象要综合数十甚至数百种基因,再加上其他风险因素,那将是一种什么情景。

脂质遗传学提供的可能性中,一个是 APO A5 基因上的变化,该基因对甘油三酯代谢起重要作用。这个基因上的一个单核苷酸多态性让人可以吃高脂肪食物而不用担心增重。这多好啊!很遗憾,我的这一项是正常的 AA,所以我没法大吃脂肪含量高的食物。APO A5 基因上的另一个单核苷酸多态性引起高甘油三酯血症的风险。对这一项,我也是正常的是 CC,很让人宽慰。APO A5 基因上的其他标记还与饮食导致的小 LDL 分子增加、脂质变化有关,从而影响体重和心脏病发作的风险。

"总而言之,这些发现表明,理解基因和饮食中糖类摄取的特定作用,可能对易感个体起到更好的调整作用,"克劳斯的网站说。他们还建议同时减少糖类摄取和减轻体重来缓解血脂异常症。

我可以把我的结果用于由哈佛大学、芬兰和瑞典的实验室联合组成的研究小组进行的一项称为"与胆固醇和心血管事件相关的多态性"的研究。该研究测试了5000 多个人体,发现基于 LDL 和 HDL 产生的 9 个单核苷酸多态性遗传变异,是形成心脏病发作的风险因素。我的分数是 11,可能会出现心脏病发作等心血管问题的风险是正常人的 1.63 倍(见下表)。这个风险因素与卡里・斯蒂芬森最初根据我携带的第 9 号染色体上单核苷酸多态性所计算的风险性类似(参见"我命中注定,或并非如此"一节)。

作者的与高胆固醇风险有关的遗传变异检测结果

单核苷酸多态性	基因	作者的检测结果	分数
LDL 胆固醇			
rs693	APOB	CC	0
rs4420638	APOE 群	AG	1
rs12654264	HMGCR	TA	1
rs11591147	LDLR	GG	2
rs11591147	PCSK9	GG	2
总计			6
HDL 胆固醇			
rs3890182	ABCA1	GG	2
rs1800775	CETP	AA	0
rs1800588	LIPC	CT	1
rs328	LPL	CC	2
总计			5
总分			11

分数:低风险(纯合子)=0;中度风险(杂合子)=1;高风险(纯合子)=2。

这是又一个我不知道该怎样对待的分数和风险因素，因为从未有人把我的遗传因素和其他风险因素综合起来。英特路思公司没有把这考虑在内，使它成为另一个随机项，把风险因素降低到可能不是很高用不着担心的地步。

我们在奥克兰一座加州殖民地风格的大楼里见到克劳斯。那座楼可能曾经是所学校。我在会前和克劳斯聊了会儿天。很显然，他在没看结果详情前对英特路思公司的模型持怀疑态度。他说新模型、测试以及非常精密的测量对研究者可能会有趣，但是对诊断和治疗一个真正的患者可能帮助不大。“当您知道一个重要变量，比如家族史或心脏病变，那才是重要的，”他说，“很难说一个小变异可以真正改变诊断意义上的东西。”他还说遗传关联研究尚不能用于临床。“我们到底知道多少？”他问，他也想知道，“不多。在临床上，我们需要基于我们相信的真实的东西当场决定。”

从另一方面来讲，他谈及几年前心脏病学家也怀疑测量胆固醇用于预测心脏病发作的风险因素。“资料很多，但是临床医生不用它，直到证据充分了再用。基因也会是这样。他们不仅需要可以降低风险，还要改善疾病。这会发生，但现在只是刚刚开始转变。”

我给他看我的脂质水平，他认为很不错，不过他说没有给我详细检查，他不能有过多评论。然后我们坐下来，听汤姆·帕特森的发言。最后，灯亮时，罗恩·克劳斯微笑了。

“这很有趣，”他说，接着问了几个技术问题。

当他问完时，我问他，“那么，医生，我是不是要认真对待啊？”

“我对发言印象深刻，”他说，“比我想象的要深。我需要考虑一下。”他后来告诉我，他对这个模型怎样综合 deCODEme 公司的单核苷酸多态性特别迷惑不解，如坠云雾之中。“这以后可能对我们正在进行的研究工作有帮助，”他说。

我告诉他我的新饮食方式，他又说不对我作为患者更好了解前不便评论。当然，他补充说，一般来说低脂配以适当碳水化合物的饮食对大部分人都是健康的。

帕特森说英特路思的小组计划对我几个月后再做测试，检查模型的预测是否准确，再做测试时看看我的新饮食方式是否改变了我的结果。

不过，就在那天晚上，当我带孩子们出去玩时，我吃更健康饮食的决心受到了严重的挑战。我们走过一家甜圈饼店。当然，他们想进去。我们经常到店里买点什么吃，我把它当作是一种偶尔的特殊招待。但今天晚上不行！我提议我们再往前走走。“进来吧！”他们说。我让步了，但是我没给自己买。不过，我还想吃，我咬了一点他们的甜圈饼（爸爸，来吧，吃您自己的！）这让我不得不考虑，我感觉良好时，能否能真正保持超级健康饮食，我最坏也就是有点超重。

为了回答这个问题，以及也许是为了赋予我的饮食合理性，我决定该是请一个饮食领域专家的时候了，他可以帮我评估我目前的营养状况，或许还能帮我理解错综复杂的基因、血脂、超声波异常和代谢倾向。

肆虐的脂质

当我决定去拜访营养学家和医生梅丽娜·珍波莉丝时，我还不知道我期望着什么。不过，我一到达几分种，她就试图说服我不仅要吃普通不含脂肪的酸奶，而且每周一次晚餐的油炸玉米粉饼上撒切达干酪（cheddar cheese）也不能再吃了。她的诊所在旧金山地区普雷西迪奥高地。坐在诊室里，我辩解说，我至少把玉米饼和菠菜饼一起吃，菠菜饼要比玉米饼健康些。但是，她很坚决，她说菠菜饼可以吃（它们和玉米饼差不多），但问题是它里面全是饱和脂肪和胆固醇的奶酪！

当我约见珍波莉丝时，我想拜访一位营养专家会通过研究在我的胆固醇和心脏病发作遗传试验结果之后，一款适当的饮食（来自环境），以及所有这些因素怎样影响我的身体，将本书的四个部分——基因、环境、脑子和身体很好地综合起来，我的脑子会在前叶和下脑（爬虫脑）之间经常发生的来回争论中权衡，前者勾起我对英特路思公司的图表上心脏病发作危险的可怕回忆，后者唤起我对切达奶酪和甜饼圈的强烈食欲。

但是现在，珍波莉丝要我吃不含脂肪的酸奶和普通干酪，这些我都不爱吃。我发现我的潇洒任性的那部分脑子说，“您一定是在开玩笑。”

珍波莉丝是一个很有魅力的金发女士，以“梅丽娜医生”的名字定期出现在电视台的健康节目。在办公室里，她的笑容印在她自己的蛋白质棒（梅丽娜医生蛋白质棒）和最近出版的饮食与营养的书封面上。但是，梅丽娜·珍波莉丝也是一位很严肃的医生，为体重过重或肥胖症的人提供咨询，其中还有几个她不能说出姓名的名人。

珍波莉丝是有名望的营养学专家中的一员，他们研究我们身体最基本的需要：吃。（没有稳定持续地能量供应，也不能有生殖和性）。我们人类已经学会吃多种多样的食物，来供给为狩猎和采集设计的身体。我的线粒体和Y染色体来自我的祖先，他们迁移出非洲，最后到欧洲，寻找食物对他们是不稳定的挑战。这是为什么我们的身体进化到可以吃几乎任何可以吃的东西，可以大量吃肉、谷物、浆果；把过多的营养物质以脂肪的形式储存下来，因为我们的身体不知道什么时候吃下顿饭。在我们的祖先时代，煮饭是罕见的，所以在消化吸收的机制中，快速食进的脂肪和糖只停留很短的时间。我们的祖先喜欢吃甚至馋各种各样的食物，我们有味蕾，可以闻到饭的香味，就是证明。我们特别喜欢甜东西，对我们的祖先来说，甜的水果或蔬菜意味着吃起来安全。

不幸的是，我们地球上40亿人有足够食物，可还有20亿人吃不饱。我们不得不面对我们祖先忍饥挨饿的另一面，以及我们大吃后的结果：心脏病、肥胖症、糖尿病等等（总共有 60 亿人口，仍然有 20 亿人吃不饱）。营养过剩引起疾病的增加，引发科学家和政策制定者试图了解营养，为人们怎样正确地选择吃的食物提供建议。（对于政策制定者来说，建立不断变化的食物组合金字塔受到食品工业界的优先级的影响有时和优质营养的影响几乎同样大，但这是另一回事）。

我的朋友和同事，作家迈克尔·普兰，在他的抒情而又内容丰富的一系列书中推广了“营养主义”的概念，从《植物学欲望》（*The Botany of Desire*）到《杂食动物的困境》（*The Omnivore's Dilemma*）以及《粮食防御：一个食者的宣言》（*Defense of Food: An Eator's Manifesto*）等。他的忠告总结在《纽约时报杂志》的故事里：“吃食物。别吃太多。主要吃植物类。”他还写道：

> 我们人类应该吃什么最健康，恐怕是个不可思议的复杂和混乱的问题，多吃一点或少吃一点，是这一问题的简短答案。我不愿在这里就放弃游戏，把一篇长文结束于此，我承认我很想使事情复杂化……我尽力抵抗，但会继续写下去，补充一些意见充实我的建议。例如：吃些肉死不了，但是最好把它作为菜而不是主食。您若能吃完全新鲜烹调的食物，要比吃加工食品好得多。这就是我的建议，意思是说吃的“食物”。过去，食物是所有您能吃的东西，但是，现在超市里有很多其他类似食物的可食的东西。这些新颖的食品常常称为保健品。这让我想起一个经验规则：如果您关心自己的健康，您应该避免保健品。为什么？因为一种食品声称有保健作用就是很好的说明，表明它不是真正的食物，食物才是您要吃的。

我大部分生活中，不注意有关食物的辩论，而是喜欢一种随意的凭直觉吃一些看起来健康的食物的日常饮食模式，偶尔例外。很久之前，我在加州棕榈泉附近吃了一个快餐汉堡包后严重食物中毒，自那时起，我已经停止吃快餐和明显加工的食品。但是，我得承认我的动机一半是关心健康，另一半是年纪大后担心发胖，影响身材。另外，我曾经不管吃什么吃多少，匀称体型都不变，现在身体不那么合作了。我二十多岁时偏瘦，在过去 30 年里，我增了几磅，这很典型，我的体重比我年龄段和身高的平均值只高几磅。我 43 岁左右时，担心自己会变成猪一样胖，所以，我试用了阿特金斯饮食方式（Atkin－style diet）。不过，我的脑子和我做游戏，它说，“您怕胖，但是又不愿承认，所以您不读任何有关饮食的书，也不愿承认真的在乎这个”。

那时，我既没有读相关书籍也没有向专家咨询，就开始每餐都吃肉。我的胆固醇升高了，直到英特路思公司的测试结果告知我身体内有些东西不正常。这种情况对我还没有造成什么健康危机，但是，这就是预测模型的作用：用本人的资料通知他或她将来会发生什么，需要时，他或她可以采取措施。它就像我的车上仪表盘上的一个虚拟警告灯熄灭了，提示我的发动机需要修理，以避免发生故障：在目前情况下，它是严重的冠心病。至少，这种警告是帕特森的小组试图让医生和消费者明白的方式。

我还收集了一些零乱的与营养有关的遗传资料，还没有谈及。例如，一个位于马萨诸塞州的白细胞间介素遗传公司测试我的基因，看我是否能有效地代谢维生素B。维生素B对于红血细胞的健康生成、神经组织功能以及细胞氧化应激反应(就是代谢中产生引起细胞损伤的氧自由基)，都是必不可少的。我在白细胞间介素遗传公司测试的与维生素B有关的所有单核苷酸多态性中，除了一个外，其余的全部正常。这个异常的单核苷酸多态性位于TCN基因，似乎影响维生素B12向细胞的传递。维生素B12过低可以引起贫血和其他疾病。该公司的实验室测试了我的颊粘膜刮样DNA，然后把报告送给我。不过，根据报告，这个风险因素的影响程度尚不清楚。

英特路思和其他公司刚开始建立与生理实验室心脏病发作项目类似的模型，用于研究其他系统，如糖尿病，与营养和饮食方式的相关性。但是，就我所知，尚没人把数百种与遗传相关的研究发现的遗传标记(许多我已经测试)联系起来，建立一个带参数值的反映这些标记相关性的模型，或建立一个我们的身体怎样处理食物的综合预测模型。

我去珍波莉丝的办公室前，有意识地不把英特路思公司测试的结果告诉她。但是，我的确带上了我最近一次的甘油三脂和其他脂质水平、蛋白质、糖及其他血液化验结果，这是一周前在英特路思公司的第二轮抽血化验结果。遵循新的饮食方式6个月后，我的总胆固醇只降了1个点，从220到219。这很令人吃惊，因为我的新饮食方式应该降低胆固醇。我的脂蛋白A也只降了4个点，从91降到87。但是更令人震惊的是我的甘油三脂增加了21%，从正常的104到超高的126！我的胆固醇分子分布(小、中、大)也明显改变。英特路思公司会在我以后访问时对我做解释。

珍波莉丝不太担心我的结果。“大部分结果都还好。我见过更糟糕的。但是，胆固醇有点过高。”她说胆固醇分子分布检测很昂贵，保险公司常不报销。所以她不太让患者做此项检查。“我想我们知道怎么样对付许多人增加的大分子，”她说，“减少饱和脂肪和精炼碳水化合物，代之以不饱和脂肪和瘦蛋白。”她拿出一张表，让我描述每天吃什么，从起床开始。

尽管我的血脂改善不大，我来前认为我的新饮食方式健康。我告诉珍波莉丝我感觉好了一些，已经减轻了几磅体重。我也不像从前采取旧饮食方式时总有饥饿感，但是我的胆固醇还没下降，这让我很烦闷。

我告诉她我起床后吃一个香蕉，喝一碗格兰诺拉麦片，等等，还说我偶尔晚餐吃鸡肉馅油炸玉米饼。她边听边记，很少插话，直到我说完，她才宣布她的结论。

"您的饮食方式不健康,"她说。

"您说什么?"我反问道,还以为我听错了。

"让我们从您早晨的香蕉和麦片说起,"她说,"麦片里可能有潜藏的糖分,香蕉含糖量也高,比大部分水果的血糖指数都高。"这就是说,香蕉引起血糖迅速升高。"这可能影响饥饿感和能量水平。当您早餐把香蕉和麦片合起来吃,而不吃瘦蛋白时,您的早餐把大量糖分带进体内,可以稍后引起血糖和能量水平下降,您可能很快就想去咖啡店里吃点心。

"人们认为他们吃得健康,"她补充说,"但是,糖和碳水化合物可能隐藏在里面。"果汁是另一种出人意料地含有大量糖和碳水化合物的食物。然后,她开始谈纤维、饱和和不饱和脂肪。我听得很费劲,脑子里开始思考。不知为什么,我感觉自己对这类信息不太感兴趣。也许是因为心中如果太在意这些信息,就得吃什么都要注意营养,那就太麻烦了。我怕自己变成一个痴迷者,不看过印在每一种食品上的食物成分信息表,就无法行动。不过,有一点痴迷可能不是坏事。

接下来梅丽娜·珍波莉丝让我站在一个像典型的卫生间磅称的装置上。它是"百利达身体成分分析仪"。它通过传送很微弱的电流到人的脚部测量一个人的脂肪组成。它的电流穿过人的体液,测量信号是增强的还是减低的。因为肌肉比脂肪含水量高,电流通过肌肉比通过脂肪快。珍波莉丝输入我的年龄、身高,还有体重,我很吃惊我的脂肪比例是 20%! 我的测出数值是在 40~59 岁年龄组的止常范围内(10.2%~22.9%)。但是,我几年前在做一个有关肥胖症的电视片时,测的数值只有 15%。

一份打印出的报告说明我的"减去脂肪"的目标是 7.2 磅,可以降低我的脂肪组成 2%。

我的额叶对这个新信息又在发出嗡嗡的声音,提醒我可能会变成胖人,要求我注意梅丽娜医生所说的!

"这在正常范围内,但还可以更低些,"她说,"如果您改变饮食方式,我们可以把您的脂肪组成降低 2%,胆固醇水平降低 30 个百分点。"她解释说我只是要减几磅体重,不是大减。

现在,珍波莉丝引起我和我的脑子的足够重视,她又打出了第二拳——让我看一管粘稠的白色脂肪。"这是麦当劳巨无霸汉堡包中的脂肪,"她说,捏着 3 个拇指大小的管子。其他食物,比如我爱吃的奶酪,含脂肪少些,但是信号很明显:这是阻塞血管,引起心脏病发作的东西。

是啊! 我想她是对的。我认真考虑加入一个完整的计划,包括详细阅读珍波莉丝的著作《不能浪费时间的饮食:忙人的永久性减肥指南》(*The No Time to Lose Diet: The Busy Person's Guide to Permanent Weight Loss*)。它描述节省时间的就餐方法、运动策略、"减肥"小建议,甚至购物清单。

她拿出一些诸如"心脏健康营养小建议","纤维素说明书"和其他怎样吃好每顿饭的小册子。早餐,我应该用0～2份淀粉,2～3份蛋白质或1份奶制品,0～1个水果,1～2份脂肪(可有可无)。

我读到这里兴趣有些减退。但是,我确实得到一个好消息。她说如果我遵守这一饮食方式的其他部分的话,我每天下午继续吃燕麦葡萄干曲奇就没什么问题。还可以吃一小块巧克力。然后,就是坏消息了:她说再不要吃电影院的爆玉米花,并且交给我一份名为"电影爱好者"的小册子,上面写着爆玉米花里全是脂肪,包括来自炸油里的饱和脂肪,我想它可能很有害。

我答应梅丽娜医生我可以试试。那天下午,我去了家旁边的副食品店,买了普通干酪、酸奶和另一种我喜欢但在旧饮食方式中不敢吃的东西:花生酱。"如果您买一个好牌子的,可以吃几勺,"珍波莉丝说。但是,我得承认我只匆匆看了一眼她的书。我想,老习惯,难改。

几周以后,我又回到英特路思公司。这次,没有食品,前台只有一些坚果……和糖果。我拿了……您猜是什么?

我来这里听汤姆·佩特森和亚历克斯·班斯讲我第一次测试6个月后的随访结果。我刚刚又抽了血,做了第二次颈动脉超声波,他们把数据输入到软件中再计算。

让我吃惊的是,有更多的坏消息等着我。

我的新资料显示我采用新饮食方式后,我的心脏病发作的风险有轻度增高。

佩特森说,主要的胆固醇数据变化不大,我曾经以为它会好转,而真实情况是我的胆固醇分子分布有较大的改变。它发生于佩特森所称的一个典型的转移模式之后,这一转移在一个人摄入的碳水化合物突然增高时进行。刚开始时,我的血液里流动着小分子的LDL(坏胆固醇),肝脏不能把它们从循环中吸收和排出。如果您还记得,肝脏产生脂质"包"——LDL(坏)、HDL(好)和甘油三脂(如果积聚,就是坏的),把能量传递给细胞。随着脂蛋白分发产品,它的体积逐渐减小,直到大部分都是胆固醇的很小的分子,它们再运回肝脏。引起我的LDL增加的部分原因,是我身体里增加的碳水化合物和脂肪在这些小分子LDL表面,加了一薄层甘油三脂,这样肝脏更不易吸收这些小分子。可能我有一个未发现的遗传因素影响吸收功能。这个变化可能会影响一个很重要的脂蛋白脂酶,该酶可以分解脂肪和糖供细胞吸收养料,并把甘油三脂从LDL分子上清除,从而使LDL更容易被肝脏吸收。

我的颈动脉超声波结果变化不大,不过,我左颈动脉上的斑快在过去6个月里消了一些,这是我的报告单中的一个小亮点。

底线:英特路思公司的模型与梅丽娜·珍波莉丝所说的一致,我认为很好的饮食方式实际含有很多应该去除的额外的碳水化合物和隐藏的糖分。汤姆·佩特森告诉我，罗恩·克劳斯评审我的新资料和模型后，基于我的分数，克劳斯建议我采用从前的低糖高蛋白质饮食更合适。

佩特森的小组还没有时间重新计算我的风险线，不过，后来当我问亚历克斯·班斯我的新饮食方式对风险有什么影响时，他在给我所回的电子邮件中说，“您改变饮食方式并不改变您的风险线；您的 LDL－C（小分子 LDL）水平仍然对体重改变很敏感。您的饮食方式只是让风险线有些迁移，是身体在同一条线上的平衡。高碳水化合物饮食的害处包括降低 LDL 清除，即使对“正常”LDL 清除线的人也是如此。对于您，如果您因高碳水化合物饮食而增加体重，您的风险性甚至会更高。我们要更进一步修正模型才能知道会高到什么程度。”

离开英特路思公司前，我问汤姆和亚历克斯，他们研究我的资料，是否促使他们考虑自己的饮食方式。“我做的越多，就把它融进我自己的生活也越多，”佩特森说，“周围的食品对我不太合适，所以，我在办公室里放了个冰箱，里面放些酸奶。过去因为没有低脂肪高蛋白质的酸奶，我饿了就到自动售货机上买包炸土豆片。”

“我喜欢麦片粥”，班斯说，“但是，现在我吃高蛋白质麦片粥。这是我调整的饮食。我也在看吃什么早餐可以管一整天。您可以自己试验摸索，然后一直坚持。我就要开始记食物日志了，这样我可以有记录。”

看看这些家伙在讨论酸奶和食物日志，我写这本书时可没料想到。

“什么促使你们这么做?”我问佩特森和班斯。”避免心脏病发作，保持健康，还是外表好看？我不是说肥胖症，只是不愿看起来肥胖或毫无吸引力。我得承认对于我，是想外表好看。为什么不呢？作为一个健康人，这比害怕心脏病发作的动机更强。”

“我也是，”佩特森说，“但是也不光是外表。我想多活几天，想成为我儿子生活的一部分。他 5 岁了，能和他在一起真的太好了。”

“我们是不是太强迫自己了?”

“我想让自己轻松地做正确的事，”佩特森说，“饮食吃好，周围就有健身房，我运动的衣物都在车内。”

“爱好是好事，但是，我们的身体不是生来就做我们正做的事情，”班斯说，“坐在桌子前，吃快餐不好。注意一些有好处。如果您在耕田，您离进化就近些。”

“但是，真正肥胖症的人做英特路思公司的测试会不会很担心呢?”我问，“如果我易于担心，我会对结果发疯。”

“如果人们现在是多疑症患者，那么，将来他们又成了仪器忧郁症患者，”邦斯说。

过后不久，我和罗恩·克劳斯通电话。他证实我从前的饮食方式更好些。“您换成低脂肪、高碳水化合物饮食，碳水化合物已知可以增加甘油三脂，并影响小分子 LDL，”他说，“您的情况明显恶化，原因很微妙。您不是饮食方式不健康。我们的资料库里有很多类似资料。"

"这有多糟糕?"

"您得小心;有一种高 LDL、低 HDL 的病症,叫代谢综合症。我们需要做进一步检查,看您是不是对该病有高风险,但是,您有些它的症状。"他补充说我的风险水平仍然接近正常,不过这些正常范围并不是对任何人都完全准确。不同的人可能有不同的正常安全范围。他说这是克劳斯和其他美国知名心脏病专家正在讨论的内容,看脂质正常值是否需要修正。

我告诉克劳斯我不太喜欢从前的饮食方式。吃那么多肉好像不太健康,我一半时间都感到饿。"重点是多吃蛋白质,少吃碳水化合物。您不需要仅从肉食中摄取蛋白质。吃蔬菜、坚果和花生酱,"他说,与梅丽娜·珍波莉丝所说的一样,"吃少量碳水化合物无妨。"

自从英特路思公司的第一次演讲后,克劳斯对模型的可靠性印象深刻,已与公司签约做付酬顾问。他说,部分原因是公司的模型把他正收集的复杂资料综合起来,比他用的简单统计学方法要好理解。"他们做的预测模型综合性要强得多。我们做的分析类似,但他们用了更多的脑力。这是我把实验室信息应用于临床所需要的。"

自从我和营养学家、计算机模型师、心脏病学家会晤后的几周里,我试着吃脱脂普通干酪和酸奶。我很高兴地汇报我吃它们还行。我虽然不喜欢吃这些,但也不太难吃。在咖啡里加脱脂牛奶要难熬一点,因为它喝起来像水。但是,我很享受每天几勺花生酱,当然,还有每天的曲奇饼。

嗯,至于时不时吃的甜圈饼,它会让我有一天倒在地上紧捂胸口的时候会后悔。但是,我做不了完全的饮食圣人。我的大脑不让我做。还有,我已经决定要冒险生活(艾法特·列维,您听到了吗?),一个月吃几次糖釉。

肾脏长肿瘤了?噢,不要!

放射科医生朱迪·伊同意分析我的 X 光片,但要走到她的办公室,我得先通过几道走廊,再乘电梯,里面挤满上了年纪的退伍军人。我穿过旧金山退伍军人医院时,退伍军人们看起来大部分都是越战或更早时期的。医院灰泥和砖建筑的楼群很悦目,建在长满棕榈树的山坡上,俯瞰太平洋。这些男人大部分都有病在身,有些坐在轮椅里,轮子上挂着氧气瓶,通气管连到鼻子里。他们戴着有战舰或军队名称的帽子。我对这些意外碰到的老兵感到崇敬,同时也提醒我衰老的无情。从这些老兵的脸上,我可以读到他们年轻时一身戎装的潇洒风姿,当时在他们生活中,许多人面临战争,可能还有战斗的恐怖,也许有些人至今心中还有阴影。

偶然走进这一老弱的世界，我自己作为一个健康人，却拿着刻有我体内扫描图片的光盘去找医生，这让我为自己的举动感到荒唐。很显然，医生可以用这一个小时干别的事情。

这对“实验人”的世界，提出一个很重要的问题：谁有时间分析健康人将来可能得病的资料？仪器可以完成很多工作：扫描发现病症，用最复杂的公式来处理资料。但是，我怀疑，这可能会发生在很久以后。要等到仪器可以取代知识、判断、医生的艺术和其他受过专门训练的专家，来对复杂的诊断或治疗措施下结论，或到为将来发生的疾病做准备或采取预防措施的时候。基于这些测试，采取有效的预防措施对社会有好处，可以减少医疗花费。但是，也要重新考虑资源问题，医生们怎样得到培训，以及需要培训多少医生和卫生工作人员。以我自己的内心想法为例，在开始服用一个他汀的疗程，或任何其他治疗前，我要先把我的资料给乔希·阿德勒和罗恩·克劳斯看，征求他们的意见。

我要乔希帮我找一个分析我全身CT照片的放射科医生，这些照片是在核桃溪心脏成像中心拍的，那个技术员同时拍的心脏成像已用于英特路思公司的项目。乔希给我推荐了朱迪·伊。她在加州大学旧金山分校也有职务，但是大部分时间都呆在退伍军人医院。伊是著名的虚拟结肠镜专家，这种检查用CT扫描分析结肠，寻找癌性息肉。她是位很优秀的医生，选择在不那么吸引人的退伍军人医院工作，她说这里研究机会多，她喜欢为生病的退伍军人看病。

我拜访她的那个星期，伊和一个美国各地的研究者组成的小组刚刚发表了一项虚拟结肠镜的开创性研究，证明他们可以用来定位结肠息肉，几乎和传统结肠镜一样精确。五十岁以上的人害怕做结肠镜，因为这种检查要把一根管子和一个镜子插到人体内。证据已经表明早期发现息肉几乎肯定可以预防结肠癌，可许多五十岁以上的人就是不做结肠镜。

该研究结果发表在《新英格兰医学杂志》(*New England Journal of Medicine*)上，大约2600名50岁以上的人在耶鲁大学、梅奥诊所和旧金山退伍军人医院等全国15个研究中心做了虚拟的和传统的结肠镜。扫描查出90%的受试者的腺瘤(良性肿瘤)，或直径10毫米以上的癌肿。扫描比传统结肠镜检查对发现小病变更敏感。伊说，结肠癌是发病率第三高的癌症，也是美国第二高的死亡原因。“75%的病例除年龄外，没有明显风险因素，所以对没有结肠癌家族史的人来说，一点征兆都没有。”数字还在上升，她补充说。我问是否有人把发病率增加与化学毒素联系起来，她说她还没有听说。我们两人有共识，没有明显遗传因素的情况下，环境毒素可能通过未知的机制引起病例增加。

“我们需要把疾病和环境联系起来，”她说。

她走到电脑显示器前，很兴奋地给我看一个结肠内的演示录像，看一个人怎么样虚拟地在电脑上标成橙红色的狭窄的肠道里“飞”。虚拟的结肠壁看起来像塑料做的，不过演示片很迷人：未来的“实验人”，现在已经出现了。

“电脑模拟传统结肠镜看到的肠内情景，根据组织和任何出现的息肉密度，建立一个三维图像。”她在演示样片上看到一个息肉，点放大、检测和分析按键，即可提供息肉大小和密度的资料。“这对检测和预防结肠癌有革命性作用，”她说。他们还做肌肉和脊柱的类似的检测。虚拟结肠镜花费在800美元以上，许多医疗保险公司不报销，不过伊期望这种情况会因最近的研究成果而改变。

我为“实验人”项目，或为我自己的健康体检，尚未做的一项测试是传统结肠镜。我的遗传文档提示我患结肠癌的风险很低，几乎所有的单核苷酸多态性结果都低于1.0风险因素（提醒一下：几率分数大于1意味着高风险）（见下表）。许多与结肠癌相关的单核苷酸多态性都源于得到重复的很可靠的研究，不过还需要临床验证等常识性的提醒。此外，伊告诉我许多病例不是遗传性的，基因对这种病可能作用较小。但是，基因可能引起一个人对化学或其他环境因素敏感性增加，而增加这种癌症的发病率。

作者结肠癌遗传测试的部分结果

基因	单核苷酸多态性	作者的风险	风险性分数
CRAC1	rs4779584	CC	0.91
EIF3H	rs16892766	AA	0.97
POU5F1P1	rs6983267	GT	0.99
SMAD7	rs4939827	CC	0.84
SMAD7	rs10795668	AG	0.96
SMAD7	rs3802842	AA	0.94
ADIROQ	rs266729	CG	0.95
ADIROQ	rs822395	AA	1.09
ADIROQ	rs822396	AA	0.14

有一次，我和斯坦福大学的医生谈及做虚拟结肠镜，但是花费是个问题，我们没做成，这是“实验人”项目中想测试却没做成的一个罕见的例子。

“这听起来有点怪，但是要是我们正在看我的虚拟结肠镜结果该多好，”我看到这些出色的图像对伊说。她温和而又严厉地批评我都50岁了还没有做结肠镜检查。我答应她我一定要做，不过，800美元的花费意味着我得等保险公司报销时才做。

电脑成像技术是传统的X射线和电脑的结合，自从上世纪70年代发明以来，已经越来越精密。新机器可以“切”很薄的“切片”，最新的高分辨率扫描仪可以使“切片”薄到1毫米的厚度。我的扫描把内脏“切”到超薄的5毫米厚度，只有我小手指甲盖厚度的一半。

当然,CT 的一个坏处是放射性。我很可能接触了 6～8 毫希的放射性,毫希是用来测量放射线剂量生理效果的单位(希以已故瑞典放射线专家罗尔夫·希沃特[1896—1966]的名字命名)。伊说我们每年从太阳和其他来源中接触大约 3 毫希的放射性。用 CT 做虚拟结肠镜让一个男人接触 5 毫希,女人接触 7 毫希放射性。

我问她 6～8 毫希的放射性是否有害,她的回答让我吃惊,她说有关长期研究的资料很少,不过,X 光已经用了一个多世纪,每年美国做 6900 万例 CT 扫描。"我们尚无长期接触效果的研究资料,"她说。放射线接触的资料来自 1945 年日本原子弹爆炸后的幸存者和核电站厂工作的人们。日本原子弹爆炸的牺牲品接触了大约 40 毫希的放射性(有些人接触水平更高),核电站厂的工人大约 20 毫希。两组人都成为癌症高发者。纽约市哥伦比亚大学医学中心的戴维·布伦纳在最近的一篇论文中提议因接触放射性应少做 CT。但是伊说因缺乏资料,没人确切知道 CT 的放射性是否安全。

不过,她说接触放射性和得结肠癌的利弊显而易见,所以应该做虚拟结肠镜。但是我认为她说不准,如果对每年做的 6900 万例 CT 扫描的风险性尚不了解,做 CT 本身就可能致癌。传统的结肠镜可能会引起其他并发症,例如肠穿孔,发生于千分之一例次的检查。"虚拟结肠镜肠穿孔的可能性大大降低了",伊说。

伊开始把我的 CT 片子放在她的荧光屏上,立刻注意到片子是在哪拍的:心脏成像中心。

"是哪家独立私人 CT 中心?"她问。

我说是的,解释说英特路思公司送我去那里做试验需要的扫描。心脏成像中心的职员很好,还免费为我扫描了从耳朵到骨盆的身体其他部位。这些扫描通常要收费 1000 美元。

"我一般不看这些片子,"她说。她不是对心脏成像中心有成见。但是,如同许多医生一样,她不赞成只是消费者需要而常不经过医生许可的零售扫描中心。这些中心在上世纪 80 年代 CT 机发明后不久出现,后来,核磁共振成像也变得普遍。不过,近年来医学中心之外的扫描需求已经下降,明显地是因为花费、放射线和扫描常常发现不了什么这一事实。同时,扫描对健康人似乎利大于弊(这听起来是不是类似于批评消费者做遗传测试,只是少了放射性?)。

"人们拿这些片子让您看吗?"

"我不看。我为退伍军人医院工作。我们不看外面的片子。"她为我看片子,只是因为我的医生乔希·阿德勒请她帮助我的项目。"许多这种零售扫描中心都关闭了,"她说,"不时髦了。"

乔希·阿德勒坚定不移地反对健康人无缘无故就做扫描。"这些扫描有危险,"他告诉我。除了放射性之外,如果在肝或肺发现一个包块,即使它可能不是什么问题，医生会认为需要作活检或其他有危险性的创伤性检查，可能引起感染或事故性的刺伤一个器官，尽管这些风险性很低。“但是为什么要做这些常常查不出什么的扫描？”他在我开始这个项目时的第一次体检中就问这个问题。

我问伊像我这样做扫描的健康人是否能有助于发现潜在的疾病。她和乔希的意见相同，认为没有证据说明扫描健康人会有帮助，或值得冒这个险。不过，她的确说了，在虚拟结肠镜的研究中，她和其他放射科医生在为患者拍结肠照片时，确实发现在图片里的器官上可疑瘤子或其他异常增生。“我们理所当然地看成像范围内的其他东西，”她说，“我们发现11%扫描结肠的患者也有其他异常：肺部肿块或结节，有可能是癌。”不过，她注意到，做结肠检查的人不是随便作扫描的。“这种扫描的指征是为50岁以上的人预防结肠癌。”

作为服务的一部分，心脏成像中心已经给我的全身扫描发了报告，由一个我从未见过的医生签发。根据心脏成像中心的报告，我从上到下都正常，只是包在心脏周围有液体流动的心包膜有些轻微钙化。还有唯一的其他发现是两个“右肾小囊肿”。报告由托马斯·阿特拉斯医学博士签发。当我做网上搜寻时，发现他是一个有执照的放射科医生，在加州塔斯廷工作，在南加州大学读医学院，贝乐医学院做住院医，两所都是好学校。阿特拉斯博士在心脏成像中心的报告中几次提到要我向家庭医生随访。

所以我先把照片和报告给乔希·阿德勒看。他说这些发现正是扫描的错误所在。“您很健康，没有扫描的指征，”他说，“有些人拿到这样的报告，上面有‘囊肿’的字眼，可能会给他们带来不必要的担忧。此外，如果这些囊肿再大些，您可能需要进一步检查，不过它们不大可能有什么问题。”

在退伍军人医院，我站在伊身后，看她读我的扫描成像的片子。我想询问肾囊肿，我们会读到，但是，我问伊我们能否从头、身体的上部，或接近头部的地方开始，然后，向下看。扫描分成三部分，颈部：从耳朵到肩膀；胸部：从肩膀到膈肌；腹部：从膈肌到骨盆。除此之外，我还做了头顶部的核磁共振成像，一位矫形科医生朋友为我做了从骨盆向下的另一套核磁共振成像。把这些成像都加起来，我就做了从头到脚的全身扫描成像。

看着“切”成一片片的“我自己”，现在展示在荧光屏上。我想起还是小男孩时，在芝加哥菲尔德博物馆看到的可怕但有趣的展览。有人把一个人的尸体切成半寸左右的切片，每一个切片都压在玻璃中固定。切片就像一个怪诞的家庭肖像，沿着楼梯挂在墙上展示，向上走，占了几个楼层。标本很陈旧，呈棕色，易碎。我记得当时想到那个人可能是哪个人的父亲或儿子。活着时，他有朋友、工作，也许喜欢棒球和贝比鲁斯糖（在那些幼稚的、尚无梅里糖的岁月里，这是我最喜欢的点心）。现在，我的人体切片是活着虚拟地取的，我现在就看着它们。

朱迪·伊先看了我的头下部。她说最明显的东西是我嘴里的金属。我的金和银补的牙齿在 X 光上泛着微光,像金属表面发的亮光。我解释到我青少年时没有好好保护牙齿。"这让一些东西模糊不清,"她说。

"这是您的鼻孔,很清楚,"伊说。我的内耳也没问题,"没有密度或增生";舌头和颈部也很好。我脑子的底部看起来也没问题,证实詹姆斯·布鲁尔的核磁共振成像结果。她用电脑上可调的各种对照,灰、白和黑,来读片子。她接着告诉我怎么用软件把这些图像做成电影,我们看的切片变成连续的从上面的鼻孔到下面的肩膀的扫描,用"溜一溜"定位图像上上下下的切换,这个名称在我身体上下移动感觉很怪。它让我想起童年时的又一个记忆,小学校里其他孩子模仿邓肯溜溜球管我叫"溜一溜"。

下面是我的上胸和肺。"这里有东西,"她说,用鼠标指着,很在行地把一块白漆一样的斑点放大。她说这是位于右中叶上的一个疤痕,长约 6 毫米,可能是过去感染留下来的。"一点也不用担心。"

我问如果我抽烟,我的肺会是什么样子。"我们会看到小黑洞,"她说。"您不想要那样。"

移到心脏,她告诉我心脏看起来很健康,没有心包钙化。"如果您是年轻人,您不应有任何心包钙化,"她说。我很高兴听到这些,要告诉英特路思公司的家伙们。"往下看膈肌下面,"她说,告诉我肝脏、胃、结肠和脾脏都没问题。"您的胆囊里没有结石。"

再往下看,我们调出一系列下腹部的切片,包括烦人的肾脏(见下图)。这个器官的扫描看起来像个胚胎,或大头虾。您马上就能看到这些囊肿:一个隆起物。她用软件中的一个工具检查它的密度,它比周围组织的密度低,她告诉我,这不是肿瘤。"如果是肿瘤,密度会高得多。"

作者的腹部 CT 扫描

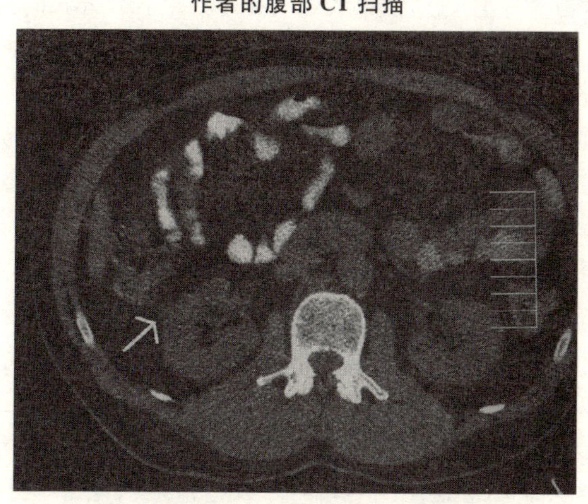

箭头指向因肾良性囊肿引起的隆起物。

但是，图像在胆囊下面没有了。“前列腺和直肠都没图像，”她说，“他们做的扫描不完整。”

这意味着全身扫描里有空缺，我得认了。要不然就是我缺少直肠。

我问伊将来要做的扫描。她认为精密的虚拟结肠镜在今后几年里会普及开来。“您可以在许多器官和血管间飞翔，”她说，“检查看有无任何疾病。”

但是，我的全身扫描还没有结束。除了我头部的核磁共振成像外，我还做了另一套身体下部的核磁共振成像，一直到我的脚趾——至少一只脚。

矫形外科医生凯文·斯通在2007年我的膝盖因冲浪受伤后拍了这些最后的扫描成像。我的左膝半月板被沙滩上掀起的波浪撕裂。斯通做了左膝的核磁共振成像，他还为“实验人”项目拍了整条腿的影像。核磁共振成像显示半月板轻度撕裂，最后做手术修复痊愈。还发现踝骨内一个小断片，斯通说一定在很多年前脚踝扭伤的很严重。事实上，我离家上大学时，常常崴脚，多次伤脚踝。我不能相信这么多年来我二十岁时人为的已经忘记的伤痛还存在。“您的骨骼讲述您生活的故事，”斯通评论道，他瘦高个，是一位膝和半月板专家，曾是手术室和他们科室的负责人，有优秀外科医生对职业的热爱和热情。他给我看另一个“人为”的伤：股骨连接关节处的一个斑点。股骨底处骨外层有些斑点，看上去就像墙上剥落的石膏。“这是因为在人行道上跑得太多了，”斯通说。他告诉我将来最好避免跑步，特别是在人行道上。“您起跑时，损害了它。”他说，又让我感到自己比实际年龄要老。

我想告诉他我喜欢跑步，跑步时我可以思考，放松大脑。但是，看着受伤的股骨，我想他是对的。

“您可以随便骑自行车和游泳，”他带着外科医生的权威说，“但是，若再跑步的话，您早晚需要换膝。”

如同改变饮食方式一样，这将会是我的测试引发生活方式的另一个主要改变：停止长跑。我在半月板愈合后，确实尝试再跑步，但很快我又伤了另一个膝盖，引起骨擦伤。我又看了看我受伤的股骨，意识到我抗不过它。

骨擦伤几周后痊愈了。但是，它让我心甘情愿地放弃了一辈子跑步的习惯，令人伤心的是现在跑步只能是偶尔放纵。不过，我改成其他方式的运动。

斯通检查我腿的其余部分，一直到脚趾都正常。看着像鬼一样的我的白脚骨的图像，我记起童年时可能是第一次做X光测试的情景，那时在堪萨斯城斯蒂夫鞋店。不知为何，在上世纪60年代中期，可能是第一个（希望也是最后一个）鞋店为X光疯狂，有一阵子为顾客的脚提供X光，我想可能是帮助顾客选最合适的鞋号。这个骗局让数千人接触X射线，那时候人们不像现在了解它的意义，或者说人们并不在乎。卖鞋的售货员吸收的X射线最多。我想知道那时在斯蒂夫和其他鞋店里的售货员老了时癌症发病率如何。我记得他们肯定不穿铅围裙或其他防护服。

我又一次惊叹我这个年龄的人怎么承受了这一切,化学品污染,我们因愚蠢而接触到的放射线,部分因为我们不了解,部分因为我们做时不顾风险。它让我想我们现在正接触些什么,不管是出于无意或愿意。

我完成从头到脚的扫描后,除了对前列腺和直肠扫描被拉下了感到不开心外,我很高兴只发现几个小囊肿和骨擦伤,其余都正常。不过,大部分图像都是未加工的、模糊的黑白照片和"溜-溜"录像。如朱迪·伊所述,不久就会有人体内全身虚拟成像,也许把各个器官标上不同的颜色:结肠是桔红色,胃是柠檬绿色,心脏是火红色?有朝一日,希望放射性问题解决了,我们也许都能在一个笔记本电脑上模拟体内"飞翔"般地搜寻,好像我们在做模拟飞行器或玩没有暴力的《最后一战》游戏。也可能,会有一个直接面向消费者网站,促销这个称为"虚拟身体和我"或类似的东西。

如果在自己的身体内部搜寻息肉听起来很奇怪,甚至可怕,而不久以后,清理我们体内的DNA,或者我们的大脑的想法,似乎更困扰和恐怖。起码对于一些人来说,是这样。对于我来说,如果我能保持健康,我可能会宁愿干点别的,而不是花时间在虚拟的脾脏里搜寻。但是,有朝一日,巡航我们体内的旅行会像今天做个体内X光一样简单,且无放射性。

活到122岁(长生不老的基因)

现在,您已经读了本书的这么多章节,想想这个问题:也许存在某种超级基因,是无所不能的王牌。它们是调节基因,可以控制其他基因的活动,激发一系列反应,使一个携带某种变异的人在遗传上会占很大的健康优势。这些超级基因可以保护携带者免受环境因素的侵袭,甚至可以解释为什么某些人的大脑一直顽固,甚至可憎地深信他们将健康地活很久,尽管证据完全相反。

换一种说法:尽管英特路思公司的模型和我个人的基因组中有几个不好的高风险基因,我活到2080年,我122岁生日那一天的可能性有多少?或者,这永远不会发生,因为我藐视脱脂的普通酸奶,吃切达干酪和糖釉,预测2017年我会心脏病发作,我刚60岁就死了?

我想弄明白这一问题,就把为了本书的最后一管血样本,送到位于马萨诸塞州坎布里奇市的寿调制药公司(Sirtris Pharmaceuticals)。该公司已成立5年,以一个有争议的生物基因家族名字命名。这个基因家族叫寿调因(sirtuins),人类包括7种基因:寿调因1到寿调因7(SIRT1到SIRT7)。在小鼠身上,这些基因和它们的基因产品酶类,是一个细胞的理想功能聚宝盆,可以改善肥胖、糖尿病、老年痴呆症、癌症等疾病,让小鼠和其他生物长寿并活得更健康。

7种寿调因中，SIRT1被研究得最为广泛。研究者们发现酶在体内活化时，可以改善胰岛素敏感性，降低血糖水平，可能会降低体内脂肪储存和体重，还可以抗氧化、修复DNA、增加细胞内能量工厂线粒体的数目、增加细胞能量输出、提高运动耐力（我们变老时，线粒体能力降低，可能与胰岛素耐受性增加和年龄相关的癌症有关）。增加SIRT1活性可以延长啮齿类动物寿命24%；延长果蝇和鱼类寿命59%。

也许更有趣的是，SIRT1活化可以减缓衰老，意味着老年化慢慢发生，糖尿病和心脏病等老年病也减缓。考虑到我们寿命较长，这一试验还没有针对人类进行，因为如果对人类做这个试验要进行一个多世纪。但是，科学家们相信，这个基因家族在调节无数动物寿命上起基本作用，包括我们人类。

最近，研究者们已经做了更多有关其他6种SIRT基因的研究。尚有许多工作需要继续，但是，已经发现SIRT2可以减轻神经系统、代谢和线粒体疾病。SIRT3和SIRT4可能会缓解代谢和线粒体疾病。对SIRT5所知尚少。SIRT6和SIRT7分别影响癌症和心血管疾病。寿调制药公司正在研制其他寿调因基因的药物，像是要开发出一个完整基因家族的返老还童药。

这家公司计划测试我血液中的一个生物标记，以显示我体内SIRT1的循环水平。高水平提示我很幸运，正在享受这个酶的有利方面，不过，如我们将要看到的，这些酶需要被环境因素所激活才能产生最佳效果。低水平意味着我缺少这些可能帮助长寿的细胞增强因子。所以在一个下午，在加州大学旧金山分校的一个小房间里，我抽了一点血直接注入寿调制药公司准备的有特别化学防腐剂的试管。我把试管装入冰盒，用快递寄到坎布里奇市。

科学家们已经发现，有两种自然界中存在的主要机制可以增强SIRT1的活性。第一个是限制热量摄取。自从20世纪30年代起，研究者们已经发现严格控制热量摄入，可以激发许多组织内一系列细胞生物防御工程的累积，延长寿命。毫无疑问，这种SIRT1通路里的“限制热量”效应，可以在进化中帮助生物在旱灾或饥荒等环境应激状态下生存。食用限制热量食物的动物不仅寿命长，癌症、糖尿病、炎症和心血管疾病的发病率也降低了。一些热衷于此的人尝试长期采用限制热量饮食，有的已经持续6年减少10%～25%热量的摄取。科学家们测试受试者的血压、血糖、胰岛素、胆固醇、甘油三脂和心腔厚度表明，这种饮食有一些好处。其他一些试验测量了生物标记和氧化应激。但是，仍然缺乏系统的长期的人体研究。我近期内也不打算减少10%～25%的饮食，来模仿饥饿。即使我做了，也许能多活几年，但天天饿极了，有什么意思？

第二个方法有趣多了。2003年哈佛大学的科学家戴维·辛克莱发现红葡萄酒中的一种分子，白藜芦醇可以激活SIRT1体系。葡萄和其他植物面临环境应激时，或者说，当制酒人员为酿酒程序而有意激发它们时，就产生白藜芦醇和其他多酚类。对葡萄来讲，白藜芦醇给细胞增添燃料，增加植物存活的机会。如果动物吃喝了这些化学品，会产生相同的作用。在辛克莱的学说中，植物和动物产生这种共生机制中，植物作为一种工具激发出与限制热量类似的反应，似乎受 SITR1 的调控。

辛克莱是澳大利亚人，轻声细语，有时又大笑。他是寿调制药公司联合创始人之一，在麻省理工学院长寿研究先驱者伦纳德·瓜伦特的实验室做博士后时，开始研究寿调因。上世纪 90 年代后期，辛克莱在那个实验室从酵母中分离出 SIRT1 的等位基因 SIR2。SIR2 通过减缓引起酵母衰老继而死亡的循环链的 DNA 积聚，可以预防酵母衰老。此时，瓜伦特的实验室有了另一个重要发现，他们发现 SIR2 和限制热量之间的联系，这个联系表明 SIR2 在酵母中可能可以调节衰老。

2003 年，辛克莱已经在哈佛大学有了自己的小实验室，寻找 SIR2 的化学活化分子。他仍然在酵母上工作。酵母是个简单也易养的生物，只能活几天，对长寿研究很有用。那年 2 月份，辛克莱听说宾夕法尼亚州普利茅斯的贝欧摩尔研究室，观察到寿调因可以被天然红葡萄酒中就有的白藜芦醇等多酚类所激活。辛克莱和贝欧摩尔研究室的分子生物学主任康拉·霍维兹，合作分离了白藜芦醇，在酵母和果蝇上测试。“我们做梦也没想到，我们找到了 SIR2 的活化因子，”辛克莱说。

这个发现让从前默默无闻的辛克莱名声鹊起。他曾告诉他的听众，他相信寿调因对更复杂的生物也有同样作用，可能包括人类。2004 年在《科学》杂志的访谈中，辛克莱把白藜芦醇称为“能找到的最神奇的分子……一百年之后，人们可能每天服用这些分子，来预防心脏病、中风和癌症。”

但很少有人相信他。批评家们提出，包括人类在内的复杂生物的衰老涉及多种因素，不可能被单个基因或基因家族来控制。这种态度很盛行，尽管瓜伦特和另一个长寿研究的先驱者，加州大学旧金山分校的辛西娅·凯尼恩，做了十年的研究工作。1993 年，她与别人合作发表了一篇论文，介绍寿命超级调节基因的概念。她的工作在一种叫 C 线虫的小蠕虫上进行，它大约 1 毫米长，线虫有一个 DAF2 基因。把 DAF2 基因突变，可以加倍线虫的寿命。如果再结合另一个凯尼恩发明的技术，可以把线虫的寿命延长 6 倍。但是，否定者怀疑单个基因会对人类或哺乳类有同样效果，更不用说饮料中发现的一个分子可能激发这种效果。

我 2005 年初次访问了辛克莱的实验室。不久后，他发表了一篇论文，提供白藜芦醇的确在哺乳类起作用的确凿证据。在哈佛大学里扩大了的他的实验室里，小白鼠在他胳膊上爬着，他告诉我，白藜芦醇实验组小白鼠尽管喂了不健康的高脂肪饮食，仍比对照组更健康，它们的细胞衰老较慢。试验结果刊登在 2006 年的《自然》杂志上，表明高脂肪饮食小白鼠同时给以大剂量白藜芦醇，可以像正常饮食的小白鼠一样健康。白藜芦醇还可改善小白鼠的胰岛素敏感性，增加能量的释放。

这项研究成了把葡萄酒和长寿联系起来的世界各地头条新闻。但是里面有玄机:小白鼠喂的白藜芦醇剂量,相当于150磅体重的男子每天喝1500瓶红葡萄酒。(后来的研究减少酒量至几百瓶。)

辛克莱的论文发表后数日内,来自法国伊尔基希遗传学和分子细胞生物学研究所的约翰·奥尔克斯实验室的另一篇论文刊登于《细胞》杂志上。奥尔克斯实验室给小白鼠喂了更大剂量的白藜芦醇。这些小白鼠在高脂肪饮食下都保持细长又强壮,肌肉充满能量,"鼠运动员"的心率降低,如果有这种说法的话。细胞内线粒体的数目增加,提高了细胞的能量输出。

辛克莱和奥尔克斯延长寿命和改善小白鼠健康的成功,打消了许多人对白藜芦醇是否对哺乳类起作用的怀疑。不过,有些人想看这个分子对正常饮食的小白鼠是否也起作用,依然存在白藜芦醇对人类无效的疑虑。辛克莱不同意这一看法。"这个体系对小白鼠和其他进化上很古老的生物都有效,所以,我认为对人类应和对小白鼠一样有效。"他那时告诉我。

2004年,辛克莱与企业家和风险投资家克里斯托弗·韦斯特法尔共同创办了寿调制药公司。韦斯特法尔曾成功创办了两个生物技术公司,Alnylam制药公司和Momenta制药公司。寿调制药公司很快筹资数百万美元,计划研制一种改良型的可以作为服用药物的白藜芦醇。他们研制出一种新分子SRT－501,比天然形式的白藜芦醇更容易被身体所利用。一次剂量的SRT－501可以代替喝几百瓶葡萄酒。寿调制药公司还花费两千万美元筛选化合物库,分析发现的化合物化学结构,发现结构上与白藜芦醇不相同的化合物也可以激活SIRT1。

2008年,寿调制药公司开始做STR－501人体试验,看能否改善Ⅱ型糖尿病的患者预后。美国食品药物管理局不认为"长寿"是个可以接受的指征,癌症和老年痴呆症患者的衰老也不行,而最初寿调制药公司就是针对衰老性疾病而成立的。对85例患者进行的试验表明这种药既安全又可降低血糖,并能增加胰岛素敏感性。而预期也是这样的结果。除糖尿病外,寿调制药公司还对线粒体脑肌病-乳酸酸中毒-卒中样发作(MELAS)综合征患者做了早期的临床试验,它是由于线粒体DNA突变而引起的一种罕见的线粒体脑肌病。首席执行官韦斯特法尔说公司相信STR－501可能增加MELAS综合征患者细胞的线粒体生成。

至少有一家制药公司巨头,愿意下这个赌注,相信单个基因家族或化合物可以减慢或消除衰老性疾病。这就是葛兰素史克公司,这象制药公司巨头用7.2亿美元的巨额资金收购了寿调制药公司。韦斯特法尔说这项交易可以让他不再把时间花在筹集资金上,能更快地研制药物。我想他和辛克莱也都从并购中赚了一笔。

尽管葛兰素史克公司相信STR－501和其他SIRT1活化因子,还需要许多年的试验,迈过许多沟坎,最终,也可能失败。但是,如果它对糖尿病和其他多种与衰老有关的疾病起作用,世界上就有了第一个真正的长生不老药。医学科学可能也需要调整,从研究和研制对特定疾病的新疗法,到探究诸如SIRT1之类的靶物,它们将影响整个体系，或整个生物的变化。

强调体系和通路的构想，也可能随着对其他类型的环境输入所起作用的理解增加而加速。白藜芦醇和 STR－501 都是来自环境中的有益化学品，但是，我们也知道还存在汞和多溴二苯醚阻燃剂等有害化学品，它们损害全身体系中的基因和蛋白质。我们曾在本书第二章窥视过这个新世界，缅因州的卡罗琳·马丁利给我看过受汞等毒素影响的呼吸通路等通路模式，可以引起某些基因活性增加或减少，导致该体系内一系列其他基因的变化。

我把血标本寄到寿调制药公司几天后，收到该公司生物部副主任奥利夫·伯斯发来的结果报告。他检验了我血中一个特定的生物标记，它可以显示我体内有多少 SIRT1 酶。这个标记称为信使核糖核酸(mRNA)，它是一个由细胞产生的与基因中的 DNA 链完全相同的分子。这种 RNA 连接于 DNA，产生一个密码复制品，然后，它作为信使到细胞的另一部分把密码翻译成酶和其他蛋白质的合成。就这样，mRNA 携带特定密码的"信息"来合成 SIRT1 酶。

伯斯计算了我的 SIRT1 mRNA 水平，并于寿调制药公司其他 3 个人的水平做了比较：戴维·辛克莱，首席执行官克里斯托弗·韦斯特法尔，以及公司主管开发的高级副总裁彼得·埃利奥特(见下图)：

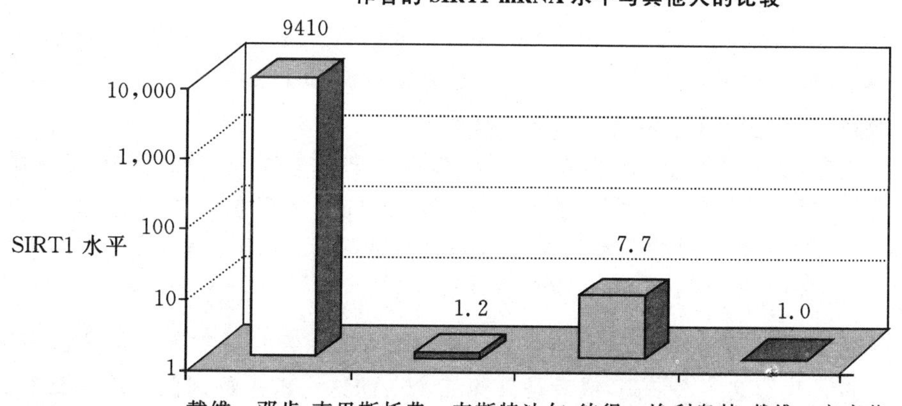

从左到右：作者，首席执行官克里斯托弗·韦斯特法尔、公司主管开发的副总裁彼得·埃利奥特、哈佛大学长寿学科学家及寿调制药公司联合创始人戴维·辛克莱的结果。

简直难以置信，我的水平几乎是辛克莱和韦斯特法尔的 1000 倍，埃利奥特的几百倍。奥利夫·伯斯在一封电子邮件中就结果指出："您的 SIRT1 水平相当高。或者更精确地说，您送给我们的血样本中的 SIRT1 mRNA 水平相当高。"

这个惊人的高水平 mRNA 让辛克莱以他典型的简短而有趣的邮件风格写道"戴维可以活到 122 岁。"

这就是为什么我在本章开头想知道我在2080年是否还活着，如果活着我将有122岁了。

我问伯斯这些结果对我意味着什么。他在一封电子邮件中回复道：

> 我们不认为高水平SIRT1（任何组织内）等于"对健康有益"。SIRT1似乎能帮助细胞适应不同的应激（例如，低热量饮食、寒冷环境或轻度氧化应激）。

我问他如果我服用他们的新药STR－501，显然它的作用是增加一个人体内游动的SIRT1酶的水平。他答道：

> 我们的SIRT1活化因子可以增强SIRT1的活性。细胞内并不是所有的SIRT1都最大程度地活化。我们的活化因子需要一点SIRT1存在，那么在活化因子的作用下，活性会大大增强。
>
> 因而，戴维，即使您的SIRT1水平较高，您仍然会受益于SIRT1活化因子（如果您需要服用的话，如果我们能够把该药"面市"）。您可以活到……我不知道……有限制吗？

我问mRNA水平有没有波动，换句话说，我是不是平常这一水平并不高，不知为何，在我抽血时这些生物标记骤然上升。伯斯答道：

> 波动性：尚无详细研究报道SIRT1 mRNA或蛋白质自然水平的起伏。我们的确知道环境应激（如上所述）可以增强SIRT1在大部分细胞和组织的表达（例如，SIRT1 mRNA或蛋白质水平）。
>
> 戴维，对您而言，只测试了一次，我们无法决定测试水平是否有持续性。但是，您的水平极高，我认为大部分时间您的水平都是高的。（自然增加/SIRT1表达变化通常只有几倍，100倍的非常罕见。但是，您的这一水平比该研究中同时测试的人高出1000倍。）

不过，伯斯提醒了我。这个研究里只有4个人，尽管我看起来好像这一水平高。或者是我的这一水平高，或者是其他三个人的这一水平特别低。还需要测试更多人来确定一个平均值。

那么，这对我意味着什么？除了所有这些对全身的益处外，我还注意到一篇最近由奥利夫·伯斯与别人合作发表的论文，里面报道了人体和小白鼠SIRT1酶活性增加对心脏都有益。它减少氧化应激和炎症，改善心脏细胞健康。另一项在荷兰进行的研究中，研究者们发现SIRT1基因中的一个单核苷酸多态性似乎能减低心脏病发作的风险。我是这个单核苷酸多态性的杂合子，意味着我有更大的机会受益。不过，该研究的带头人，莱顿大学的马里斯·库宁加斯用电子邮件通知我，当他们重复这项研究时，这个单核苷酸多态性对减少心脏病的力量已经削弱。但是，这个单核苷酸多态性的确对心脏的“急性危机”有保护作用。另一项研究建议同时服用白藜芦醇和他汀可以增强小白鼠心脏病发作时的“心肌保护”。

我问伯斯是否发现更多的 SIRT1 单核苷酸多态性或遗传标记，他答道：

> 最近有几篇 SIRT1 基因上的多态性/遗传变异的报道，但是尚无这些多态性对 SIRT1 表达水平影响的报道。

“哇!”是我对这个发烧的下午和辛克莱以及伯斯电子邮件来来往往的主要反应。尽管我的 SIRT1 mRNA 水平很高，我还是感到由兴奋带来的筋疲力尽的感觉，甚至让我觉得，它都不可能是真的。读了一篇又一篇有关 SIRT1 和白藜芦醇奇迹的研究文章，我的超基因眼睛感到了酸痛，即使我有 SIRT1 充电的神经，也无法相信哪有这么美的事。

还有……如果是真的呢？

它无疑坚定我健康的信念，这个核心信念一度被削弱，因为我对英特路思公司和矫形科医生凯文·斯通的访问，斯通揭示我受伤的膝部。

另一方面，我不能肯定有任何人可以解释我的这一测试结果的意义。某种程度上，这又是一份随机信息，加入其他五花八门的单核苷酸多态性、生物标记、风险因素，和其他有待联系、分析和评估的信息，给我一份整体的分数，评价我的健康未来。英特路思公司给我的系统分数最接近客观的，不过我想知道它的模型怎么综合和解释我的 SIRT1 水平。这个新信息能让图表中的风险线低些吗？

既然我无法回答这些问题，我的思想转到如果我活到 122 岁，我感觉会怎样。辛克莱说的是笑话，他不知道我明天是否还活着，更不用说再活 72 年。但是，我发现自己考虑我是否想多活一个合理的岁数，比如说 100 岁。根据美国人口普查局的报告，美国百岁老人的数量近年来稳步增加，现在有大约 8.1 万人，到 2050 年我 92 岁生日时，估计达到 60 万人。我会是其中之一吗？如果通过审核，STR－501 确实可以减缓衰老，人们开始服用长生不老药，这个数字会大大增加吗？

我可以想象许多我希望能活到或已经活到 122 岁的人，仅举几例，乔纳斯·索尔克、伦纳德·伯恩斯坦、纳尔逊·曼德拉、查尔斯·狄更斯、伏尔泰和我奶奶。我不愿以下这些人长寿：约瑟夫·斯大林、行刺者弗拉德和堪萨斯城住在我家对面街道上欺负我小时候的家伙。有一个叫雅娜·卡尔芒的法国超级百岁老人(1875－1997)，确实活了 122 岁(零 164 天)。但是，想象如果我们有成千上万的人活到 122 岁，或者说 122 岁像今天的 80 岁一样普遍。在 2000 年，美国有 900 万 80 岁以上的老人，这个数字是 40 年前的 4 倍。即使没有白藜芦醇和 STR－501，按此速度，到 2040 年数字会超过 3000 万。

我们对这些渐渐变老、更加长寿健康的过量人口怎么办？

我们已经预览了将要发生的事。1900 年，美国人的预期寿命是 47.3 岁。然后，卫生条件、医疗、营养都得到改善，街道更安全。瞧，2005年预期寿命增加到77.8岁，我父亲现在的年龄。1970年，我12岁时，预期寿命是70.8岁。到2015年，会增加到接近80岁。到2050年，人口普查局预计平均寿命会超过90岁。

美国和其他国家最近增加的肥胖症、糖尿病和心脏病发病率，也许会减缓寿命的稳步增长，但是，尽管腰围在增加，平均寿命仍然在增长。

迄今为止，西方国家或多或少地都接受了这种老年人的急剧增加，不过我们常听说社会安全在不久的将来岌岌可危，成群的老年人的健康花费有朝一日会让国家破产。没人知道会发生什么，不过，微妙的变化已经发生在我们对老人的观念上。当我是一个小男孩时，65岁以上的人被认为是老人。现在，老人的概念推迟到70岁或更老，这取决于个人。同时，更多的人工作到更老些。最近的经济危机也影响到老年人，因为他们的投资和退休金都缩水了，压力增加了，迫使更多已退休的老年人返回到工作岗位。

除了长生不老药，增强机、利用干细胞产生移植器官、纳米机器人(我们体内的微型机器人，进行维修，并提供治疗)，以及可能的有机思想和超级电脑的融合等技术，也将帮助我们活得更久和更健康。一些有关先知的长寿和不朽的谈论让人兴奋，有朝一日，人类将摆脱其目前脆弱的有机壳状态，与技术融合，使我们能够承受很多年的生活，而且，大概活得更聪明、更耐久、没有疾病和失调。我还推测想不朽的人们还想要漂亮、高大、体型健美，不过，我想知道这些概念在后人类时代是否还有意义，那时候思维都在电脑里了。我还想知道谁来负担这一切，以及保持中等收入生活1000年的人们会怎样。我很少看到超人类主义者和寻求基于技术进步的超级生活的其他人之间就诸如美和财政问题进行的讨论。我既没有听过后人将如何生育也没听说后人将如何发生性行为。我推测他们会，不过我不知道一个人在电脑里怎么样心对心。也许是有神灵附体?

寻求长寿并不新鲜。在古希腊神话中，黎明的女神爱上了特洛伊国王的儿子提托诺斯，水仙女要求宙斯使她的情人长寿。但她忘了要求永葆青春，让可怜的提托诺斯渐渐衰老下去，并最终变成一个渴望死亡的蚱蜢。阿尔弗雷德·坦尼森勋爵写了一首有关提托诺斯的诗，这里摘录部分：

树木腐烂，树木腐朽和倒下，
蒸汽不堪其负荷滴落到地面，
一个男人来了，耕种了，死去了
许多年后的一个夏天，天鹅死了。
只有我还苟延
残喘着；我慢慢地枯萎在你的怀抱里，
在这个安静狭小的世界里，
白发人的阴影像梦一样漫游着

最近的故事是关于胡安·庞塞德·莱昂和他16世纪初在佛罗里达寻找的青春之泉。不过，这个由美国土著人讲述的神奇水域中魔幻泉的故事，很可能是他们通过讲述这个在他们边境外其他村庄里的泉水，来摆脱他们的西班牙侵略者。在启蒙时代，随着科学的发展，不朽主义者，如18世纪法国哲学家和数学家孔多塞侯爵，提出医学科技进步或许有一天会大大延长人类的寿命。玛丽·雪莱的《弗兰肯斯坦》(*Frankenstein*)在某些方面是一个哥特式的恐怖故事，讲一个年轻科学家通过努力，不仅能创造生命，而且能通过电使死去的组织重新复活。1923年，遗传学家霍尔丹发表了《代达罗斯，科学和未来》(*Daedalus：Science and the Future*)，预测遗传学可能是改善人类健康的关键。当然，早期批评家们也认为这些发展"不正统和不自然"。

超人类主义者已经追溯出首次使用这个术语的人是生物学家朱利安·赫胥黎，他在1957年把超人类主义定义为"人还是人，但通过实现新的可能性和他的'人的本性'而超越自己"。最近，超人类主义者，如计算机科学家马文·明斯基和发明家、未来学家雷·库兹韦尔，已把这种观点扩大到人可能进化到超越目前人类现状的可能性。库兹韦尔认为，随着计算机和人工智能的进步，将会出现一个奇异的事件：人类融合机器或超级智能机器直接淹没有机物。库兹韦尔相信到本世纪40年代(这是修正数字，他曾经说到本世纪30年代)，人类可以把他们的思维输入一个电脑。他还定了一个他认为奇异事件会发生的日期：2045年，那一年我就87岁了。库兹韦尔预言到那一年，人工智能机就会超越人类，成为地球上最有智慧的实体。

我参加过超人类主义者的会议，发现他们在假设可能性演习中的假设很有趣。但是部分活动是循环式的，有时候似乎是一个伪宗教，或伪宗教开办的具有古希腊毕达哥拉斯学派风格的哲学学校。过去几年，超人类主义者发展分化出不同类别的追随者，如废除主义信仰，主张使用超人类主义技术，以减轻芸芸众生的痛苦。(我猜想，这里强调的是知觉，而不是人类，是为了不把人工智能这种被认为也会痛苦的物种排除在外)。其他衍生的信仰包括民主人类主义、不朽主义、自由超人类主义、非性别主义，当然，还有卓越主义。

怀疑论者，从保守的生物伦理学家莱昂·卡斯(总统的生物伦理特别顾问委员会前主席，由乔治·布什任命)，到《连线》特立独行的编辑凯文·凯利，批评超人类主义的一切，从违背人类的基本原理(卡斯)，到简单地只是愚蠢。凯利认为他们对技术突破过度乐观，因为他们希望这些能挽救他们自己的死亡命运。

我的朋友格雷戈里·斯达克，加州大学洛杉矶分校的生物伦理学家和《重新设计人类：我们不可避免的遗传未来》(*Redesigning Humans：Our Inevitable Genetic Future*)一书的作者，也怀疑技术是否将让我们超越死亡，或人类是否会想成为机器。斯达克告诉我，如果库兹韦尔的卓越主义正确的话，人类应该竭尽全力不让人工智能接管，因为它所做的第一件事可能是毁灭人类。至少，对我们这些还没有把思想输入到电脑里的人，这听起来像沃卓斯基兄弟的电影。

我要和库兹韦尔共同探讨的另一个问题是，人类为什么想创建一个卓越硬件，它已经在进化过程中发生。有争议的是，卓越主义发生于四五百万年前，类人型机器人首次出现。我现在所知的机器，没有一个能接近做人脑所做的一切。电脑一眨眼的功夫就可以加工分析大量数据，可以操作人脑远远做不到的复杂的系统。但是，即使在这个时候，我的灰质仍然在做一系列工作，包括考虑怎么写这段话，这远远超越任何机器所能做的。我怀疑如果有“继发”卓越产生，比起基于硅片的电脑，这个新智能看起来会更像一个有机大脑。如同格雷戈里·斯达克所提出的，未来人类很可能会更长寿，通过药物等化学品，或通过硬件，把生活质量提高。我们非常盼望这些提高，例如眼镜。过去50年里，创新还包括心脏起搏器，和把声音传到脑子里让聋子听见的装置，“我想我们会有更多类似这样的东西，”斯达克说。

我还想知道谁可以得到奇迹般的药物和装置，有多少人可以活到122岁，或更长寿。我到非洲和亚洲，以及美国西部不富裕的地方旅行时，看到无数人生活很艰难，甚至很悲惨。他们可以长寿吗？如果可以，他们想长寿吗？甚至对富有的人们，生活也可能会困难。我看到我的父母亲慢慢地从闯荡世界和成就大事，也有过许多成就，转换到七十多岁时，只想在缅因州的海边写作，画画，互相陪伴着安静地度过余生。如果我像他们一样，如果我活到122岁，我从他们现在这个年龄还要度过50年这种安静的日子。我能否耐得住这么久的寂寞？或者，我的身体会被STR－501增强，使我留住青春，比“天然”的我更长久地有一个雄心勃勃的生活方式？

在我对坎布里奇市的访问中，我问戴维·辛克莱如果他的超级药片有效的话，什么时候能开始用。

“它在10年内就会用于人类，”他说，“这也是我为什么认为这个探索比什么都重要的原因。”

但是，比起抗衰老和疾病，它会怎样深远地影响社会和作为人类的我们似乎更为重要。

结语

永恒

Jepilogue Eternity

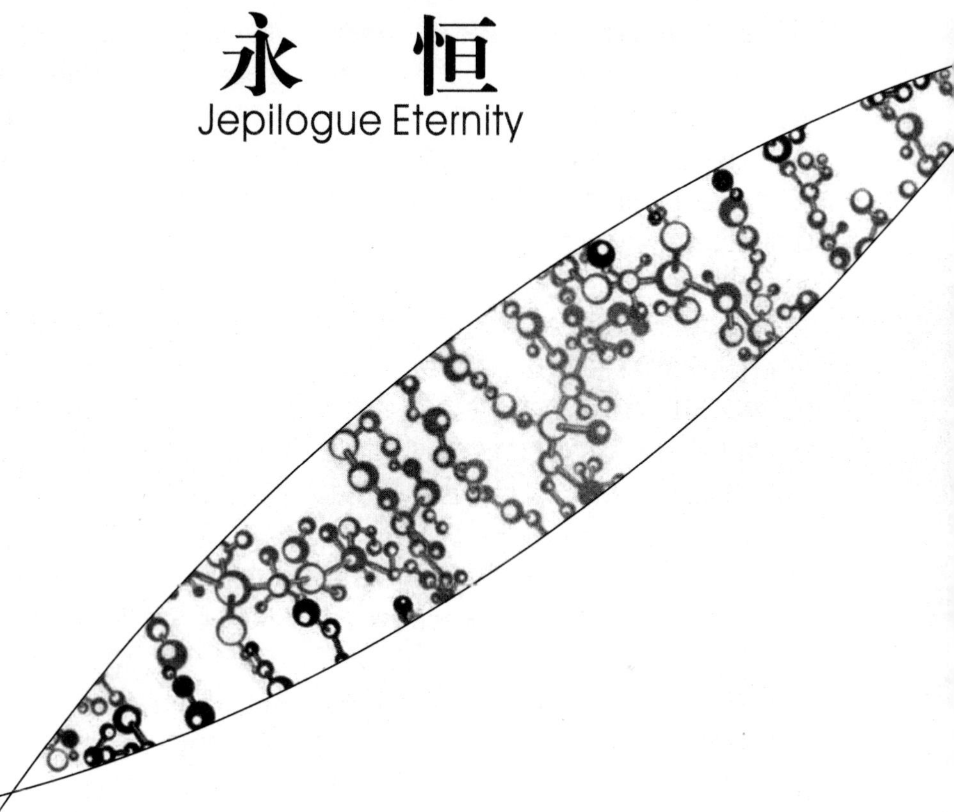

每个人都是一个疯狂的科学家，生活就是他们的实验室。我们都在努力尝试找到一种生活的方式，解决问题，抵御疯狂和混乱。

——〔加〕戴维·柯南伯格

实验儿童

为了本书的封面，摄影家阿特·斯特赖伯用戴维·霍克尼的拼贴风格创造了一个“实验人”的形象。作为艺术品，它很好。但是，作为对科学的阐释，它过于乐观。在斯特赖伯的作品中，“实验人”是由小部分拼起来的，但整体上很容易看出是一个人体，它的一些重要特性被遮盖了，以使书的封面符合 PG－13 级(特别辅导级，13 岁以下儿童要有父母陪同观看)。我了解的有关“实验人”的更精确的图像也许是巴勃罗·毕加索或乔治·布拉克立体主义高潮期(1909－1914)的绘画，一个看起来模糊的人，但不完整，畸形，印象派，也许还带一点怪诞派。它是一个把基因、细胞、蛋白质、化合物、突触和身体部件随意联结起来的大杂烩，不完全了解这些部件应该怎样拼在一起。

如果还用美术作品来比喻，可以给它再加上几条线即我们可以给斯特赖伯的照片加上我的家人和他们的结果：我父母亲、弟弟和女儿，也许还有过去 30 亿年中无数在我之前的人类和其他生物的示意图。对我弟弟，我们要留一块空白，因为我们还在寻找他的病因。在我体内检测出的毒性化学品旁边要插入一些符号；一两个我大脑的扫描图像；一个扩张的心脏图像，如果我变成胖子，它可能会突然发病；也许还有一个 SIRT1 基因的外观图像，它可能增强或不增强我体内一个延长寿命的酶。

图像中会有许多缺口，因为试验还无法进行，或者我没有做一个世界上某处提供的试验。在开始这个项目时，我计划做每一个有意义的评估试验。但是，当然，我没有都做。有些太昂贵，有些太含糊，或者，如克里斯·奥斯汀的细胞分析，充满了官僚障碍和伦理问题，不过，奥斯汀和我都希望将来可以做这个试验。

我感到我好像做了足够的试验，来了解现在和不久的将来的情况，也期望进一步的测试，只是对我已积累的资料的简单补充。大部分初步资料，还需要综合到量化的我自己真正的图像中。我也做了一些额外的试验，下面会谈及。

五种感官中，我评估了三个：视觉、听觉和味觉。我的视觉在印度海得拉巴普拉萨德眼科研究所测试。我当时在写一篇印度医生-医学研究者用干细胞恢复视力的科研报道。在这家最新装备的眼科医院的手术间旁，眼科和干细胞外科医生维云达·桑文让研究所的眼科医生用灯检查了我的眼睛，宣布它们都很健康。

为检测味觉，我拜访了美国国立卫生研究院的丹尼斯·德雷纳，他的实验室分离了几个决定人的苦味觉的基因。在旧金山的一个会议上，德雷纳做了一个很简单的试验，来验证遗传测试发现的我不能分辨苦味的遗传倾向。在市中心酒店的餐馆里，他坐在我对面，给我一片口香糖大小但稍短的纸片，上面涂有带苦味的物质 PTC.“这是一个很简单的高中生物课试验,”他说,“但是,很有效。”

首先,他让我尝一片普通纸片。没味道。然后,他给我 PTC 纸片。

“这会有多苦?”我问道,不愿把什么很糟糕的味道放进嘴里。

“对我很苦,”德雷纳说,“因为我有苦味基因。”

“您也试一下,好吗?”我问,还拿着纸片。

“我不想试。”

“哦,那么苦?”

我慢慢地把 PTC 纸片放进嘴里,准备蜷缩我的鼻子。但是没味道,就像普通纸一样。

“这真有趣,”我说。

“您和其他大约 25%的人不能尝出苦味,”他说。

他解释说,科学家认为有苦味觉对我们的祖先很重要,他们可以避免吃有毒的食物。相反,这也是为什么我们喜欢吃甜食的原因,因为甜食通常安全。我问这 25%没有苦味觉的人,在进化上可能有什么优势。

“我们不知道,”他说,告诉我他和其他人做的味觉研究能帮助味觉和嗅觉障碍的人。人们味觉的差异,甚至能提供肥胖症等疾病的线索。

对听觉,我做了丹尼斯·德雷纳网站的一个网上测试。测试包括 26 个很短,也很熟悉的音调,例如“扬基歌”、“平安夜”,受试者听后回答他们演奏的音乐是“正确”或“错误”(您自己可以在 www.nidcd.nih.gov/tunetest 网站做这个测试)。这个简单测试是德雷纳研究的一部分,他试图分离交流障碍性疾病的基因,例如听觉音调识别。我的结果是:

听觉测试结果:

测试扭曲曲调,您能正确地分辨 24 种音调(总共 26 个)。祝贺您!您的音调感很强。

我在加州圣地亚哥附近的拉霍亚所做的另一个测试中,一家刚成立的新公司神经监视公司(NeuroVigil)的研究人员,测试占我生命三分之一时间的睡眠中,我的大脑在干什么。索尔克研究所的一个年轻神经科学家和神经监视公司的创始人菲利普·洛,使用一个叫“iBrain”的发明在我打呼噜时对我进行测试。它采用了单电极连接到前额,在我睡觉时测量我的大脑活动。大部分睡眠测量装置都需要一个多电极帽子,需要在控制环境下测试,例如医院内。当“iBrain”完成后,可以在家里使用,或者,对我而言,用于索尔克隔壁一家酒店套房的卧室里。洛说,完成后的“iBrain”是无线操作,夜间向神经监视公司的数据中心报告结果。神经监视公司计划把“iBrain”推销给研究人员、医生、医院、商人和消费者,用一个拥有专利的计算方法分析脑活动的波形。洛说这个程序用很复杂的网格,来检测一个有神经疾病的人睡眠中脑子的结构变化。“我们用睡眠作显微镜来检测脑活动,”洛说。

洛留着长波浪卷的黑发，穿一件欧洲剪裁的西装，很有魅力。他于2001年来到索尔克，2007年完成博士学位，他说论文很短，但附录特别长，标题是“观察睡眠的一种新方式：分离和融合”。洛现在才二十多岁，是索尔克研究所克里克-雅各布理论和计算生物学中心的博士后。当我拜访他时，洛正因用“iBrain”技术测试鸣鸟的脑电波而引起主要媒体的关注。洛用一些他的新计算方法，分析斑马雀的脑电图，发现这些鸟的脑子和哺乳类动物的脑子有未知的相似之处。它们也显示快速眼运动睡眠、慢波睡眠、过渡阶段和快速过渡脑电图。“没人想到这些鸟儿，根本没有新皮质，也会有这些图型，”他说。他还能记录睡眠中的斑马雀的脑子图型，与我们醒着和唱歌时完全相同，可能提示它们在做唱歌的梦，这些发现可能会对人类怎么做梦提供线索。

洛讲话很快，很兴奋，带一点他在巴黎、摩纳哥和瑞士生活长大的一点欧洲口音。他和我在拉霍亚一个度假村共进晚餐时，告诉我“iBrain”技术和它的计算方法可以用来检测神经异常，脑电波出现异常，比出现认知症状要早得多。洛相信这个装置可以加入到测试范围从胆固醇水平到遗传结构的不断增加的各种诊断工具中去，有朝一日用他的便携式装置测量脑电波，会成为运输工人和士兵等每个人的常规检查。他甚至认为，这个装置还可以用于传染病和生物恐怖主义威胁的检测，不过由于专利原因，他没有详细说明。

我向他提示这个产品可能与遗传测试一样，面临同样的问题，如果它被雇主、政府或保险公司滥用筛选异常或怪癖，或者，被用于交友服务，例如match.com作为检查下一个约会者的一部分。

“如同任何类似技术，我们需要保护人们，不让它滥用，”他说。

晚饭后，洛和他的神经监视公司小组，加上来自索尔克以及麻省理工学院的朋友和观察员，都到了我的套房。他们在那里把机器装好，检测我的睡眠，还确保“iBrain”正常工作。这是他们第一次在医院或诊所外试验这个装置，所以，他们带了一个传统的睡眠检测装置，确保从我打鼾的脑子里得到比较强的信号。

在我穿着酒店提供的软毛巾布长袍要上床睡觉时，洛把一个单电极连接到我前额，接到装置上：一束电线和一节电池塞进一个鼓鼓囊囊的水獭套里。洛微笑了，“我们不知道怎么样保护电子器件，就去拉尔夫杂货店买了这个水獭套。”

“大小正合适，”一个工程师说。

“您让我连着水獭套睡觉？”我问道。

“正是，”洛说，每个人都大笑起来。

洛担心我带着前额上的电极和电线（下一个无线机型就去掉了）会睡不着，就买了这个毛绒绒的水獭套。但是，他不知道我一粘枕头就能睡着，特别是做脑测试时。他们一关了灯，关上我单独卧室的门，我很快就睡着了。小组的人都到装有设备的接待室里。

第二天早晨，我醒来时发现水獭套在地上，洛和他的小组的人都不见了。那天上午，我见到了他们。他们说一直呆到凌晨四点种。他们得到了需要的数据，才离开。几周后，我收到了我的结果(见下图)。我的结果都正常，除了一个奇怪的 α 波提示酒精中毒或虚弱的肌肉疾病，但是，洛说这个波型很可能因置放电极而引起。

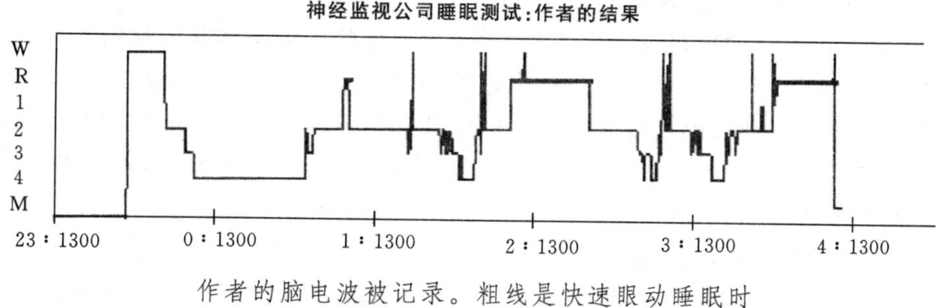

作者的脑电波被记录。粗线是快速眼动睡眠时

下面是神经监视公司对我睡眠时脑子检测的报告：

> 患者睡眠效率很好(92.7%)。睡眠开始时间正常。睡眠阶段的分布典型，他前半夜呈现较大的 SWS(慢波睡眠)，后半夜有较多的 REM(快速眼动睡眠)。在记录时间内，REM 潜伏期和总时间都正常。患者不大可能有抑郁症或睡眠性呼吸暂停综合症。患者整夜都有 α 波混在脑电图里，很可能由于探针置于前额而造成，而不是纤维肌痛症(一种虚弱综合症，包括肌肉、关节、骨疼痛和疲劳)或酒精中毒。睡眠时期的清醒时间很短。用 SPEARS 程序(洛的算法)深度分析睡眠阶段，没有发现病理性脑节律产生。

我做的另一个试验，让我对一个今后数年中在医学研究中占主要地位的领域——蛋白质组有了一点了解。蛋白质组由数千种酶、激素和其他氨基酸链组成，从事机体内的大部分活动。蛋白质组提供各种信息，从皮肤和骨骼中的胶原等超级结构到 SIRT1 等酶，动态地催化细胞、组织、器官和全身范围内的大大小小的生理过程。人类产生大约一百万种不同的蛋白质，依照基因组中基因的指示合成，不同的亚蛋白质组作用于不同的器官和体系，例如心血管或呼吸，或者说，这个试验做的，我的血样本中的蛋白质组。

说起来有点怪，这个试验是在一个基因组公司——纳维基因公司(Navigenics)在纽约市的开张聚会上开始的。我在那里遇见公司的联合创始人戴维・阿古斯。阿古斯很繁忙，除了他日常在洛杉矶雪松西奈医疗中心的癌症医生和研究工作外，还帮助创建了纳维基因公司。他的一个职务是斯皮尔伯格家族应用蛋白质组学中心的主任。该中心用患者蛋白质组的变化诊断和更好地治疗癌症。这项研究形成对我的蛋白质组评估的科学基础，但是，这只是检查我的血液中什么在流动的部分技术之一。另一个重要部分是阿古斯于 2006 年接到的一系列电话的结果，电话来自美国前副总统、风险投资家、亿万富翁和著名企业家，他们分别是阿尔·戈尔、约翰·多尔和比尔·伯克曼。这些人给阿古斯打电话都是同一个建议：让他与加州杰出的高科技发明家丹尼·希利斯联系。

多年来，希利斯是沃尔特·迪斯尼公司的一个主要人物，为主题公园的游乐中心和其他高度复杂的项目设计计算机系统，把可见的主意与浩瀚的数据相结合。2000 年，他离开迪斯尼共同创建了应用思维公司（Applied Minds），这是一个神秘公司，帮助企业和政府解决航空、娱乐、电子、生物技术等方面的大问题。应用思维公司的已知客户包括通用汽车、索尼、美国航天局、航空航天和国防承包商诺斯罗普·格鲁门公司（Northrop Grumman）。当希利斯和阿古斯告诉我接到戈尔、多尔和伯克曼的电话时，都大笑起来（多尔是纳维基因公司的主要投资者，戈尔现在是多尔投资公司、克莱纳、帕金斯、考菲尔德及拜尔斯的合作伙伴。据阿古斯说，戈尔说，"您得见这个迪斯尼的家伙。"他们确实见了面，共同创建了应用蛋白质组学公司（Applied Proteomics），把阿古斯的生物学和希利斯的电脑技术结合起来，理解高度复杂的人类蛋白质组领域。即使当下，您体内也有无数的反应正在进行，从消化刚喝下的一杯橙汁（含很多糖分），到上班途中乘汽车时吸入旁边那个打喷嚏男子的病毒。

我再次被抽血，送到位于加州洛杉矶北部格伦代尔的应用蛋白质组学公司总部，那是几个不起眼的小楼，马路对面就是沃尔特·迪斯尼公司的一大片楼。对阿古斯和希利斯在应用蛋白质组学的工作，我无法讲述更多。进行试验前，他们要求我签署保密协议，告诉我公司将以隐身模式运作一段时间，来发展自己的技术。

结果出来后，我去访问绝密的应用蛋白质组学公司总部，那里是好莱坞、华盛顿和硅谷交叉融合的地方。我想知道我会发现什么。我在 2005 年《连线》杂志上读过一篇谢尼·哈尔丁写的报道，描述丹尼·希利斯带他走过应用蛋白质组学公司的母公司应用思维公司的走廊，走廊尽头是一个老式的红色电话亭。"电话响了，"哈尔丁写道，"他把听筒放在耳朵上。他说'紫色天空上挂着蓝色月亮'，把电话挂上。电话亭突然变成了一扇门，转出来一个宽大的开放房间，里面都是工程师，小工具和大主意……'这里是秘密实验室。'希利斯说。"

我在一个炎热的六月天来到格伦代尔。很快发现倾斜的书架和壁灯，以及人造光天窗。我找红电话亭，可没找到，可能在另一栋楼里。但是，我参观了一个中心，里面是电脑、电器、一个中心会议室。电脑银行让我想起詹姆斯·邦德电影里的高科技坏人的巢穴中藏匿的小丑与谜天大圣，像上世纪 60 年代蝙蝠侠系列，但较小。

在我们参观的一间屋子里，公司用质谱仪把我血样本里的蛋白质粉碎成氨基酸链，加拿大 AXYS 公司也用同样的仪器来检测我血样本中的环境毒素。这次，仪器测量我和其他人样本中蛋白质片段的质量。“我们把这些结果与已知的或预测的蛋白质特性相比较，以发现根源性蛋白质。”应用蛋白质组学公司的科学家布鲁斯·威尔科克斯说。他和另一个科学家同事丹·鲁德尔曼，正带我参观。过几分种，鲁德尔曼会展示我的测试结果。但是，我得先坐在会议室里和戴维·阿古斯以及丹尼·希利斯聊一聊。

阿古斯四十出头，看起来像衣冠楚楚的医生，穿西装衬衫，但不系领带，而希利斯头发灰白，扎着一个马尾辫。他的圆脸让他看起来像个大孩子，穿着法兰绒衬衫和网球鞋就更像了。一坐下，他就把脚放在椅子上。两人给我解释了他们在这一新兴领域的工作。

“我们是西部的第一批定居者，”阿古斯说，热切地坐在他的椅子边上，与希利斯悠闲的风格形成鲜明对比，“我们还不知道这些孩子们会在蛋白质组学这一新领域搞出什么结果。”

“从根本上来讲，我们用质谱分析研究疾病的动态，研究它们怎样在蛋白质组水平上发挥作用。这是物理和计算的问题。这也是为什么应用思维公司运用这个技术，因为它融合物理、化学和生物——”

“它帮助人类。”阿古斯补充说，把希利斯的话说完，两个人常这样。

“是这样？”希利斯说，“在应用思维公司的新项目中，我们寻找三样东西。首先，它们需要不同学科之间的交叉融合；其次，我们想赚钱；还有，我们想改变世界。我们常拒绝只满足三条标准中两条的项目。”

“作为医生，我也寻找更好的方法来为患者解决问题——”阿古斯还没说完，被希利斯的话打断了。

“他的意思是他可以从复杂的病变中，看出哪些地方坏了，怎么修理。”

“我们需要新方法来检测复杂的东西，”阿古斯说，“更好地理解身体蛋白质体系和环境之间的相互作用。”

“您可以进行基因测序和环境因子测量，但是，这些资料无法说明正在进行的反应，必须把它们结合在一起。”希利斯说。

“很表面化。”阿古斯赞同地说。

希利斯告诉我他们给我的蛋白质组用质谱仪拍了照片，或者说至少是在2008年4月的那一天里，我抽血时血液中打旋的蛋白质的图像。但是，这张图像包括复杂的原子水平的测量，所有样本测量的资料共占据24GB的储存空间（我看到的照片只是全部样本资料的1/24），是本书全部资料的数字信息的1400倍。

“它是您整个蛋白质组的高清晰度图像。”鲁德尔曼说。

我们站起来，走到墙上一幅巨大的巢穴平面荧光屏前。这是一个希利斯发明的触摸型桌面。它在平面的荧光屏上展现三维的形状——飞机、大楼、汽车和蛋白质组。鲁德尔曼用手指点击我的蛋白质组文档，把功能调出来，可以像iPhone那样把屏幕放大或缩小，但是，触摸桌面的技术在先。下面出来一个黄点的区域，看起来像三维的宇宙星球。

“这是您的血浆，”阿古斯说，“这是您。”

我想，它看起来很漂亮，没想到我身体内的血液看起来像繁星点点的星空。“您看到的星际是您样本资料的多维展现，”鲁德尔曼解释说，“水平的X轴和垂直的Y轴反映蛋白质的生理特性。”颜色被用来表明三维空间特定点蛋白质的数量级，量最大的更“接近”星际色。“我们用的色彩规模是主观决定的，可以在分析过程中任意调整。例如，色彩光谱可能代表单个样本中蛋白质数量的分布范围。我们也用色彩来比较两个样本。”

鲁德尔曼和阿古斯点击荧光屏上“选”给我看一些蛋白质的特征：包括血浆白蛋白，一个量很大的蛋白质，维持血液系统的张力，传送脂肪酸和其他分子；纤维素原，帮助凝血。初步处理我的血样本已经识别几千种可能出现的蛋白质中的几百种。“这比我们通常识别的蛋白质数量要多，”鲁德尔曼说，“我们得到的您的样本量很丰富。”他说如果他们测试的是患者的样本，他们的测试会更有针对性。“在很大程度上，针对试验目的，我们可以重点检查某一部分蛋白质组。”

“这像谷歌地球，”阿古斯说，“不过更深刻。”

鲁德尔曼把一个黄点放大，它标着“牛”，一种牛的蛋白质。“可能是午餐中吃的，”他说，“您吃牛肉了吗？”

后来他告诉我他这是在开玩笑。这个蛋白质可能是一种人类蛋白质，看起来和牛蛋白质很相似，所以分析程序做了这样的链接。“这是拥有相关物种基因组信息的优势，”他说，“它们可以互相帮助填补空白。”

那么，这些“星星”可以对我预测什么？

阿古斯说我显示正常，不过，他补充说用目前技术尚不能有效地区分正常和异常。

鲁德尔曼解释说，他们正在把患者的结果与美国国立卫生研究院和其他的数据库里的“正常”样本相比较，检查数量和结构上的区别。他们会建立特定疾病的患者一次临床试验的数据库，阿古斯解释说。

“我们希望从临床试验样本中鉴别怪异的或异常的文档。”阿古斯说，“但是，我们需要做更多的临床试验来弄懂这些资料的意义。目前，尚属初期阶段，我们知之甚少，但是我们在进步。”

“这么说，看这些资料，您可以肯定我没得癌症。”

“尽管我们目前尚无足够资料来完全回答这个问题，从现有资料看，您没有患癌症。不过，我们希望以后会有答案，我们将不仅能检测某人是否患了癌症，而且还能对治疗提出指导性建议。”

我离开格伦代尔时，对丹·鲁德尔曼和戴维·阿古斯的质谱仪分析出来我没有得癌症感到高兴。不过，他们只分析了 320 种蛋白质，只是我所有蛋白质中的极小一部分。这个检测，以及我做过的所有检测，都没有发现我体内有其他异常。

我还想测表观基因组学，这个领域测试环境毒素和其他因素引起的 DNA 变异。最近，遗传学家刚刚注意到这一点。过去人们认为一个人体内的 DNA 终生不变，其实并非如此。我不知道怎么测试一个人的表观基因组学，但是，也许有朝一日会有一个简单的测试方法。

我可以接着列下去。但是，到现在为止，这个“实验人”已经做了足够多的测试。到了总结一下我们从中学到的东西的时候了。

首先，我很幸运，没有发现任何严重问题，所以我近期内不大会生病或死亡。不过，很显然，我需要比多数人都要更注意体重。检测我的基因、血液、脑子和身体，揭示我体内没有什么潜在的疾病。测试也许有遗漏。我的家人只做了遗传测试，没发现什么大的异常。不过，我仍然苦恼，现有的科学尚不能找出我弟弟脆骨症的病因，来提供有效的治疗。

一项医学测试成功的标准之一，是它能否改变一个人的治疗手段或生活方式。以此标准，我的确做了两个改变：我的饮食和运动方式。我曾经在之前的章节中，很详细地叙述了这两种生活方式的改变，所以这里不再赘述，只是想说我多多少少坚持了这两种生活方式：梅里医生的健康饮食方式和英特路思公司模型建议避免激发心脏病的因素。如凯文·斯通核磁共振成像所提示，我也避免在人行道和其他坚硬的地面上奔跑，来保护我受伤的膝关节。住在城市里，这几乎等同于再也不能做我喜欢的跑步了。不过，我已经改为热衷于骑自行车。

除此之外，我不得不承认，这些测试对我现在怎样生活，怎样看待将来的健康和福祉，帮助并不大。它们只是让我认识了许多科学现状，以及建立这些测试的专家预期的将来的效应。我的测试结果都不错，也坚定了我固执的，或者虔诚的，对于我身体健康的信仰。不过，我短时间内对几个脑测试问题回答不畅，提示我的灰质在衰老。但是，即使我第二轮试验做得不理想，我还能得到脑龄 25 岁的好分数。

但是，我对这些用来预测你我的未来，或者至少对将来有个建议的测试，可能带来的破坏力也深有体会。烦恼的例子之一是，如果我弟弟出生时有遗传测试，我家人会怎样对待我弟弟病况的遗传测试结果。毫无疑问，他们会很不同地对待唐这样一个有脆骨症高风险的孩子，任何一个父母亲都会这么做。因为不知道他的遗传秘密，他们对他参加体育活动、打打闹闹或冒险从无二话。

唐的情况很特殊。如同隐藏在我数十 GB 资料中的，如果有人头脑发热，要重复我做的“实验人”项目，也可能发现潜在类似令人苦恼的、甚至危险的有关个人和他家族的信息。以乳腺癌为例。我没有高估我女儿丹妮——“实验女儿”——得乳腺癌的可能性，她有一些遗传上的高风险变异。但是，不管是她，还是我，都没有太在意。不过，我会督促她特别注意自我检查。

我们距拥有一个类似 iHealth 的装置还有数年,也许数十年的差距。这个装置可以收集和综合从遗传倾向、蛋白质组动力学到日常化学品毒素接触的大量资料。但是,总有一天会有这样的装置,也许还会有不同的颜色和配套设施。

此外,在"实验人"可以完全具体到每个单核苷酸多态性、基因拷贝数变异和突触前,我们需要弥补知识上的鸿沟。也许最大的裂痕是环境对我们 DNA、细胞、器官和身体的影响。我为"实验人"项目所做的测试中,很少试验能够对环境怎么样与基因、神经、蛋白质体系和通路之间相互作用,提供一些有用的信息。如同斯克里普斯的心脏病学家埃里克·托波尔告诉我的,"您几乎可以认为没有环境资料的遗传结果不精确。"这对身体内任何体系都适用,因为整个进化论的核心就是建立内部的生物防御抵御日常环境的冲击,以及来自自然的挑战,如紫外线、流感病毒和数千种我们人类释放到空气、水、土壤和我们吃的食物中的有毒化学品,例如我在波利纳斯海岸捕获的大比目鱼。

当然,我为本书所做的最后一个试验,为我不理会英特路思公司的预测,甚至神经科学家詹姆斯·布鲁尔宣布的我大脑在萎缩的令人苦恼的消息,找了一个很好的托辞。这就是寿调制药公司测试的 SIRT1 mRNA。不管其他测试提示什么,这是一个笃信自己健康的人的一张王牌。

可是如果我能够长期获取寿调制药公司的白藜芦醇超级药丸 SIRT1－501,我仍然对活很长的寿命,122 岁或更久的前景持有矛盾心理。与其说慢慢衰老,再活 72 年,我更希望做另一个不同的试验,当我还相对年轻时,用一种沉血的方法把我的身体保存起来,定期把我唤醒看情况怎么样。这种技术还不存在,但是,也许有朝一日会有。

我想在 25 年或 50 年后醒过来,看"实验人"进化得怎么样:是不是我们在 21 世纪 30 年代或 50 年代的孩子得到的所有信息都有益。我想知道哪些毒性化学品被取缔,替代品是什么,还有人类是否及时意识到地球变暖。当然,我还想知道堪萨斯城皇家球队是否打破了 0.500 的记录,或者说,为了乔丹·格拉夫曼,芝加哥小熊队再过 25 年是否还没有赢得世界大赛冠军。最重要的是,我想看我的孩子们怎么样,也希望看到我的孙子们。但是,想一想,我并不愿意把自己沉血起来,错过他们从少年长成青年的时光。

我做完了所有的测试,得到了所有的结果。在第一次会议的差不多两年后,我最后一次拜访乔希·阿德勒。他没变样,不过,他的眼镜变得更时尚,他的头发稍长和蓬乱,还是那个"忙得顾不上理发"的样子。他这次没有给我做全身体检。"您已经检查了这么多,好像不需要全身体检。"他说。他确实量了我的血压和体重,听诊我的心脏。我比两年前访问时减了 8 磅体重,我的曾经有点高的血压现在是正常的 134/82,我的脉搏很健康,每分钟 70 下。

"我很高兴血压下降了,"他说。"可能新饮食方式起了作用。"

“您这样认为?”我说,“如果真是这样的话,我们两人过去对这个项目的认识都错了。我们两人过去都认为我从此项目学不到有关自己的重要东西。”

“我很意外,通过测试,我们的确学到一些有关您心脏的东西。这是没料到的,结果与您的弗雷明汉心脏研究分数大不相同(重述:英特路思公司预测我在10年内有28%的机会心脏病发作,而医生常规使用的弗雷明汉心脏研究分数预测我只有4%的机会心脏病发作)。但是,我还等待更多的临床资料验证,才能相信它作为一个未来心脏病发作的预测因素。直到那时,我认为来自父母亲的基因是最好的预测因素。”

“您怎么看待其他测试?”

“您冒险做这些测试,”他说,“您可能会发现许多假阳性。每个试验都有可能出错,需要做更进一步的试验,可能会引起焦虑和担心。让我们假设放射科医生用‘大块’而不是‘囊肿’来描述您肾脏CT成像。我们可能需要做更进一步的检查,可最可能的结果是没有什么问题。”

“遗传测试如何?”

“目前,我们从这些测试中得到大量新信息,但是,像我这样的医生并不太懂得怎样把它们用于预防保健。”

我问他有多少患者带给他看他们从遗传测试网站上的测试,或CT成像和其他自己做的测试结果。他回答只有五六个患者带来从23andMe公司以及其他网站的测试结果。“我送几个患者到DNA面对面公司去做BRCA测试,因为他们不想让他们的保险公司知道。”大约50个患者带来他们自己在零售扫描中心所做的全身扫描。“只有一个人有一个值得一提的发现:左肺一个非特异性小瘤。”他说,“这让那个人很担心。更进一步检查发现没有什么问题。”

乔希强调说,系安全带和不抽烟,比一个遗传变异引起的小风险因素更有助于人的健康。“人们现在一边抽烟,一边担心双酚A。”他说。

我问乔希,他认为所有这些测试的方向是什么,“人们想长生不老,从不生病?”

乔希沉默了一会儿,然后叹了口气,突然看起来有点疲倦。这个和蔼又睿智的医生始终充满活力,对他的患者富有同情心,这一瞬间有点反常。“也许是。但是,我怀疑。生活很不容易。不管如何,还要走一条很长的路才能到达这一天,我现在不太考虑这个。我周围都是患者。有些快死了。如果我们能给他们更多的帮助,当然很好。但是,我现在手头有许多事务需要处理。”

在乔希·阿德勒给我体检一两天后,我在视频上和我女儿通话,她在苏格兰寒冷的河流上划了一天的皮艇,刚刚回来。她仍然穿着雨具,金发乱蓬蓬的,头像模糊不清。我问她是否有时间谈论一下我的项目,她说只有几分钟时间,她得换衣服,和朋友一起出去吃晚饭。我问她是否从测试中学到些什么。

“没学到什么,”她一如既往地直率,“但是,我在今后几年里会了解更多。我猜那时我会更留意。”她脱掉雨衣说，“爸爸，我得走了。”

显示器变成漆黑一团。我又一次思索让她介入这个项目是否正确。我把这个想法先放一放。当然，我做得对。这整个试验其实是关于她。她是我的基因和她母亲的基因的产物。我们为她提供了她是谁和怎样作为的基本程序，我们也为她提供了对生病或死亡的环境袭击的防御，正如我在某种意义上是我父母亲基因的产物。但是，我这一代人和她这一代人有巨大的差别：他们将会对这些相似和差异的详情了解更多。

这让我的女儿成了名副其实的“实验女子”，她的这一代是实验的一代。他们会决定借此迈向或拒绝新的数据洪流，或被它带来的担心所压倒。

我可能会活到那一天，看到这发生在她和社会的一切，也许活不到。但是，我的女儿、两个儿子，和他们的同辈人，将决定他们传给自己“实验孩子”的这个庞大人体实验是否有限。

致　谢

我很感激许多人、公司、大学和实验室，他们在百忙之中抽出时间帮助“实验人”项目。这本书工作量大，需要世界上最有智慧的和最有创新精神的人来完成。我的家人也很理解我，给了我或多或少的支持。

首先，我要感谢我的父母亲、弟弟和我的女儿，为他们和我一起做遗传测试、接受采访的勇气，以及他们从给血到审核初稿所做的一切。我感激我父母亲的鼓励，并帮助我修改文稿。还有，我要表达我对亚历克斯、桑达、鲍比、曼迪和特莎以及我心爱的丽莎的爱和感激，他们都忍受我花很长时间在周末和假期中也不断写作。我爱我的弟弟唐和他的家人，还有海伦和托尼·康特。

我感谢我的编辑斯蒂芬斯·鲍尔的耐心和鼓励，还感谢我的经纪人梅尔·伯杰和尤金妮娅·弗尼斯的出色工作。特别感谢威立出版社的埃伦·赖特和金伯莉·梦露-希尔。

特别感谢安德鲁·罗伯逊、纳迪亚·穆斯塔法、纳撒尼尔·戴维、格雷戈里·斯托克和凯文·凯利。

还要感谢我新闻界的同事和朋友们：《生物科技王国》的莫伊拉·冈恩，《证券投资》的希拉里·斯托特、马克·斯坦、丹·科拉鲁索、布赖斯·泽雷加、雅各布·路易斯和乔安妮·李普曼，蒂姆·阿彭泽勒和《国家地理》的编辑们，《连线》的亚当·费希尔和克里斯·安德森，《万象》的斯蒂芬·佩特拉尼克、科里·鲍威尔、鲍勃·基廷，《美国国家公共电台早间节目》的布鲁斯·奥斯特，以及理查德·哈里斯和迈克尔·卡鲁索。

感谢马丁·里斯和欧米细亚、宝·布朗森、奥利维亚·贾德森、简·加纳尔、凯瑟琳·拉敏、朱利安·格思里、珍·艾特泽森、罗杰斯·菲什伯恩、卡罗琳·保罗、和旧金山作家社(San Francisco Writer’s Grotto)。

非常感谢以下人士或机构多年来在某些情况下给予我的特殊帮助：加州大学旧金山分校的乔希·阿德勒和温迪·弗拉戈，西奈山医疗中心的利奥·川萨德，前美国国家人类基因组研究院院长弗朗西斯·柯林斯，J. 克雷奇·文特尔研究院的克雷奇·文特尔，宾夕法尼亚大学的亚瑟·卡普伦，斯克里普斯医学院的埃里克·托波尔，加拿大英属哥伦比亚大学的朱迪·艾利斯，雪松西奈医学中心的戴维·阿古斯；纳维基因公司，应用蛋白质组学公司，斯坦福大学医学院的图弗尔·夏普和拉尔夫·霍维茨，斯坦福大学法学院的亨利·格里利，以及渔夫乔希·丘奇曼。

下面我以章节为序表示感谢：

“基因”一章要感谢的是：卡里·斯蒂芬森、爱德华·法默、伯格林德·奥拉夫斯多蒂尔，以及 deCODEme 遗传公司；雨中舞科技的乔纳森·罗思伯格，454 生命科学，西昆纳的查尔斯・康特和安迪・布劳恩；伊勒米纳公司的杰伊・弗拉特利和马瑞萨・伯恩斯坦；阿费基因芯片公司的史蒂夫・福多尔和凯特・乔治；加州大学欧文分校的安・沃克；基因组健康公司的兰迪・斯科特；23andMe 公司的琳达・埃维和安德罗・许；纳维基因公司的马里・贝克、迪特里希・斯蒂芬、埃米・杜罗斯、迈克尔・卡吉尔和卡里・卡普兰；欧米西亚的马丁・里斯和安德鲁・麦克布赖德；哈佛大学的戴维・阿特舒勒；华盛顿大学的彼得・拜尔斯；DNA 面对面公司的瑞安・费伦和特里什・布朗；迈克尔・杜博斯克，伊夫・杜博斯克，罗伯特・杜博斯克，家谱网的贝内特・格林斯潘；凯西・邓肯・考利；牛津大学的布赖恩・赛克斯；洛基山博物馆的杰克・霍纳；柯瑞尔医学研究所的迈克尔・克瑞斯特曼和考特尼・西尔；贝勒医学院的詹姆斯・鲁普斯基和约翰・贝尔蒙特；美国国立卫生研究院的格雷格・菲罗；牛津生物科技公司的艾伦・巴伦和道格・法恩伯勒；探索诊断公司的巴布・肖特、乔伊・雷德曼、查尔斯・斯特罗姆和瑞吉・潘迪安；哈佛大学医学院的达赖厄什・莫兹法里安；螺旋健康的史蒂文・墨菲和乔纳森・弗里德，以及单核苷酸多态性数据库的迈克尔・卡利亚索。

“环境”一章要感谢的是：隆德大学的凯伦・布隆伯格；得克萨斯 A&M 大学的罗伯特・泰勒；佛蒙特大学的马修・兰德；斯德哥尔摩大学的埃克・伯格曼；美国疾病控制中心的詹姆斯・珀科尔和安冬尼娅・卡拉法特；堪萨斯大学的卡尔・罗兹曼和约翰・道尔；美国环保署的琳达・伯恩鲍姆；西奈山医疗中心的罗恩・里昂；AXYS 分析中心的戴尔・胡佛和劳里・菲利浦斯；美国联邦毒物和疾病登记局的丹尼斯・乔丹-伊萨吉雷；美国环保署的谢利・布罗迪和利奥・罗萨莱斯；纽约州立大学奥尔巴尼分校的爱德・菲茨杰拉德；沙峰岛生物实验室的卡罗琳・马丁利；美国国立卫生研究院化学基因中心的克里斯・奥斯汀、黄瑞力和夏萌航；那坡制药公司的乔治・盖勒特和普拉迪普・巴布；博德研究所和的布伦达・外斯；以及环境工作组。

“脑子”一章要感谢的是：加州大学圣地亚哥分校的詹姆斯・布鲁尔；美国国立卫生研究院的埃里克・沃瑟曼；加州大学旧金山分校的亚当・加扎利；认知药物研究公司的帕特・特克和基思・韦斯尼斯；斯坦福大学的菲利普・戈尔丁、凯利・沃纳和詹姆斯・格罗斯；美国国立卫生研究院神经所的迪米特里奥斯・卡普基纳斯和乔丹・格拉夫曼；纽约大学的艾法特・利维、罗布・拉特利奇、斯蒂芬妮・拉扎罗、伊莉莎白・费尔普斯、和保罗・格利姆切；美国国立卫生研究院的迈克尔・柯尼希斯；加州大学洛杉矶分校的约翰・马齐奥塔。

“身体”一章要感谢的是：英特路思公司的汤姆・佩特森、亚历克斯・班斯、迈克尔・吉什兹基和詹姆斯・卡里斯；奥克兰研究院儿童医院的的罗恩・克劳斯；旧金山白细胞间介素遗传公司的梅丽娜・珍波莉丝；旧金山退伍军人医院的朱迪・伊和玛丽莲・皮克；心脏扫描成像中心（Heartscan）；寿调制药公司的戴维・辛克莱、克里斯托弗·韦斯特法尔和奥利维尔·博斯；以及麻省理工学院的伦纳德·瓜伦特。

“结语”部分要感谢的是：美国国立卫生研究院的丹尼斯·德雷纳；神经监视公司索尔克研究所的菲利普·洛和他的研究室；应用蛋白质组学公司的戴维·阿古斯、丹尼·希利斯和丹·鲁德尔曼；以及系统生物学研究所的李·胡德。

此外，对我遗漏的任何人致谢（和道歉）！

本书部分内容曾以文章形式刊登于《连线》(*Wired*)、《国家地理》(*National Geographic*)、《证券投资》(*Portfolio*)、portfolio. com 网站、《万象》(*Discover*)、《财富》(*Fortune*)和《技术综述》(*Technology Review*)。

注解与参考资料

如果想了解更多资料，以及寻找有关基因、环境、大脑和身体方面的信息，请登录 www. experimentalman. com.

前言：我和鱼

题铭选自《爱默生杂记》，第 7 卷，1838－1842(Cambridge; Belknap Press, 1969).

U. S. Department of Health and Human Services Agency for Toxic Substances and Disease Registry, "Toxicological Profile for Mercury" (March 1999), pp. 58 - 66.

U. S. Environmental protection Agency, *Draft Report on the Environmental Technical Document* (June 2003), pp. 4 - 56.

Christopher Lau et al., "Exposure to perfluorooctane sulfonate during pregnancy in rat and mouse. II: Postnatal evaluation," *Toxicological Science* 74 (2003), pp. 382 - 392.

Hipolito M. Custodio et al., "Polymorphisms in glutathione-related genes affect methylmercury retention," *Archives of Environmental Health* 59 (November 2004), pp. 588 - 595

M. R. Munafò et al., "Association of the dopamine D4 receptor (DRD4) gene and approach-related personality traits: Meta-analysis and new data," *Biology Psychiatry* 63 (January 2008), pp. 197 - 206.

David Ewing Duncan, "The Pollution Within," *National Geographic* (October 2006).

U. S. Environmental Protection Agency, "An Assessment of Exposure to Mercury in the United States," *Mercury Study Report to Congress* (December, 2007).

Custodio, "Polymorphisms in glutathione-related genes."

U. S. Food and Drug Administration and Environmental Protection Agency, "What You Need to Know about Mercury in Fish and Shellfish" (2004), www. epa. gov/waterscience/fish/advice.

Fyodor Dostoyevsky, *Notes from underground* (1864), www. kiosek. com/dostoevsky/library/underground. txt.

Susan Sontag, *Illness as Metaphor and AIDS and Its Metaphors* (New York: Anchor, 1989), p. 3.

National Cancer Institute, "Genetic Testing for BRCA1 and BRCA2: It's Your Choice" (February 2002), www. cancer. gov/cancertopics/factsheet/risk/brca.

Karl Grandin, ed. , *Les Prix Nobel*: *The Nobel Prize* 2005 (Stockholm: Nobel Foundation, 2006).

Douglas Martin, "John Paul Stapp, 89, Is Dead; "The Fastest Man on Earth,"" *New York Times*, November 16, 1999.

第一章　基因

David Ewing Duncan, "DNA as Destiny," *Wired* 10, no. 11 (November 2002).

David Ewing Duncan, *Calendar*: *Humanity's Epic Struggle to Determine a True and Accurate Year* (New York: Avon, 1998), p. 18.

Patrick Sulem, et al. , "Genetic determination of hair, eye and skin pigmentation in Europeans, "*Nature Genetics* 39 (October 2007), pp. 1443－1452.

H. Elberg et al. , "Blue eye color in humans may be caused by a perfectly associated founder mutation in a regulatory element located within the HERC2 gene inhibiting OCA2 expression," *Human Genetics* 123, no. 2 (March 2008), pp. 177－187; R. A. Sturm, "A single SNP in an evolutionary conserved region within intron 86 of the HERC2 gene determines human blue-brown eye color," *American Journal of Human Genetics* 82, no. 2 (February 2008), pp. 424－431.

F. O. Walker, "Huntington's disease,"*Lancet* 369, no. 9557 (January 20, 2007), pp. 218－228.

National Eye Institute, "Age-Related Macular Degeneration" (April 2006), www. nei. nih. gov/health/maculardegen/armd_facts. asp.

Macular Degeneration partnership at the Discovery Eye Foundation, www. AMD. org.

James R. Lupski, "Styructural variation in the human genome,"*New England Journal Medicine* 356 (March 2007), pp, 1169－1171.

J. Craig Venter, *A Life Decoded*: *My Genome*, *My Life* (New York: Viking 2007); S. Levy et al. , "The Diploid genome sequence of an individual human," *Public Library of Science Biology* 5, no. 10 (2007), www. jcvi. org/cms/research/projects/huref/overview.

National Human Genome Research Institute, "Study to Probe How Healthy Younger Adults Make Use of Genetic Tests" (May 2007), www. genome. gov/25521052.

Anna Helgadottir et al.,"A common variant on chromosome 9p21 affects the risk of myocardial infraction,"*Science* 316, no. 5830 (June 8, 2007),pp. 1491 - 1493;

N. J. Samani,"Genomewide association analysis of coronary heart disease," *New England Journal of Medicine* 357(August 2,2007),pp. 443 - 453.

关于他汀类药物的安全性:他汀类药物的副作用还没有很好的研究。报告的副作用很少,它们包括肌肉疼痛、认知问题和阳痿。

CDKN2A 和 CDKN2B 两个基因与 rs10757278 之间的联系尚不清楚:这观点来自斯克里普斯医学院(Scripps Research Institute)的心脏科医生埃里克·托波尔(Eric Topol)与作者在 2008 年 7 月 9 日的谈话。

deCODEme 遗传公司的网址:www. decodeme. com.

纳维基因公司的网址:www. navigenics. com

纳维基因公司心脏病发作的网址:www. navigenics. com/member/healthcompass/Summary/d/MI.

Navigenics,"The Science behind the Navigenics Health Compass Service," www. navigenics. com/science/WhitePaper.

Helen Palmer,"Genetic Test Standards," American Public Media (December 2005), http://marketplace. publicradio. org/shows/2005/12/01/AM200512019. html.

C. Kissling et al.,"A polymorphism at the3'-untranslated region of the CLOCK gene is associated with adult attention-deficit hyperactivity disorder," *American Journal of Medical Genetics*, Part B, *Neuropsychiatric Genetics* 147, no. 3 (April 5, 2008),pp. 333 - 338.

S. Seki et al.,"A functional SNP in CILP, encoding cartilage intermediate layer protein, is associated with susceptibility to lumbar disc disease,"*Nature Genetics* 37, no. 6(June 2005), pp. 607 - 612.

P. E. Anderson Jr. and M. hauge,"Congenital generalised bone dysplasias: A clinical, radiological, and epidemiological survey," *Journal of Medical Genetics* 26 (January 1989), pp. 37 - 44.

P. H. Byers,"Osteogenesis Imperfecta," in P. M. Royce and B. Steinmann, *Connective Tissue and Its heritable Disorders: Molecular, Genetic, and Medical Aspects* (new York: Wiley-Liss, 1993), pp. 317 - 350. McKusick-Nathans Institute of Genetic Medicine at Johns Hopkins University School of Medicine,"# 166200 OSTEOGENESIS IMPERFECTA, TYPE I," Online Meddelian Inheritance in man (OMIM), www. ncbi. nlm. nih. gov/entrez/dispomim. cgi? id

=166200.

Mike Zwerin, "Michael Petrucciani: A Triumph of Spirit," International Herald Tribune, January 12, 1999; www. the-disability-foundation. org. uk; www. oif. org.

"World of First Grandchild Is Awaited with Eagerness," *Kansas City Star*, March 10, 1958.

National Cancer Institute, "Genetic Testing for BRCA1 and BRCA2: It's Your Choice."

Ashok R. Venkitaraman et al., "Chromosome stability, DNA recombination and the BRCA2 tumour suppressor," *current Opinion in Cell Biology* 13 (June 2001), pp. 338－343.

Tuya Pal et al., "BRCA1 and BRCA2 mutations account for a large proportion of ovarian carcinoma cases," *Cancer* 104 (December 2005), pp. 2807－2816.

David Ewing Duncan, "Frontiers of Science," *Discover Magazine* (October 2005).

SNPedia "乳腺癌网"网址：www. snpedia. com/index. php/Breast_cancer.

Nichola Johnson et al., "Counting potentially functional variants in BRCA1, BRCA2 and ATM predicts breast cancer susceptibility," *Human Molecular Genetics* 16 (May 2007), pp. 1051－1057.

麦利亚德乳腺癌测试来自2008年8月27日与麦利亚德遗传学公司(Myriad Genetics)的威廉·霍基特(William A. Hockett)电子邮件内容。

DNA Direct, "Breast & Ovarian Cancer Risk," www. dnadirect. com/patients/tests/breast_cancer/index. jsp.

DNA Direct, "Should I take This Test?" www. dnadirect. com/patients/tests/breast_cancer/should. jsp.

H. Li et al., "candidate single-nucleotide polymorphisms from a genome-wide association study of Alzheimer disease," *Archives of Neurology* 65, no. 1 (January 2008), pp. 45－53.

迈克尔·杜博斯克(Michel·DuBosc)的资料来自他本人。

家谱网网址：www. familytreedna. com.

2008年8月与家谱网的班尼特·格林斯潘(Bennett Greenspan)的电话内容，以及2008年8月29日电子邮件内容。

2008年8月29日与亚利桑那大学哈默实验室的迈克尔·哈默(Michael Hammer)电子邮件内容。

"Geno project-U5a1a-R1b1c-Our Sicilian Family DNA Project European-Norman Sicilians or Native Italians，Sicilians?” www. genoproject. com.

deCodeme，“Frequently Asked Questions：How Does the Ancestry Tracing Work?”www. decodeme. com/information/faq.

Clan Donnachaidh DNA Project，www. familytreedna. com/public/clandonnachaidh&fixed_columns＝on.

Herbert Ewing Duncan，*Logbook*：*An Archive ' s Tale*，unpublished manuscript(2008)，p33.

Katherine Duncan Smith，*The Story of Thomas Duncan and His Six Sons*（New York：Tobias A. Wright，1928）.

家谱 DNA 公司提供给作者的 DNA 检测结果（请登录 www. experimentalman. com 网站，看更完整的结果）.

Bruce Walsh，“Estimating the time to the MRCA for the Y chromosome or mtDNA for a pair of individuals，”*Genetics* 158（2001），pp. 897－912.

Bruce Walsh 在位于图森市的亚利桑那大学和家谱 DNA 公司共同资助的网站上所贴的一系列精彩教程（Walsh 是公司的科学顾问），网址是：http://nitro. biosci. arizona. edu/ftdna/models. html.

牛津寻祖公司网址：www. oxfordancestors. com.

Bryan Sykes，*The Seven Daughters of Eve*：*The Scientific That Reveals Our Genetic Ancestry*（New York：W. W. Norton，2001）.

Dan Mishmaram et al.，“Natural selection shaped regional mtDNA variations in humans，”*Proceedings of the National Academy of Sciences* 100，no. 1（January 7，2003），pp. 171－176；Spencer Wells，“Deep Ancestry：Inside the Geographic Project，” *National Geographic*（reprint edition，2007）.

2008 年 9 月 1 日与蒙大拿大学的约翰·霍纳（John R. Horner）电子邮件内容。

J. M. Asara et al.，“Interpreting sequences from mastodon and T. rex，”*Science* 316，no. 5822（April 13，2007），pp. 280－285；Mary Higby Schweitzer et al.，“Analyses of soft tissue from Tyrannosaurus Rex suggest the presence of protein，” *Science* 316，no. 5822（April 13，2007），pp. 277－280.

J. William Schopf，“Fossil evidence of Achaean life，”*Philosophical Transactions of the Royal Society Biological Science* 361（June 2006），pp. 869－885.

Anthony M. Poole et al.，“Evaluating hypotheses for the origin of eukaryotes，”*BioEssays* 29（January 2007），pp. 74－84.

Anna Salleh，“Rice Genome：Very Early days，” ABC Science（April 2002），www. abc. net. au/science/articles/2002/04/05/521385. htm.

Samuel Aparicio et al. , "Whole-genome shotgun assembly and analysis of the genome of Fugu Rubripes," *Science* 297 (August 2002), pp. 1301 - 1310.

Konstantinos T. Konstantinidis et al. , "The bacterial species definition in the genomic era," *Philosophical Transaction of the Royal Society Biological Sciences* 361(November 2006), pp. 1929 - 1940.

2008 年 9 月 1 日霍纳给作者的电子邮件中的内容.

2008 年 4 月 1 日纳撒尼尔·戴维(Nathaniel David)给作者的电子邮件中的内容。SWISSPORT 网址：www. ebi. ac. uk/swissport.

Gudmar Thorleifsson et al. , "Common sequence variations in the LOXL1 gene confer susceptibility to exfoliation glaucoma," *Science* 317 (September 2007), pp. 1397 - 1400.

G. Bart et al. , "Substantial attributable risk related to a functional mu-opioid receptor gene polymorphism in association with heroin addiction incentral Sweden," *Molecular Psychiatry* 9 (June 2004), pp. 547 - 549.

23andMe 公司网址：www. 23andme. com/more/science.

"Caffeine Metabolism"：www. 23andme. com/health/pre_caffeine_metabolism.

分析样本量太少意味着,有或者没有基因或疾病的随机的异常值可以通过导致风险因素的过高或过低来严重影响结果。想象在一个不了解的居民区,对一百个共和党人做对总统选举的民意测验。比起在一个更大的人口或更有统计学意义的样本进行调查，结果可能有更大的片面性。

23andMe 公司的定级标准：

建立研究：

满足于这些标准的研究很可能反映真实的效果。

四星：至少有两项研究，每个疾病/特性研究样本量大于 1000 例，或者普遍一致认为较小规模的研究结果可信。

初步研究：

研究结果尚待科学界进一步证实。

三星：每个疾病/特性研究样本量大于 1000 例，但是，结果在第二个类似样本量的独立的研究中未得到证实。

二星：每个疾病/特性研究样本量小于 1000 例。

一星：每个疾病/特性研究样本量小于 100 例。

"Gattaca Script-Screenplay," www. script-o-rama. com/movie_scripts/g/gattaca-script-screenplay. html.

"H. R. 493," http://thomas. loc. gov/cgi-bin/bdquery/z? d110:h. r. 00493.

Ellen Nakashima et al.，"U. S. to Expand Collection of Crime Suspects' DNA",*Washington Post*，April 2008，pp. A01.

Navigenics，"Celiac Disease，" www. navigenics. com/healthcompass/ConditionDetails/d/CelD.

23andMe 公司网上的："23andMe 公司的研究报告的基础质量高，不过科学证据有限。因为这些结果还没有得到大规模和重复性的研究的证实。我们对它们的效果不进行完整地定量性分析，但是，我们解释（如果这些解释能得到证实的话）它们将怎样影响你既有的特质和发展而来的某种特性、状态或疾病。

Federal Trade Commission，" Facts for Consumers：At-Home Genetic Tests：A Healthy Dose of Skepticism May Be the Best Prescription"（July 20006），www. ftc. gov/bcp/edu/pubs/concumer/health/hea02. shtm.

FDA，"FDA Approves New Genetic Test for Patients with Breast Cancer"（July 2008），www. fda. gov/bbs/topics/NEWS/2008/NEW01857. html.

2008 年 9 月 2 日范士丹基恩医疗公司（Feinstein Kean Healthcare）的戴维·哈维（David Harvey）给作者的电子邮件中的内容.

Genome Web，"Rep. Kennedy Revives Obama's Personalized Medicine Bill for Next Congress；Adds Incentives"（September 2008），www. genomeweb. com/issues/news/149316－1. html.

U. S. Department of Health and Human Services，"U. S. system of Oversight of Genetic Testing：A Response to the Change of the Secretary of Health and Human Services Report of the Secretary's Advisory Committee on Genetics，Health，and Society"（April 2008）. 这一长达 192 页报告及附录的概要见 2008 年 4 月 30 日致前卫生及公共服务部部长迈克尔·莱维特（Michael Leavitt）的的信上，亦可见由基因学、健康与社会咨询委员会在 2008 年 7 月召开的一次会议上，致莱维特部长的信，落款为 2008 年 8 月 18 日，包括几个网站及其他人员的证词，www4. od. nih. gov/oba/sacghs/reports/letter_to_Sec_08－18－08. pdf.

Steve Johns，"Two Bay Area Gene Testing Companies Get State OK to Resume Business，"*San Jose Mercury News*，August 8，2008.

柯里尔（Coriell）医学研究所网址：www. coriell. org.

2008 年 9 月探索诊断公司（Quest Diagnostics）的巴布·肖特（Barb Short）给作者的电子邮件中的内容。

第二章　环境

题铭选自《赫伯特诗选》（*The Poetical Works of George Hebert* ，Boston，：Little，Brown and Co.，1863）第 46 页以及 2008 年 10 月 20 日与美加州大学戴维斯分校朱迪思·斯特恩（Judith S. Stern）的通话内容。

我为《国家地理》(*National Geographic*)所写的报道《内在的污染》(The Pollution Within)(2006 年 10 月)

Lisa Stiffler, "PBDEs: They are Everywhere, They Accumulate and They Spread," *Seattle Post-Intelligencer*, March 28, 2007.

2008 年 9 月 24 日与疾病控制中心的达格尼·奥利瓦雷斯(Dagny E. P. Olivares)电子邮件内容。

Dan Kurzman, *A Killing Wind: Inside Union Carbide and the Bhopal Catastrophe* (New York: McGraw-Hill, 1987).

Timothy S. George, *Minamata: Pollution and the Struggle for Democracy in Postwar Japan* (Cambridge, MA: Harvard University Asia Center, 2001).

Ivan Valiela, *Global Coastal Change* (Hoboken, NJ: Wiley-Blackwell, 2006), p. 203.

California Department of Developmental Services, *Autistic Spectrum Disorders, Changes in the California Caseload, An Update*: 1999 – 2002 (April 2003).

L. L. Robison et al., "Assessment of Envionmental and genetic factors in the etiology of childhood cancers; The children's Cancer Group Epidemiology Program" *Environmental Health Prospectives* 103, supplement 6 (1995), pp. 111 – 116; L. J. Paulozzi et al., "Hypospadias trends in two US surveillance systems," *Pediatrics* 100, no. 5 (1997), pp. 831 – 834.

"US Mortality Data 1960 – 2004", in *US Mortality Volumes* 1930 *to* 1959, National Center for Health Statistics, Centers for Disease Control and Prevention (2006).

Jesse L. Steinfeld, 'The Surgeon General's Policy Statement on Medical Aspects of Childhood lead Poisoning" (August 1971).

R. L. Canfield et al., "Intellectual impairment in children with blood lead concentrations below 10 microg per deciliter," *New England Journal of Medicine* 348, no. 16 (April 17, 2003), pp. 1517 – 1526.

Linda S. Birnbaum et al., "Brominated flame retardants: Cause for concern?" *Environmental Health Perspectives* 112 (January 2004), pp. 9 – 17.

Deborah C. Rice et al., "Developmental delays and locomotor activity in the C57BL6/J mouse following neonatal exposure to the fully-brominated PBDE, decabromodiphenyl ether," *Neurotoxicology and Teratology* 29 (July-August 2007), pp. 511 – 520.

Sergio N. Kuriyama et al., "Developmental exposure to low dose PBDE 99:

Effects on male fertility and neurobehavior in rat offspring," *Environmental Health Perspectives* 113 (February 2005), pp. 149 - 154.

Anderas Sjödin, *Serum Concentrations of Polybrominated Diphenyl Ethers (PBDEs) and Polybrominated Biphenyl (PBB) in the United States Population*: 2003 - 2004, Centers for Disease Control and Prevention, National Center for Environment Health, p. 21.

2008 年 9 月 5 日与美国环保署的琳达・伯恩鲍姆(Linda S. Birnbaum)电子邮件内容。

Suzanne M. Snedeker, "BCERF Briefs: PBDEs" (February 2007), http://envirocancer.cornell.edu/pbde/beief.cfm.

D. Mieronyté et al., "Analysis of polybrominated diphenyl ethers in Swedish human milk. A time-related trend study, 1972 - 1997," *Journal of Toxicology and Environmental Health* 58 (November 1999), pp. 329 - 341.

Maria Athanasiadou et al., "Polybrominated diphenyl ethers (PBDEs) and bioaccumulative hydroxylated PBDE metabolites in young humans from Managua, Nicaragua," *Environmental Health Perspectives* 116 (March 2008), pp. 400 - 408.

Douglas Fischer, "What's in You?" *Inside Bay Area*, March 27, 2006, www.insiderbayarea.com/bodyburden/ci_2600879.

Agency for Toxic Substances and Disease Registry, Public Health Statement for Polybrominated Diphenyl Ethers (PBDEs) (September 2004), www.atsdr.cdc.gov/toxprofiles/phs68-pbde.html.

2008 年 10 月 14 日与波音民用飞机集团特伦斯・斯科特(Terrance Scott)电子邮件内容。

Anna Christiansson et al., "Polybrominated diphenyl ethers in aircraft cabins-A source of human exposure?" *Chemosphere* (September 2008).

2008 年 9 月与印第安纳大学罗纳德.海茨(Ronald A. Hites)电子邮件内容。

National Research Council, *Toxicological Effects of Methylmercury* (Washington, D. C.: National Academies Press, 2000), p. 325.

Donella H. Meadows et al., *The Limits to Growth*, (New York: Signet, 1972).

Kansas City Star (1967).

Kansas City Star (1970).

Kansas City Star (January 12, 1970).

Kansas City Star (September 13, 1971).

Kansas City Star (June 8, 1972). 据报这些公司生产二氧化硫的含量高达每立方英尺 150 至 175 毫克，当时按规定允许最高二氧化硫的含量为每立方英尺 60 毫克. 根据 *Kansas City Star* (December 16,1971),《KC Power and Light》曾专门提到.

Kansas City Star (1975).

EPA, "National Priority List Sites in the Midwest," www. epa. gov/region7/cleanup/npl_files/index. htm#Kansas.

美 EPA,"Second Five-Year Review Completed-Doepke-Holliday Superfund Site, Johnson County, Kansas" (November 2005), http://epa. gov/Region7/factsheet/2005/fs _ 2nd _ 5yr _ rev _ doepke-holliday _ sprfnd _ johnson _ co _ ks1105. htm.

The Chemical Commodities Inc. (CCI), www. epa. gov/region7/cleanup/npl_files/ksd031349624. pdf.

Curtis D. Klaassen, ed. ,*Casarett & Doull's Toxicology: The Basic Science of Poisons* (New York: McGraw-Hill, 2007).

R. Scott Frey et al. , "Cancer morbidity in Kansas farmers,"*Transactions of the Kansas Academy of Science* 99(1996), pp. 167 – 170.

M. P. Montgomery et al. , "Incident diabetes and pesticide exposure among licensed pesticide applications: Agricultural Health Study, 1993 – 2003,"*American Journal of Epidemiology* 167 (May 2008), pp. 1235 – 1246.

EPA, "Hexachlorobenzene" (January 2000), www. epa. gov/ttn/atw/hlthef/hexa-ben. html#ref5.

National Center for Health Statistics, "Health, United States, 2007," www. cdc. gov/nchs/fastats/lifexpec. htm.

EPA, "Hudson River PCBs," www. epa. gov/hudson; Hudson River PCBs: Frequently Asked Questions, www. epa. gov/hudson/faqs. htm#27.

EPA, "Polychlorinated Biphenyl (PCBs): Basic Information," www. epa. gov/epawaste/hazard/tsd/pcbs/pubs/about. htm.

M. Kurastune et al. , "PCB poisoning in Japan and Taiwan,"*Progress in Clinical and Biological Research* 137 (1984), p. 155.

与美国环保署克里斯滕·斯科派克(Kristen Skopeck)电子邮件内容.

EPA, "Hudson River PCBs, Actions Prior to EPA's February 2002 Record of Decision (ROD)," www. epa. gov/hudson/actions. htm.

National Center for Health Statistics, "National Health and Nutrition Examination Survey," www. cdc. gov/nchs/nhanes. htm.

"Pollution Upsets Homeowners,". MasonryConstruction . com, www. masonryconstruction. com/industry-news. asp? articleID=550135§ionID=0.

EPA, "General Electric Company-Fort Edward," www. epa. gov/Region2/ waste/fsgefort/htm.

2006 年 1 月与美国环保署利奥・罗萨莱斯(Leo Rosales)访谈内容(利奥・罗萨莱斯现在已不在美国环保署任职).

2008 年 9 月与渥海股份有限公司(Valhi, Inc.)代表电话内容。

Britt E. Erickson, "Bisphenol A under scrutiby: Congress, media call into question safety of widely used plastics chemical,"*Chemical & Engineering News* 86 (June 2008), pp. 36 - 39.

Food and Drug Administration(FDA), "Phthalates and Cosmetic Products" February 2008), www. cfsan. fda. gov/～dms/cos-phth. html.

National ToxicologyProgram, "NTP-CERHR Monograph on the Potential Human Reproductive and Developmental Effects of Di (2-Ethylhexyl) Phthalate (DEHP)" (November 2006), http://cerhr. niehs. nih. gov/news/index. html.

EPA, "Perfluorooctanoic Acid (PFOA)," www. epa. gov/oppt/pfoa.

Lisa Stiffler, "Limited Ban Placed on Flame Retardants," *Seattle Post-Intelligencer*, April 3, 2007.

Gary Stevens et al. , "Risk and Benefits in the Use of Flame Retardants in consumer products," UK Department for trade and Industry/ University of Surrey Polymer Research Centre (January 1999).

Nobel Foundation, "The Nobel Prize in Physiology or Medicine 1948," http://nobelprize. org/nobel_prizes/medicine/laureates/1948/index. html.

Rachel Carson,*Silent Spring* (Boston: Houghton Mifflin, 1962).

2008 年 9 月 10 日与哈格利(Hagley)博物馆和图书馆马乔丽・麦克宁奇(Marjorie McNinch)电子邮件内容。

American Chemical Society, "Demand and costs rise in tandem,"*Chemical & Engineering News* (July 2008).

EPA, "Food Quality Protection Act (FQPA) of 1996," www. epa. gov/pesticides/regulating/laws/fqpa/176.

CDC, "National Report on Human Exposure to Environmental Chemicals: Spotlight on Bisphenol A, " www. cdc. gov/exposurereport/pdf/factsheet_bisphenol. pdf.

National ToxicologyProgram, "Draft NTP Brief on Biphenol A" (April 2008), http://cerhr. niehs. nih. gov/chemicals/bisphenol/bisphenol. html.

Cheryl Hogue, “The future of U. S. chemical regulation,”*Chemical & Engineering News* 85 (January 2007), pp. 34 – 38.

European Commission, “REACH in Brief” (October 2007), http://ec.europa.eu/envirorontment/chemicals/reach/reach_intro_htm.

Hogler Breithaupt, “The costs of REACH”, *European Molecular Biology Organization* 7 (October 2006), pp. 968 – 971.

Dae Young Park, “REACHing Asia: Recent Trends in Chemical Regulations of China. , Japan, and Korea” (May 2008), http://papers.ssrn.com/sol3/papers.cfm? abstract-id=1121404.

Jared Diamond, *Collapse: How Societies Choose to Fail or Succeed* (New York: Viking Adult, 2004), p. 6.

The Comparative Toxicogenomics Database: http://ctd.mdibl.org.

2008 年 9 月与沙峰岛(Mount Desert Island)生物实验室的卡罗琳·马丁利(Carolyn J. Mattingly)电子邮件内容。

一些像可待因这类药物的羟色胺再摄取抑制剂在世界上使用最广泛，如百忧解、普兰和左洛复。

Melanie Johns Cupp et al. , “Cytochrome P450: New nomenclature and clinical implications,”*American Family Physician* (January 1998).

Comparative Toxicogenomics Database, http://ctd.mdibl.org/detail.go? view-ixn&type-chem&acc-C511295. http://ctd.mdibl.org/detail.go? view-ixn&type-chem&ace-C023036.

M. L. Takacs et al. , “Gene Expression profiling in the lung and liver of PFOA-exposed mouse fetuses,” Toxicology 239, nos. 1 – 2 (September 24, 2007), pp. 15 – 33.

Thomas Rattenborg et al. , “Inhibition of E2-induced expression of BRCA1 by persistent organochlorines,”*Breast Cancer Research* 4 (2002), p. R12.

Helen Pilcher, “Cancer: The traitors within,” *New Scientist* (November 2006), p. 48.

Géraldine Lemaire et al. , “A PXR reporter gene assay in a stable cell culture system: CYP3A4 and CYP2B6 induction by pesticides,” *Biochemical Pharmacology* 68 (December 2004), pp. 2347 – 2358.

Kerin Schläwicke Engström et al. , “Genetic variation in glutathione-related genes and body burden of methylmercury,”*Environmental Health Perspectives* 116 (June 2008), pp. 734 – 739.

National HumanGenome Research Institute, “Learning about Factor V Leiden Thrombophilia (September 2007), www. genome. gov/15015167.

Francis S. Collins et al., "Transforming environmental health protection," Science 319 (February 2008), pp. 906 - 907.

NIH ethics consultation service, Consultation Report, internal memo (May 22, 2008).

Menghang Xia et al., "Compound cytotoxicity profiling using quantitative high-throughput screening," *Environmental Health Perspectives* 116 (March 2008), pp. 284 - 291.

World Health Organization, "Facts and Figures: Water, Sanitation and Hygiene Links to Health, Diarrhea Facts and Figures, "www. who. int/water_sanitation_health/

publications/factsfigures04/en.

FDA, "Thimerosal in Vaccines" (June 2008), www. fda. gov/CBER/vaccine/thimerosal. htm.

NIH, "The Genes, Environment and Health Initiative (GEI)" (September 2008), www. gei. nih. gov.

Laura J. Raymond et al., "Mercury: selenium interactions and health implications,"*SMDJ Seychelles Medical and Dental Journal* 7 (November 2004), pp. 72 - 77.

TheNurses' Health Study, www. channing. harvard. edu/nhs.

Harvard School of Public Health, "Genes and Environmental Initiative Launched at School,"*Harvard Public Health NOW* (June 2008), www. hsph. harvard. edu/now/

20080605/genes-and-environment-initiative-launched-at-school. html.

2008 年 9 月 15 日与美国国立卫生研究院的萨拉. 卡尔(Sarah Carr)电子邮件内容。

第三章　脑子

题铭选自爱默森・皮尤(Emerson Pugh)的话，见于巴里・吉布(Barry Gibb)所著之书 *The Rough Guide to the Brain* (London: Rough Guides, 2007), p. 15.

Stephen Johnson,*Mind Wide Open* (New York: Scribner, 2004), p. 158.

Cathryn Ramin,*Carved in Sand: When Attention Fails and Memory Fades in Midlife* (New York: HarperCollins, 2007), p. 115.

John Searle,*Mind, a Brief Introduction* (Oxford: Oxford University Press, 2004), pp. 47 - 49.

Wallace Stevens, "Reality Is an Activity of the Most August Imagination, " fromOpus Posthumous, edited by Milton J. Bates (New York: Random House, 1989), pp. 135-136.

Douglas Adams, *The Hitchhiker's Guide to the Galaxy* (New York: Del Rey, 1995).

Paul Maclean, *The Triune Brain in Evolution* (New York: Plenum Press, 1990), p. 31.

Thomas Lewis, Fari Amini, and Richard Mannon, *A General Theory of Love* (New York: Vintage, 2000), p. 31.

詹姆斯·布鲁尔实验室网址:http://hml. ucsd. edu/hml.

F. X. Castellanos et al., "Developmental trajectories of brain volume abnormalities in children and adolescents with attention-deficit/hyperactivity disorder," *Journal of the American Medical Association* 288 (2002), pp. 1740-1748.

Carol Anne Paul, "In a longitudinal analysis, continuous heavy drinking was also significantly negatively associated with brain volume," American Academy of Neurology 59th Annual Meeting: Abstract P05. 030 (April 28-May 5, 2007); also Susan Jeffrey, "High alcohol consumption linked to reduced brain volume," *Medscape Medical News* (May 3, 2007), www. medscape. com/viewarticle/555978.

www. experimentalman. com,可查阅作者的完整的遗传测试结果和参考资料。

"Right Brain vs. Left Brain," Sydney herald Sun, www. news. com. au/heraldsun/story/0,21985,22556281-661,00. html; Sergio Della Sala, *Mind Myths: Exploring Popular Assumptions about the Mind and Brain* (New York: Wiley, 1999).

Insup Taylor with M. Martin Taylor, *Psycholinguistics: Learning and Using Language* (Englewood Cliffs, NJ: Prentice-Hall 1990), p. 362; Goulven Josse and Nathalie Tzourio-Mazoyer, "Review: Hemispheric specialization for language," *Brain Research Reviews* 44 (2003), pp. 1-12.

Michael V. Johnston, "Clinical disorders of brain plasticity," *Brain and Development* 26, no. 2 (March 2004), pp. 73-80.

"Hemispheric Dominance Inventory Test," Intelegen, Inc., www. web-us. com/brain/braindominance. htm.

"Hemispheric asymmetry reduction in older adults: The HAROLD model," *Psychology and Aging* 17, no. 1 (March 2002), pp. 85-100.

Eleanor A. Maguire et al., "Navigation - related structural change in the hippocampi of taxi drivers," *Proceedings of the National Academies of Sciences* 97, no. 8 (April 11, 2000), pp. 4398－4403.

Roger Dobson, "Taxi Drivers's Knowledge Helps Their Brain Grow", *The Independent*, December 17, 2006, www. independent. co. uk/life-style/health-and-wellbeing/health-news/taxi-drives-knowledge-helps-their-brains-grow-428834. html.

2007年7月11日与加州大学旧金山分校神经科学家亚当·加扎利(Adam Gazzaley)的访谈内容。

Adam Gazzaley et al., "Age-related top-down suppression deficit in the early stages of cortical visual memory processing," *Proceedings of the National Academies of Science* (March 2009).

M. F. Gosso et al., "The SNAP-25 gene is associated with cognitive ability: Evidence from a family-based study in two independent Dutch cohorts,"*Molecular Psychiatry* 11, no. 9 (September 2006), pp. 878－886.

G. Altmon et al., "Lipoprotein genotype and conserved pathway for exceptional longevity in humans,"*PLoS Biology* 4, no. 4 (April 2006), p. e113.

作者所做的 IQTest. com(www. iqtest. com)网站以及国际高智商协会(www. highiqsociety. org/iq_tests)提供的网上测试(两家网站于2008年7月至9月都可登录)。

Mark F. Bear, Barry W. Connors, and Michael A. Paradiso, *Neuroscience, Exploring the Brain*, 2nd ed. (Baltimore: Lippincott, Williams and Wilkins, 2001), p. 752. Chapter 22 & 23,pp. 739－807.

认知药物研究公司的网址：www. cognitivedrugresearch. com.

2008年8月与认知药物研究公司的基思·维斯尼斯(Keith Wesnes)访谈内容;有关认知药物研究公司的用来评估患者认知功能的认知功能测试、不同饮食方式的影响，以及更多信息,请登录认知药物研究公司的网站。认知药物研究公司的帕特·特克(Pat Turk)还向我提供了长达19页的引用的专家评审的科学论文目录。

Keith Wesnes et al., "Breakfast reduces declines in attention and memory over the morning in school children,"*Appetite* 41(2003), pp. 329－331.

CogState: www. cogstate. com.

www. portfolio. com. David Ewing Duncan, "How Smart Are you? The Answer's Here," Portfolio. com (September 14, 2008), www. portfolio. com/views/columns/natural-selection/2008/09/14/Cognition-and-Memory-Tests-Part-II.

作者做的认知药物研究公司的其他试验包括：

数字警惕：随机选择一个目标数字，不断显示在屏幕的右侧。然后，一系列的数字以每分钟150次的频率，出现在屏幕的中心，患者必须按要求，在每一次显示的数字与目标数字一致时，尽快按“是”的按钮。总共有45个系列的目标，程序持续3分钟。

选择反应时间：荧光屏上显示“是”或“不是”。患者按要求尽快按相应的按钮。总共有50个测试，每个测试词随机出现，机会均等。测试间距不等。

Bear et al., *Neuroscience, Exploring the Brain*, pp. 589 - 591. pp. 499 - 511; pp. 508 - 509.

Henry Greely, "On neuroethics," *Science* 318, no. 26 (October 2007), p. 533.

Jordan W. Smoller, "Influence of RGS2 on anxiety-related temperament, personality, and brain function," *Achieves of General Psychiatry* 65, no. 3 (2008), pp. 298 - 308.

D. Deny et al., "association between the dopamine D2 receptor TaqI A2 allele and low activity COMT allele with obsessive-compulsive disorder in males," *European Neuropsychopharmacology* 16, no. 6 (August 2006), pp. 446 - 450; R. Mössner et al., "transmission disequilibrium of polymorphic variants in the tryptophan hydroxylase - 2 gene in children and adolescents with obsessive-compulsive disorder," *International Journal of Neuropsychopharmacology* 9, no. 4 (August 2006), pp. 437 - 442.

P. R. Gorden et al., "The neural bases of amusement and sadness: A comparison of block contrast and subject-specific emotion intensity regression approaches," *Biological Psychiatry* 15:63, no. 6 (March 2007), pp. 577 - 586.

Sam Harris, *The End of Faith: Religion, Terror, and the Future of Reason* (New York: W. W. Norton, 2005); Christopher Hitchens, *God Is Not Great: How Religion Poisons Everything* (New York: Twelve Books, Hachette Book Group, 2007).

Williams James, "The Will to Believe," in Jonah Lehrer, *Proust Was a Neuroscientist* (Boston: Mariner-Houghton Mifflin, 2007), p. 17.

Kristin M. Knutson et al., "Politics on the brain: An fMRI investigation," *Society of Neuroscience* 1, no. 1 (March 2006), pp. 25 - 40.

Dan Gordon., ed., *Your Brain on Cubs: Inside the Heads of Players and Fans* (Washington DC: Dana Press, 2008).

George Will, "Your Brain on Cubs," *Newsweek*, April 7, 2008, www.newsweek.com/id/129576.

John Greenberg, "Loveable Losers? It's All in Your Head," MLB. com (March 27, 2008). http://mlb. mlb. com/content/printer_friendly/mlb/y2008/m03/d27/c2461052. jsp.

Matthew Alper, *The "God" Part of the Brain: A Scientific Interpretation of Human Spirituality and God* (Naperville, IL: Sourcebooks, 2006).

David Wulff, Sharon Begley, "Your Brain on Religion: Mystic Visions or Brain Circuits at Work?" *Newsweek*, May 7, 2001; this article is a good layperson's summary of the emerging field of neurotheology.

Lee Kirkpatrick, *Attachment, Evolution, and the Psychology of Religion* (New York: Guilford Press, 2004).

Richard Dawkins, *The God Delusion* (London: Black Swan, 2006), p. 356.

Nancy Segal, Michael Shermer, *How We Believe: Science, Skepticism, and the Search for God* (New York: Henry Holt, 2003).

Shemer, *How We Believe*.

Dean Hamer, *The God Gene: How Faith Is Hardwired into Our Genes* (New York: Doubleday, 2004).

Carl Zimmer, "Faith-boosting genes: A search for the genetic basis of spirituality," Scientific American (October 2004), www. sciam. com/artocle. cfm? id=faith-boosting-gene&ref-sciam.

Searle, *Mind, a Brief Introduction*, pp. 13-18.

Paul Glimcher, *Decisions, Uncertainty, and the Brain: The Science of Neuroeconomics* (Cambridge, MA: MIT Press, 2004).

P. W. Glimer and A. Rustichini, "Neuroeconomics: The consilience of brain and decision," *Science* 306, no. 5695 (October 15, 2004), pp. 447-452, www. ncbi. nlm. nih. gov/pubmed/15486291.

Tali Sharot et al., "Neural mechanisms mediating optimism bias." *Nature* 450 (November 1, 2007), pp. 102-105.

纽约大学格兰姆切尔实验室网址：www. cns. nyu/～glimcher/people. html.

John Cassidy, "Mind Games: What Neuroeconomics Tells Us about Money and the Brain," *New Yorker* (September 18, 2006), www. newyorker. com/archieve/2006/09/18/060918fa_fact.

Samuel M. McClure et al., "Neural correlates of behaviors preference for culturally familiar drinks," *Neuron* 44(September 19, 2004), pp. 379-387.

斯蒂芬妮·拉扎罗(Stephanie Lazzaro)首先用核磁共振成像对作者做功能定位测试。给他看一张彩票，他有 50%的机会赢或输 2 美元。她看到作者当赢 2 美元时，比输 2 美元时大脑活性增加。这给他的大脑建立一个基线，显示他感到奖励时的大脑状况。拉扎罗和研究人员用作者的文档来分析作者在核磁共振成像喜欢或讨厌某种物品。

David Ewing Duncan, "Brain Boosters: Our Reporter Enters the New World of neuroenhancers," Technology Review (July 2007), www. technologyreview. com/biomedicine/18881.

"Ohio Sales Rep's Information Launched Massive Government Investigation of Cephalon," *Marketwatch* (September 29, 2008), www. marketwatch. com/news/story/o-hio-sales-reps-information-launched/story. aspx? guid =% 7BB373BB70-689A-4131-A5EE-DC00DE7BB59E%D&dist=hppr.

"D. C. Turner et al. , "Cognitive enhancing effects of modafinil in healthy volunteers," *Psychopharmacology* (*Berl*) 165, no. 3 (2003), pp. 260 - 269.

"PROVIGIL Studies Demonstrate Improved Performance and Alertness under Conditions of Sleep Deprivation," press release, Cephalon (June 21, 2000); The 14th Annual Meeting of the Associated Professional Sleep Societies, "New Findings in the Treatment of Performance Impairing Sleepiness Associated with Sleep Loss," http://cphln1. customedialabs. com/media/news-releases/by-product/product/actiq/article/provigil-studies-demonstrate improved performance and-alertness-under-conditions-of-sleep-deprivation.

"H. Fisher, A. Aron, and L. L. Brown, "Romantic love: A mammalian brain system for mate choice," *Philosophical Transactions of the Royal Society: Biological Sciences* 361(November 13, 2006), pp. 2173 - 2186.

"Creating an Atlas of the Human Brain, Neuroscientists Chart a New World in 3 - D," *UCLA Today* (October 22, 2002), www. today. ucla. edu/2002/021022brain_atlas. html

2008 年 6 月 12 日与约翰·马齐奥塔(John Mazziotta)访谈。

Edward O. Wilson, *Consilience, the Unity of Knowledge* (New York: Vintage, 1998), p. 5.

部分术语解释

等位基因(allele):对偶的脱氧核糖核酸链的一条,组成碱基对、基因和染色体。

氨基酸(aminoacids):小的无机分子,共有 20 种,联合起来根据基因的指导组成蛋白质。

杏仁体(amygdala):脑子里一种杏仁状的结构,被认为是主要的情感中心,还影响记忆发育。

动脉粥样化性血脂异常(atherogenic dyslipidemia):患者的一种状况,表现为甘油三脂高、高密度脂蛋白(HDL)含量低、增高的小的低密度脂蛋白(LDL)分子增加(还参见甘油三脂、HDL 和 LDL 等).

碱基对(base pair):脱氧核糖核酸由 A、T、G、C 四种碱基形成双链结构。碱基对是一对相互匹配的碱基,例如,AA - CT - TT - CC.

摄入热量限制(caloric restriction):限制一个人摄取的食物,希望因此改善健康,减缓衰老。

染色体(chromosome):基因和其他脱氧核糖核酸的组合称为染色体,人体有 23 对染色体。

计算机断层成像(Computer tomography,CT):用 X 射线和电脑分析来摄像,提供身体组织和结构的影像。

脑电图(electroencephalogram):脑电图经头皮连接的电极连续记录脑的电活动。

酶(enzyme):体内的一种加速生物过程的蛋白质。

遗传编码(genetic code):一个人的基因组有两条形成双螺旋的核苷酸链组成。有 4 种核苷酸,分别命名为 A、G、C 和 T。人体脱氧核糖核酸编码只有一小部分可以指导合成蛋白质。

基因组/基因组学(genome/genomise):基因组包括一种生物中的所有遗传信息、遗传物质和脱氧核糖核酸。基因组学是一切与基因组有关的研究。

基因型(genotype):从父母亲遗传而来的对某种特性的个体脱氧核糖核酸构成,与其他个体携带的脱氧核糖核酸构成不同。一个人可以和其他人有相同的基因型。

亚型(haplotype):一条染色体上紧密相连的遗传标记,常常在一起被遗传(它们不易被父亲和母亲下传他们脱氧核糖核酸时的自然重组所分开)。

杂合子(heterozygous):有两种不同的等位基因(核酸 A、T、G、或 C)在一对染色体上的特定位点(例如,GT 或 AC)。

海马(hippocampus):前脑深处的一个区域,帮助调节感情和记忆。

纯合子(homozygous):在特定基因上,有相同的单核苷酸多态性位点(例如,GG 或 TT)。参见单核苷酸多态性。

视床下部(hypothalamus):位于中脑的底部,视床下部是神经温度计,影响食欲、激素、消化、性欲、循环、感情和睡眠。

LDL 和 HDL:LDL 是低密度的脂蛋白,这种形式的胆固醇在血液内循环,常称为"坏"胆固醇。血液中高水平的 LDL 增加心脏病风险。HDL 是高密度的脂蛋白。HDL 把胆固醇从组织中运输到肝脏,在胆汁中排泄。HDL 胆固醇被称为"好"胆固醇,因为高水平的 HDL 与心脏疾病呈负相关。

脂质(lipids):其功能是长期储存生化能量、绝缘、结构和调节。脂肪、油类及胆固醇都是脂质。

脂蛋白(lipoprotein(a)):一种携带脂肪和脂类物质的蛋白质,例如血液中的胆固醇。

线粒体(mitochondria):细胞内棒型的结构,负责产生能量。线粒体还包含少量脱氧核糖核酸。

蛋白质(protein):由氨基酸链组成的分子,常有高度复杂的结构;蛋白质形成大部分活生物的活动和结构。

多态性(polymorphism):个体中不同的脱氧核糖核酸序列。

蛋白质组/蛋白质组学(proteome/proteomics):蛋白质组是一个生物体内所有蛋白质的组合;蛋白质组学研究蛋白质组。

风险因素(rick factor):一种特性(种族、性别、年龄、肥胖)或一个变量(抽烟、接触杀虫剂、遗传变化)与增加疾病或特征的概率,或毒性作用的风险之间的关联。

SNP:单核苷酸多态性;是人体之间单个脱氧核糖核酸编码的不同。例如,一个人从"A"到"G"的变化可能增加得某种病的风险。

甘油三脂(triglycerides):通过血液送到组织中的脂质。体内大部分脂肪都以甘油三脂的形式做能量储存。

“实验人”项目网站

请您参加最后的试验——与本书伴随的“实验人”项目网站，网址是www.experimentalman.com.

“实验人”项目产生了大量的资料和信息，不能一一包括在本书内。如果想看作者的完整的结果、测试和分析，请登录“实验人”项目网站。该网站上还有试验录像、采访、照片和更新。

不过，该网站包含的不止是作者的资料，还包括作者做过和没有做过的测试信息。它还提供了对作者进行测试和给予帮助的实验室、公司、研究人员等许多部门和其他人的信息。

“实验人”项目网站还鼓励您注册维基贡献者参与该项目，做您自己的实验人。在网站内您自己的维基网页上分享您的思想、研究和评论。请研究人员也分享资料、试验、论文和创意。

“实验人”项目网站是与加州大学伯克利分校生命科学政策中心的一个联合项目。